现代
护理临床进展

傅辉 编著

U0253834

上海交通大学出版社
SHANGHAI JIAO TONG UNIVERSITY PRESS

内容提要

　　本书从临床护理的实际出发，从护理评估、护理措施、健康教育等多方面入手，将临床护理工作者长期的临床工作经验与临床实际工作相结合，较为全面地论述了以肺炎、甲状腺功能亢进、盆腔炎性疾病、脊髓灰质炎、腰椎间盘突出症、高热等为代表的内科、普外科、妇产科、儿科、骨科、急诊科常见疾病护理，对各科疾病的一般护理、专科护理、特殊症状护理、常用诊疗技术护理配合等内容进行了总结提炼。本书适合广大临床护理工作者和护理专业学生阅读使用。

图书在版编目（CIP）数据

　　现代护理临床进展 / 傅辉编著. --上海 ： 上海交通大学出版社，2022.10
　　ISBN 978-7-313-24248-8

　　Ⅰ. ①现… Ⅱ. ①傅… Ⅲ. ①护理学 Ⅳ. ①R47

　　中国版本图书馆CIP数据核字（2021）第209893号

现代护理临床进展
XIANDAI HULI LINCHUANG JINZHAN

编　　著：傅　辉
出版发行：上海交通大学出版社　　　　　地　　址：上海市番禺路951号
邮政编码：200030　　　　　　　　　　　电　　话：021-64071208
印　　制：广东虎彩云印刷有限公司
开　　本：710mm×1000mm　1/16　　　　经　　销：全国新华书店
字　　数：319千字　　　　　　　　　　　印　　张：18.25
版　　次：2023年1月第1版　　　　　　　插　　页：2
书　　号：ISBN 978-7-313-24248-8　　　印　　次：2023年1月第1次印刷
定　　价：198.00元

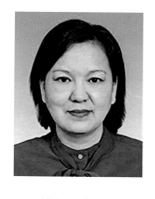

◎ 傅 辉

　　傅辉，女，山东即墨人，医学学士学位，副主任护师，毕业于潍坊医学院高等护理专业。现任济宁市中医院感染管理科主任，兼任山东中医药学会中医医院感染控制专业委员会副主任委员、济宁市预防医学会消毒与感染控制专业委员会副主任委员、济宁市预防医学会消毒供应专业委员会副主任委员、济宁市中医药学会护理专业委员会副主任委员。2011年被济宁市原卫生局授予"全市医院感染控制与消毒工作先进个人"称号；2014年被山东省预防医学会授予"医院感染防控与消毒工作先进个人"称号；2012－2020年连续被济宁市预防医学会授予"全市消毒与医院感染控制先进个人"称号；2020年被济宁市中医院评为"疫情防控先进个人"；连续多年被济宁市中医院评为"先进个人"。主持科研课题"医务人员对手卫生认知程度和洗手依从性及其影响因素的调查研究""腧穴热敏化艾灸配合激发手法治疗中风压疮的临床研究""胃溃疡发病相关性及防治对策研究"3项；申请专利"一种自动升降智能输液架"1项；发表论文《临床医护人员对手卫生认知程度和洗手依从性调查分析》《腧穴热敏化艾灸配合激发手法治疗中风后压疮》等7篇；参编著作《医院感染预防技术指南》《现代医用化学消毒剂与消毒技术概论》《管理监测清洗与消毒技术指南》《现代医院感染管理与控制》《基层医院感染管理与控制》5部。

Foreword
前言

　　护理学既是医学科学领域中一门自然科学和社会科学相结合的独立的综合性应用学科，又是一门研究护理现象及其发生、发展规律的学科。护理学的任务是促进健康，预防疾病，恢复健康，减轻痛苦。具体地说，就是帮助健康者保持和增进健康；帮助患病者减轻痛苦，增加舒适和恢复健康；帮助伤残者达到最大程度的功能恢复；帮助临终者得以安宁去世。

　　护理工作体现在临床医学的各个方面，各种临床工作，尤其是一些治疗性工作，都必须通过护理实现和完成。护理工作直接关系到医疗质量，关系到患者的生命安危。护理工作者从事的不只是打针发药、生活护理等简单的劳动，更是包括护理学在内的医学工作。

　　随着社会经济的发展和生活水平的改善，人们的健康需求不断提高，对健康和疾病的认识也在不断深化，以此为基础，现代临床医学进入了飞速发展的时期，护理模式也在不断发生转变。在医疗行业快速发展的形势下，传统护理知识与技术已不能适应现代临床医学的发展，现代临床医学对护理人员的专业能力及服务质量的要求在不断提高。为适应医学科学理论和临床研究迅速发展的形势，更好地为广大护理工作者、护理专业学生服务，特编写了本书。

　　本书从临床护理的实际出发，涵盖内、外、妇、儿等临床多个学科的内容，充分吸收了近几年的护理新理论、新知识和新技术，并将临床工作中行之有效的护理经验与基础护理理论相结合，对各科疾病的一般护理、专科护理、特殊症状护理、常用诊疗技术护理配合等进行了总结提炼,兼顾科学性、指导性和可操作性,对临床护理工作和护理教学活动有着很强的指导意义。本书内容丰富、资料翔实、深入浅出、明了易懂,在强调护理学基本知识和基本技能的基础上,注重综合能力和临床护理实践能力的培养,可供广大临床护理工作者和护理专业学生参阅。

　　由于护理学发展迅速,编者能力和水平有限,加之时间仓促,书中难免存在疏漏之处,敬请读者批评指正。

傅　辉

济宁市中医院

2021 年 8 月

Contents
目录

第一章　内科护理 ……………………………………………………………… （1）

　第一节　急性呼吸道感染 …………………………………………………… （1）

　第二节　肺炎 ………………………………………………………………… （6）

　第三节　冠状动脉粥样硬化性心脏病 …………………………………… （19）

　第四节　胃炎 ………………………………………………………………… （35）

　第五节　尿路感染 ………………………………………………………… （43）

　第六节　再生障碍性贫血 ………………………………………………… （48）

　第七节　帕金森病 ………………………………………………………… （54）

第二章　普外科护理 ………………………………………………………… （59）

　第一节　甲状腺功能亢进 ………………………………………………… （59）

　第二节　急性乳腺炎 ……………………………………………………… （65）

　第三节　阑尾炎 …………………………………………………………… （67）

　第四节　胰腺炎 …………………………………………………………… （71）

　第五节　肝脓肿 …………………………………………………………… （77）

　第六节　胆石症 …………………………………………………………… （80）

　第七节　深静脉血栓 ……………………………………………………… （85）

　第八节　腹主动脉瘤 ……………………………………………………… （96）

第三章　妇产科护理 ………………………………………………………… （105）

　第一节　盆腔炎性疾病 …………………………………………………… （105）

第二节　子宫内膜异位症及子宫腺肌病 ……………………………… (107)

第三节　功能失调性子宫出血 ……………………………………… (113)

第四节　闭经 ………………………………………………………… (115)

第五节　多囊卵巢综合征 …………………………………………… (118)

第六节　妊娠高血压综合征 ………………………………………… (120)

第七节　妊娠期糖尿病 ……………………………………………… (125)

第八节　前置胎盘 …………………………………………………… (129)

第九节　胎盘早剥 …………………………………………………… (133)

第四章　儿科护理 ……………………………………………………… (138)

第一节　脊髓灰质炎 ………………………………………………… (138)

第二节　流行性腮腺炎 ……………………………………………… (144)

第三节　过敏性紫癜 ………………………………………………… (149)

第四节　中毒性细菌性痢疾 ………………………………………… (152)

第五节　多动症 ……………………………………………………… (156)

第五章　骨科护理 ……………………………………………………… (163)

第一节　锁骨骨折 …………………………………………………… (163)

第二节　肱骨干骨折 ………………………………………………… (168)

第三节　手部损伤 …………………………………………………… (173)

第四节　股骨干骨折 ………………………………………………… (177)

第五节　髌骨骨折 …………………………………………………… (181)

第六节　骨质疏松症 ………………………………………………… (184)

第七节　腰椎间盘突出症 …………………………………………… (195)

第六章　急诊科护理 …………………………………………………… (206)

第一节　高热 ………………………………………………………… (206)

第二节　昏迷 ………………………………………………………… (210)

第三节　咯血 ………………………………………………………… (215)

第四节　呕血 ………………………………………………………… (219)

第五节　休克 ………………………………………………………… (223)

第六节　窒息 …………………………………………………… (229)

第七节　抽搐 …………………………………………………… (234)

第七章　医院感染管理 ……………………………………… (238)

第一节　概述 …………………………………………………… (238)

第二节　医院感染的防治与管理 ……………………………… (244)

第三节　医院感染的监测 ……………………………………… (256)

第四节　医院感染的控制 ……………………………………… (261)

第五节　医院感染监控管理信息系统的应用 ………………… (277)

参考文献 …………………………………………………………… (283)

第一章

内科护理

第一节　急性呼吸道感染

急性呼吸道感染是具有一定传染性的呼吸系统疾病,通常包括急性上呼吸道感染和急性气管-支气管炎。急性上呼吸道感染是鼻腔、咽或喉部急性炎症的总称。常见病原体为病毒,仅有少数由细菌引起。本病全年皆可发病,但冬春季节多发,具有一定的传染性,有时引起严重的并发症,应积极防治。急性气管-支气管炎是指感染、物理、化学、过敏等因素引起的气管-支气管黏膜的急性炎症。可由急性上呼吸道感染蔓延而来。多见于寒冷季节或气候多变时或气候突变时。

一、护理评估

(一)病因及发病机制

1.急性上呼吸道感染

急性上呼吸道感染 70%～80%由病毒引起。其中主要包括流感病毒、副流感病毒、呼吸道合胞病毒、腺病毒、鼻病毒等。由于感染病毒类型较多,又无交叉免疫,人体产生的免疫力较弱且短暂,同时在健康人群中有病毒携带者,故一个人可有多次发病。细菌感染占 20%～30%,可直接或继病毒感染之后发生,以溶血性链球菌最为多见,其次为流感嗜血杆菌、肺炎链球菌和葡萄球菌等。偶见革兰阴性杆菌。当全身或呼吸道局部防御功能降低时,尤其是年老体弱或有慢性呼吸道疾病者更易患病,原先存在于上呼吸道或外界侵入的病毒和细菌迅速繁殖,引起本病。通过含有病毒的飞沫或被污染的用具传播,引起发病。

2.急性气管-支气管炎

(1)感染:由病毒、细菌直接感染,或急性上呼吸道病毒(如腺病毒、流感病毒)、细菌(如流感嗜血杆菌、肺炎链球菌)感染迁延而来,也可在病毒感染后继发细菌感染。亦可为衣原体和支原体感染。

(2)物理、化学性因素:过冷空气、粉尘、刺激性气体或烟雾的吸入使气管-支气管黏膜受到急性刺激和损伤,引起本病。

(3)变态反应:花粉、有机粉尘、真菌孢子等的吸入以及对细菌蛋白质过敏等,均可引起气管-支气管的变态反应。寄生虫(如钩虫、蛔虫的幼虫)移行至肺,也可致病。

(二)健康史

有无受凉、淋雨、过度疲劳等使机体抵抗力降低等情况,应注意询问本次起病情况,既往健康情况,有无呼吸道慢性疾病史等。

(三)身体状况

1.急性上呼吸道感染

主要症状和体征个体差异大,根据病因不同可有不同类型,各型症状、体征之间无明显界定,也可互相转化。

(1)普通感冒:又称急性鼻炎或上呼吸道卡他,以鼻咽部卡他症状为主要表现,俗称"伤风"。成人多为鼻病毒所致,起病较急,初期有咽干、咽痒或咽痛,同时或数小时后有打喷嚏、鼻塞、流清水样鼻涕,2~3天后分泌物变稠,伴咽鼓管炎可引起听力减退,伴流泪、味觉迟钝、声嘶、少量咳嗽、低热不适、轻度畏寒和头痛。检查可见鼻腔黏膜充血、水肿、有分泌物,咽部轻度充血。如无并发症,一般经5~7天痊愈。

流行性感冒(简称流感)则由流感病毒引起,起病急,鼻咽部症状较轻,但全身症状较重,伴高热、全身酸痛和结膜炎症状。而且常有较大或大范围的流行。

流行性感冒应及早应用抗流感病毒药物:起病1~2天内应用抗流感病毒药物治疗,才能取得最佳疗效。目前抗流感病毒药物包括 M_2 离子通道阻滞剂和神经氨酸酶抑制剂两类。①M_2 离子通道阻滞剂:包括金刚烷胺和金刚乙胺,主要对甲型流感病毒有效。金刚烷胺类药物是治疗甲型流感的首选药物,有效率达70%~90%。金刚烷胺有神经质、焦虑、注意力不集中和轻微头痛等中枢神经系统不良反应,一般在用药后几小时出现,金刚乙胺的不良反应较小。胃肠道反应主要为恶心和呕吐,停药后可迅速消失。肾功能不全的患者需要调整金刚烷胺的剂量,对于老年人或肾功能不全者需要密切监测不良反应。②神经氨酸酶抑制剂:奥司他韦(商品名达菲),作用机制是通过干扰病毒神经氨酸酶保守的唾液酸结合位点,从而抑制病毒的复制,对 A(包括 H5N1)和 B 不同亚型流感病毒均有效。奥司他韦成人每次口服 75 mg,每天 2 次,连服 5 天,但须在症状出现 2 天内开始用药。奥司他韦不良反应少,一般为恶心、呕吐等消化道症状,也有腹痛、头痛、头晕、失眠、咳嗽、乏力等不良反应的报道。

(2)病毒性咽炎和喉炎:临床特征为咽部发痒、不适和灼热感、声嘶、讲话困难、咳嗽,咳嗽时咽喉疼痛、无痰或痰呈黏液性。有发热和乏力、伴有咽下疼痛时,常提示有链球菌感染;体检发现咽部明显充血和水肿、局部淋巴结肿大且触痛,提示流感病毒和腺病毒感染;腺病毒咽炎可伴有结膜炎。

(3)疱疹性咽峡炎:主要由柯萨奇病毒 A 引起,夏季好发。有明显咽痛、常伴有发热,病程约 1 周。体检可见咽充血,软腭、腭垂、咽和扁桃体表面有灰白色疱疹及浅表溃疡,周围有红晕。多见儿童,偶见于成人。

(4)咽结膜热:常为柯萨奇病毒、腺病毒等引起。夏季好发,游泳传播为主,儿童多见。表现为发热、咽痛、畏光、流泪、咽及结膜明显充血。病程 4~6 天。

(5)细菌性咽-扁桃体炎:多由溶血性链球菌感染所致,其次为流感嗜血杆菌、肺炎链球菌、葡萄球菌等引起。起病急,咽痛明显、伴畏寒、发热,体温超过 39 ℃。检查可见咽部明显充血,扁桃体充血肿大,其表面有黄色点状渗出物,颌下淋巴结肿大伴压痛,肺部无异常体征。

本病如不及时治疗可并发急性鼻窦炎、中耳炎、急性气管-支气管炎。部分患者可继发病毒性心肌炎、肾炎、风湿热等。

2.急性气管-支气管炎

起病较急,常先有急性上呼吸道感染的症状,继之出现干咳或少量黏液性痰,随后可转为黏液脓性或脓性痰液,痰量增多,咳嗽加剧,偶可痰中带血。全身症状一般较轻,可有发热,38 ℃左右,多于 3~5 天后消退。咳嗽、咳痰为最常见的症状,常为阵发性咳嗽,咳嗽、咳痰可延续 2~3 周才消失,如迁延不愈,则可演变为慢性支气管炎。呼吸音常正常或增粗,两肺可听到散在干、湿性啰音。

(四)实验室及其他检查

1.血常规检查

病毒感染者白细胞计数正常或偏低,淋巴细胞比例升高;细菌感染者白细胞和中性粒细胞计数增高,可有核左移现象。

2.病原学检查

可做病毒分离和病毒抗原的血清学检查,确定病毒类型,以区别病毒和细菌感染。细菌培养及药敏试验,可判断细菌类型,并可指导临床用药。

3.X 线检查

胸部 X 线多无异常改变。

二、主要护理诊断及医护合作性问题

(一)舒适的改变

鼻塞、流涕、咽痛、头痛与病毒和(或)细菌感染有关。

(二)潜在并发症

鼻窦炎、中耳炎、心肌炎、肾炎、风湿性关节炎。

三、护理目标

患者躯体不适缓解,日常生活不受影响;体温恢复正常;呼吸道通畅;睡眠改善;无并发症发生或并发症被及时控制。

四、护理措施

(一)一般护理

注意隔离患者,减少探视,避免交叉感染。患者咳嗽或打喷嚏时应避免对着他人。患者使用的餐具、痰盂等用具应按规定消毒,或用一次性器具,回收后焚烧弃去。多饮水,补充足够的热量,给予清淡易消化、高热量、丰富维生素、富含营养的食物。避免刺激性食物,戒烟、酒。患者以休息为主,特别是在发热期间。部分患者往往因剧烈咳嗽而影响正常的睡眠,可给患者提供容易入睡的休息环境,保持病室适宜温度、相对湿度和空气流通。保证周围环境安静,关闭门窗。指导患者运用促进睡眠的方式,如睡前泡脚、听音乐等。必要时可遵医嘱给予镇咳、祛痰或镇静药物。

(二)病情观察

关注疾病流行情况,鼻咽部发生的症状、体征及血常规和 X 线胸片改变。注意并发症,如耳痛、耳鸣、听力减退、外耳道流脓等提示中耳炎;如头痛剧烈、发热、伴脓涕、鼻窦有压痛等提示鼻窦炎;如在恢复期出现胸闷、心悸、眼睑水肿、腰酸和关节痛等提示心肌炎、肾炎或风湿性关节炎,应及时就诊。

(三)对症护理

1.高热护理

体温超过 37.5 ℃,应每 4 小时测体温 1 次,观察体温过高的早期症状和体征,体温突然升高或骤降时,应随时测量和记录,并及时报告医师。体温＞39 ℃时,要采取物理降温。降温效果不好可遵照医嘱选用适当的解热剂进行降温。患者出汗后应及时处理,保持皮肤的清洁和干燥,并注意保暖。鼓励多饮水。

2.保持呼吸道通畅

清除气管、支气管内分泌物,减少痰液在气管、支气管内的聚积。指导患者采取舒适的体位进行有效咳嗽。观察咳痰情况,如痰液较多且黏稠,可嘱患者多饮水,或遵照医嘱给予雾化吸入治疗,以湿润气道、利于痰液排出。

(四)用药护理

1.对症治疗

选用抗感冒复合剂或中成药减轻发热、头痛,减少鼻、咽充血和分泌物,如对乙酰氨基酚、银翘解毒片等。干咳者可选用右美沙芬、喷托维林等;咳嗽有痰可选用复方氯化铵合剂、溴已新,或雾化祛痰。咽痛者可含服喉片或草珊瑚片等。气喘者可用平喘药,如特布他林、氨茶碱等。

2.抗病毒药物

早期应用抗病毒药有一定疗效,可选用利巴韦林、奥司他韦、金刚烷胺、吗啉胍和抗病毒中成药等。

3.抗菌药物

如有细菌感染,最好根据药敏试验选择有效抗菌药物治疗,常可选用大环内酯类、青霉素类、氟喹诺酮类及头孢菌素类。

根据医嘱选用药物,告知患者药物的作用、可能发生的不良反应和服药的注意事项,如按时服药;应用抗生素者,注意观察有无迟发变态反应发生;对于应用解热镇痛药者注意避免大量出汗引起虚脱等。发现异常及时就诊等。

(五)心理护理

急性呼吸道感染预后良好,多数患者于 1 周内康复,仅少数患者可因咳嗽迁延不愈而发展为慢性支气管炎,患者一般无明显心理负担。但如果咳嗽较剧烈,加之伴有发热,可能会影响患者的休息、睡眠,进而影响工作和学习,个别患者产生急于缓解咳嗽等症状的焦虑情绪。护理人员应与患者进行耐心、细致的沟通,通过对病情的客观评价,解除患者的心理顾虑,建立治疗疾病的信心。

(六)健康指导

1.疾病知识指导

帮助患者和家属掌握急性呼吸道感染的诱发因素及本病的相关知识,避免受凉、过度疲劳,注意保暖;外出时可戴口罩,避免寒冷空气对气管、支气管的刺激。积极预防和治疗上呼吸道感染,症状改变或加重时应及时就诊。

2.生活指导

平时应加强耐寒锻炼,增强体质,提高机体免疫力。有规律生活,避免过度劳累。室内空气保持新鲜、阳光充足。少去人群密集的公共场所。戒烟、酒。

五、护理评价

患者舒适度改善;睡眠质量提高;未发生并发症或发生后被及时控制。

第二节　肺　炎

肺炎是指终末气道、肺泡和肺间质的炎症,可由病原微生物、理化因素、免疫损伤、过敏及药物所致。细菌性肺炎是最常见的肺炎,也是最常见的感染性疾病之一。尽管新的强效抗生素不断投入应用,但其发病率和病死率仍很高,其原因可能与社会人口老龄化、吸烟人群的低龄化、伴有基础疾病、免疫功能低下,加之病原体变迁、医院获得性肺炎发病率增加、病原学诊断困难、抗生素的不合理使用导致细菌耐药性增加和部分人群贫困化加剧等因素有关。

一、分类

肺炎可按解剖、病因或患病环境加以分类。

(一)解剖分类

1.大叶性(肺泡性)肺炎

大叶性(肺泡性)肺炎为肺实质炎症,通常并不累及支气管。病原体先在肺泡引起炎症,经肺泡间孔向其他肺泡扩散,导致部分或整个肺段、肺叶发生炎症改变。致病菌多为肺炎链球菌。

2.小叶性(支气管)肺炎

小叶性(支气管)肺炎指病原体经支气管入侵,引起细支气管、终末细支气管和肺泡的炎症。病原体有肺炎链球菌、葡萄球菌、病毒、肺炎支原体以及军团菌等。常继发于其他疾病,如支气管炎、支气管扩张、上呼吸道病毒感染以及长期卧床的危重患者。

3.间质性肺炎

间质性肺炎以肺间质炎症为主,病变累及支气管壁及其周围组织,有肺泡壁增生及间质水肿。可由细菌、支原体、衣原体、病毒或肺孢子菌等引起。

(二)病因分类

1.细菌性肺炎

如肺炎链球菌、金黄色葡萄球菌、甲型溶血性链球菌、肺炎克雷伯菌、流感嗜血杆菌、铜绿假单胞菌、棒状杆菌、梭形杆菌等引起的肺炎。

2.非典型病原体所致肺炎

如支原体、军团菌和衣原体等引起的肺炎。

3.病毒性肺炎

如冠状病毒、腺病毒、呼吸道合胞病毒、流感病毒、麻疹病毒、巨细胞病毒、单纯疱疹病毒等引起的肺炎。

4.真菌性肺炎

如白念珠菌、曲霉、放线菌等引起的肺炎。

5.其他病原体所致的肺炎

如立克次体(如Q热立克次体)、弓形虫(如鼠弓形虫)、寄生虫(如肺包虫、肺吸虫、肺血吸虫)等引起的肺炎。

6.理化因素所致的肺炎

如放射性损伤引起的放射性肺炎,胃酸吸入、药物等引起的化学性肺炎等。

(三)患病环境分类

由于病原学检查阳性率低,培养结果滞后,病因分类在临床上应用较为困难,目前多按肺炎的获得环境分成两类,有利于指导经验治疗。

1.社区获得性肺炎

社区获得性肺炎是指在医院外罹患的感染性肺实质炎症,也称院外肺炎,包括具有明确潜伏期的病原体感染而在入院后平均潜伏期内发病的肺炎。常见致病菌为肺炎链球菌、流感嗜血杆菌、卡他莫拉菌和非典型病原体。

2.医院获得性肺炎

医院获得性肺炎简称医院内肺炎,是指患者入院时既不存在、也不处于潜伏期,而于入院 48 小时后在医院(包括老年护理院、康复院等)内发生的肺炎,也包括出院后 48 小时内发生的肺炎。无感染高危因素患者的常见病原体依次为肺炎链球菌、流感嗜血杆菌、金黄色葡萄球菌、铜绿假单胞菌、大肠埃希菌、肺炎克雷伯菌等;有感染高危因素患者的常见病原体依次为金黄色葡萄球菌、铜绿假单胞菌、肠杆菌属、肺炎克雷伯菌等。

二、病因及发病机制

正常的呼吸道免疫防御机制(支气管内黏液-纤毛运载系统、肺泡巨噬细胞防御的完整性等)使气管隆嵴以下的呼吸道保持无菌。肺炎的发生主要由病原体和宿主两个因素决定。如果病原体数量多、毒力强和(或)宿主呼吸道局部和全身免疫防御系统损害,即可发生肺炎。社区获得性肺炎可通过空气吸入、血行播散、邻近感染部位蔓延、误吸上呼吸道定植菌等病原体引起。医院获得性肺炎还可通过误吸胃肠道的定植菌(胃食管反流)和通过人工气道吸入环境中的致病菌引起。

三、肺炎链球菌肺炎

肺炎链球菌肺炎或称肺炎球菌肺炎,是由肺炎链球菌或称肺炎球菌所引起的肺炎,占社区获得性肺炎的半数以上。通常急骤起病,以高热、寒战、咳嗽、血痰及胸痛为特征。X 线胸片呈肺段或肺叶急性炎性实变,近年来因抗菌药物的广泛使用,致使本病的起病方式、症状及 X 线改变均不典型。

肺炎链球菌为革兰阳性球菌,多成双排列或短链排列。有荚膜,其毒力大小与荚膜中的多糖结构及含量有关。根据荚膜多糖的抗原特性,肺炎链球菌可分为 86 个血清型。成人致病菌属 1~9 及 12 型,以第 3 型毒力最强,儿童则多为 6、14、19 及 23 型。肺炎链球菌在干燥痰中能存活数月,但阳光直射 1 小时,或加热至 52 ℃ 10 分钟即可杀灭,对石炭酸等消毒剂亦甚敏感。机体免疫功能正常时,肺炎链球菌是寄居在口腔及鼻咽部的一种正常菌群,其带菌率常随年龄、季节及免疫状态的变化而有差异。机体免疫功能受损时,有毒力的肺炎链球菌入侵人体而致病。肺炎链球菌除引起肺炎外,少数可引起菌血症或感染性休克,老年人及婴幼儿的病情尤为严重。

本病以冬季与初春多见,常与呼吸道病毒感染相伴行。患者常为原先健康的青壮年或老年与婴幼儿,男性较多见。吸烟者,痴呆者,慢性支气管炎、支气管扩张、充血性心力衰竭、慢性病患者以及免疫抑制宿主均易受肺炎链球菌侵袭。肺炎链球菌不产生毒素,不引起原发性组织坏死或形成空洞。其致病力是由于有高分子多糖体的荚膜对组织的侵袭作用,首先引起肺泡壁水肿,出现白细胞与红细胞渗出,含菌的渗出液经肺泡间孔向肺的中央部分扩展,甚至累及几个肺段或整个肺叶,因病变开始于肺的外周,故叶间分界清楚,易累及胸膜,引起渗出性胸膜炎。

病理改变有充血期、红色肝变期、灰色肝变期及消散期。表现为肺组织充血水肿,肺泡内浆液渗出及红、白细胞浸润,白细胞吞噬细菌,继而纤维蛋白渗出物溶解、吸收、肺泡重新充气。在肝变期病理阶段实际上并无确切分界,经早期应用抗菌药物治疗,此种典型的病理分期已很少见。病变消散后肺组织结构多无损坏,不留纤维瘢痕。极个别患者肺泡内纤维蛋白吸收不完全,甚至有成纤维细胞形成,形成机化性肺炎。老年人及婴幼儿感染可沿支气管分布(支气管肺炎)。若未及时使用抗菌药物,5%～10%的患者可并发脓胸,10%～20%的患者因细菌经淋巴管、胸导管进入血循环,可引起脑膜炎、心包炎、心内膜炎、关节炎和中耳炎等肺外感染。

(一)护理评估

1.健康史

肺炎的发生与细菌的侵入和机体防御能力的下降有关。吸入口咽部的分泌物或空气中的细菌、周围组织感染的直接蔓延、菌血症等均可成为细菌入侵的途径;吸烟、酗酒、年老体弱、长期卧床、意识不清、吞咽和咳嗽反射障碍、慢性或重症患者、长期使用糖皮质激素或免疫抑制剂、接受机械通气及大手术者均可因机体防御机制降低而继发肺炎。注意询问患者起病前是否存在机体抵抗力下降、呼吸道防御功能受损的因素,了解患者既往的健康状况。

2.身体状况

发病前常有受凉、淋雨、疲劳、醉酒、病毒感染史,多有上呼吸道感染的前驱症状。

(1)主要症状:起病多急骤,高热、寒战,全身肌肉酸痛,体温通常在数小时内升至39～40 ℃,高峰在下午或傍晚,或呈稽留热,脉率随之增速。可有患侧胸部疼痛,放射到肩部或腹部,咳嗽或深呼吸时加剧。痰少,可带血或呈铁锈色,食欲锐减,偶有恶心、呕吐、腹痛或腹泻,易被误诊为急腹症。

(2)护理体检:患者呈急性病容,面颊绯红,鼻翼煽动,皮肤灼热、干燥,口角及鼻周有单纯疱疹;病变广泛时可出现发绀。有败血症者,可出现皮肤、黏膜出血点,巩膜黄染。早期肺部体征无明显异常,仅有胸廓呼吸运动幅度减小,叩诊稍浊,听诊可有呼吸音降低及胸膜摩擦音。肺实变时叩诊浊音、触觉语颤增强并可闻及支气管呼吸音。消散期可闻及湿啰音。心率增快,有时心律不齐。重症患者有肠胀气,上腹部压痛多与炎症累及膈胸膜有关。重症感染时可伴休克、急性呼吸窘迫综合征及神经精神症状,表现为神志模糊、烦躁、呼吸困难、嗜睡、谵妄、昏迷等。累及脑膜时有颈抵抗及出现病理性反射。

本病自然病程大致1～2周。发病5～10天,体温可自行骤降或逐渐消退;使用有效的抗菌药物后可使体温在1～3天内恢复正常。患者的其他症状与体征亦随之逐渐消失。

(3)并发症:肺炎链球菌肺炎的并发症近年来已很少见。严重败血症或毒血症患者易发生感染性休克,尤其是老年人。表现为血压降低、四肢厥冷、多汗、发绀、心动过速、心律失常等,而高热、胸痛、咳嗽等症状并不突出。其他并发症有胸膜炎、脓胸、心包炎、脑膜炎和关节炎等。

3.实验室及其他检查

(1)血常规检查:血白细胞计数($10\sim20$)$\times10^9$/L,中性粒细胞多在80%以上,并有核左移,细胞内可见中毒颗粒。年老体弱、酗酒、免疫功能低下者的白细胞计数可不增高,但中性粒细胞的百分比仍增高。

(2)痰直接涂片做革兰染色及荚膜染色镜检发现典型的革兰染色阳性、带荚膜的双球菌或链球菌,即可初步做出病原诊断。

(3)痰培养:24～48小时可以确定病原体。痰标本送检应注意器皿洁净无菌,在抗菌药物应用之前漱口后采集,取深部咳出的脓性或铁锈色痰。

(4)聚合酶链反应检测及荧光标记抗体检测:可提高病原学诊断率。

(5)血培养:10%～20%患者合并菌血症,故重症肺炎应做血培养。

(6)细菌培养:如合并胸腔积液,应积极抽取积液进行细菌培养。

(7)X线检查:早期仅见肺纹理增粗,或受累的肺段、肺叶稍模糊。随着病情进展,肺泡内充满炎性渗出物,表现为大片炎症浸润阴影或实变影,在实变阴影中可见支气管充气征,肋膈角可有少量胸腔积液。在消散期,X线显示炎性浸润逐渐吸收,可有片状区域吸收较快,呈现"假空洞"征,多数病例在起病3～4周后才完全消散。老年患者肺炎病灶消散较慢,容易出现吸收不完全而成为机化性肺炎。

4.心理-社会评估

肺炎起病多急骤,短期内病情严重,加之高热和全身中毒症状明显,患者及家属常深感不安。当出现严重并发症时,患者会表现出忧虑和恐惧。

（二）主要护理诊断及医护合作性问题

（1）体温过高与肺部感染有关。

（2）气体交换受损与肺部炎症、痰液黏稠等引起呼吸面积减少有关。

（3）清理呼吸道无效与胸痛，气管、支气管分泌物增多、黏稠及疲乏有关。

（4）疼痛：胸痛与肺部炎症累及胸膜有关。

（5）潜在并发症：感染性休克。

（三）护理目标

体温恢复正常范围；患者呼吸平稳，发绀消失；症状减轻，呼吸道通畅；疼痛减轻，感染控制未发生休克。

（四）护理措施

1.一般护理

（1）休息与环境：保持室内空气清新，病室保持适宜的温度、相对湿度，环境安静、清洁、舒适。限制患者活动，限制探视，避免因谈话过多影响体力。要集中安排治疗和护理活动，保证足够的休息，减少氧耗量，缓解头痛、肌肉酸痛、胸痛等症状。

（2）体位：协助或指导患者采取合适的体位。对有意识障碍患者，如病情允许可取半卧位，增加肺通气量；或侧卧位，以预防或减少分泌物吸入肺内。为促进肺扩张，每 2 小时变换体位 1 次，减少分泌物淤积在肺部而引起并发症。

（3）饮食与补充水分：给予高热量、高蛋白质、高维生素、易消化的流质或半流质饮食，以补充高热引起的营养物质消耗。宜少食多餐，避免压迫膈肌。若有明显麻痹性肠梗阻或胃扩张，应暂时禁食，遵医嘱给予胃肠减压，直至肠蠕动恢复。鼓励患者多饮水（1～2 L/d），来补充发热、出汗和呼吸急促所丢失的水分，并利于痰液排出。轻症者无须静脉补液，脱水严重者可遵医嘱补液，补液有利于加快毒素排泄和热量散发，尤其是食欲差或不能进食者。心脏病患者或老年人应注意补液速度，过快过多易导致急性肺水肿。

2.病情观察

监测患者神志、体温、呼吸、脉搏、血压和尿量，并做好记录。尤其应注意密切观察体温的变化。观察有无呼吸困难及发绀，及时适宜给氧。重点观察儿童、老年人、久病体弱者的病情变化，注意是否伴有感染性休克的表现。观察痰液颜色、性状和量，如肺炎链球菌肺炎呈铁锈色，葡萄球菌肺炎呈粉红色乳状，厌氧菌感染者痰液多有恶臭等。

3.对症护理

(1)高热的护理见本章第一节相关内容。

(2)咳嗽、咳痰的护理:协助和鼓励患者有效咳嗽、排痰,及时清除口腔和呼吸道内痰液、呕吐物。痰液黏稠不易咳出时,在病情允许情况下可扶患者坐起,给予拍背,协助咳痰,遵医嘱应用祛痰药以及超声雾化吸入,稀释痰液,促进痰的排出。必要时吸痰,预防窒息。吸痰前,注意告知病情。

(3)气急发绀的护理:监测动脉血气分析值,给予吸氧,提高血氧饱和度,改善发绀,增加患者的舒适度。氧流量一般为每分钟 4~6 L,若为慢性阻塞性肺疾病患者,应给予低流量低浓度持续吸氧。注意观察患者呼吸频率、节律、深度等变化,皮肤色泽和意识状态有无改变,如果病情恶化,准备气管插管和呼吸机辅助通气。

(4)胸痛的护理:维持患者舒适的体位。患者胸痛时,常随呼吸、咳嗽加重,可采取患侧卧位,在咳嗽时可用枕头等物夹紧胸部,必要时用宽胶布固定胸廓,以降低胸廓活动度,减轻疼痛。疼痛剧烈者,遵医嘱应用镇痛、止咳药,缓解疼痛和改善肺通气,如口服可待因。此外可用物理止痛和中药止痛擦剂。物理止痛,如按摩、针灸、经皮肤电刺激止痛穴位或局部冷敷等,可降低疼痛的敏感性。中药经皮肤吸收,无创伤,且发挥药效快,对轻度疼痛效果好。中药止痛擦剂具有操作简便、安全,不良反应小,无药物依赖现象等优点。

(5)其他:鼓励患者经常漱口,做好口腔护理。口唇疱疹者局部涂液体石蜡或抗病毒软膏,防止继发感染。烦躁不安、谵妄、失眠者酌情使用地西泮或水合氯醛,禁用抑制呼吸的镇静药。

4.感染性休克的护理

(1)观察休克的征象:密切观察生命体征、实验室检查和病情的变化。发现患者神志模糊、烦躁、发绀、四肢湿冷、脉搏细数、脉压变小、呼吸浅快、面色苍白、尿量减少(每小时少于 30 mL)等休克早期症状时,及时报告医师,采取救治措施。

(2)环境与体位:应将感染性休克的患者安置在重症监护室,注意保暖和安全。取仰卧中凹位,抬高头胸部 20°,抬高下肢约 30°,有利于呼吸和静脉回流,增加心排血量。尽量减少搬动。

(3)吸氧:应给高流量吸氧,维持动脉氧分压在 8.0 kPa(60 mmHg)以上,改善缺氧状况。

(4)补充血容量:快速建立两条静脉通路,遵医嘱给予右旋糖酐或平衡液以维持有效血容量,降低血液的黏稠度,防止弥散性血管内凝血。随时监测患者一般情况、血压、尿量、尿比重、血细胞比容等;监测中心静脉压,作为调整补液速度的指标,中心静脉压<4.90 kPa(5 cmH$_2$O)可放心输液,达到 9.81 kPa(10 cmH$_2$O)应慎重。以中心静脉压不超过 9.81 kPa(10 cmH$_2$O)、尿量每小时在 30 mL 以上为宜。补液不宜过多过快,以免引起心力衰竭和肺水肿。若血容量已补足而 24 小时尿量仍<400 mL、尿比重<1.018 时,应及时报告医师,注意是否合并急性肾衰竭。

(5)纠正酸中毒:有明显酸中毒可静脉滴注 5%的碳酸氢钠,因其配伍禁忌较多,宜单独输入。随时监测和纠正电解质和酸碱失衡等。

(6)应用血管活性药物的护理:遵医嘱在应用血管活性药物,如多巴胺、间羟胺时,滴注过程中应注意防止液体溢出血管外,引起局部组织坏死和影响疗效。可应用输液泵单独静脉输入血管活性药物,根据血压随时调整滴速,维持收缩压在 12.0～13.3 kPa(90～100 mmHg),保证重要器官的血液供应,改善微循环。

(7)对因治疗:应联合、足量应用强有力的广谱抗生素控制感染。

(8)病情转归观察:随时监测和评估患者意识、血压、脉搏、呼吸、体温、皮肤、黏膜、尿量的变化,判断病情转归。如患者神志逐渐清醒、皮肤及肢体变暖、脉搏有力、呼吸平稳规则、血压回升、尿量增多,预示病情已好转。

5.用药护理

遵医嘱及时使用有效抗感染药物,注意观察药物疗效及不良反应。

(1)抗菌药物治疗:一经诊断即应给予抗菌药物治疗,不必等待细菌培养结果。首选青霉素 G,用药途径及剂量视病情轻重及有无并发症而定:对于成年轻症患者,可用 240 万 U/d,分 3 次肌内注射,或用普鲁卡因青霉素每 12 小时肌内注射 60 万 U;病情稍重者,宜用青霉素 G 240 万～480 万 U/d,分次静脉滴注,每 6～8 小时 1 次;重症及并发脑膜炎者,可增至 1 000 万～3 000 万 U/d,分 4 次静脉滴注。对青霉素过敏者或耐青霉素或多重耐药菌株感染者,可用呼吸氟喹诺酮类、头孢噻肟或头孢曲松等药物,多重耐药菌株感染者可用万古霉素、替考拉宁等。药物治疗 48～72 小时后应对病情进行评价,治疗有效表现为体温下降、症状改善、白细胞计数逐渐降低或恢复正常等。如用药 72 小时后病情仍无改善,需及时报告医师并做相应处理。药物不良反应及护理措施可参见表 1-1。

表 1-1　治疗肺炎常用抗感染药物成人剂量及用法、主要不良反应、注意事项和(或)护理措施

药名	剂量及用法	主要不良反应	注意事项和(或)护理措施
青霉素 G	每次 40～80 万单位,肌内注射或静脉滴注,每天 1～2 次,重症患者每天剂量可增至 1 000 万～3 000 万 U	变态反应最常见,以荨麻疹、药疹和血清样反应多见。最严重的是过敏性休克、另外可出现局部红肿、疼痛和硬结	1.仔细询问病史,对青霉素过敏者禁用,使用前要进行皮试;避免滥用和局部用药,避免在饥饿时注射,注射液要现用现配,同时要准备好急救药物和抢救设备,用药后需观察 30 分钟。一旦发生过敏性休克,立即组织抢救 2.避免快速给药,注意皮疹及局部反应情况
苯唑西林	每次 0.5～1 g,空腹口服或肌内注射或静脉滴注,每 4～6 小时一次	不良反应少,除与青霉素 G 有交叉变态反应外,少数患者可出现口干、恶心、腹痛、腹胀、胃肠道反应	1.观察药物疗效及胃肠道反应,反应较重者可遵医嘱服用制酸剂等药物 2.注意变态反应的发生,变态反应的注意事项和(或)护理措施同上
头孢呋辛	每次 0.75～1.5 g,肌内注射或静脉滴注,每天 3 次	不良反应较少,常见的是变态反应,多表现为皮疹,过敏性休克少见	注意观察用药疗效及皮疹出现情况
左氧氟沙星	每次 0.1 g,口服,每天 3 次	胃肠道反应	1.嘱患者餐后服药,注意观察用药效果,胃肠道反应较重者可遵医嘱加服制酸剂 2.儿童、孕妇、哺乳期妇女慎用或禁用
红霉素	每次 0.25～0.5 g,口服,每天 3～4 次	胃肠道反应较多见,少数患者可发生肝损害、药疹、耳鸣、耳聋等反应	1.嘱患者餐后服药以减轻胃肠道反应,反应较重者及时报告医师 2.注意有无黄疸及肝大等情况,同时要检测肝功能 3.注意有无过敏性药疹、耳鸣、耳聋等反应
利巴韦林	每天 0.8～1.0 g,分 3～4 次口服;或肌内注射或静脉滴注每天 10～15 mg/kg,分 2 次缓慢静脉滴注	少数患者可出现口干、稀便、白细胞计数减少等症状,另动物实验有致畸作用	注意监测血常规及消化道反应,发现异常及时向医师汇报。妊娠初期 3 个月内孕妇禁用

(2)支持疗法:患者应卧床休息,注意补充足够蛋白质、热量及维生素。密切监测病情变化,注意防止休克。剧烈胸痛者,可酌情用少量镇痛药,如可待因 15 mg。不用阿司匹林或其他解热药,以免过度出汗、脱水及干扰真实热型,导致临床判断错误。鼓励饮水每天 1～2 L,轻症患者不需常规静脉输液,确有失水者可输液,保持尿比重在 1.020 以下,血清钠保持在 145 mmol/L 以下。中等

或重症患者[动脉血氧分压＜8.0 kPa(60 mmHg)或有发绀]应给氧。若有明显麻痹性肠梗阻或胃扩张,应暂时禁食、禁饮和胃肠减压,直至肠蠕动恢复。烦躁不安、谵妄、失眠者酌用地西泮 5 mg 或水合氯醛 1～1.5 g,禁用抑制呼吸的镇静药。

(3)并发症的处理:经抗菌药物治疗后,高热常在 24 小时内消退,或数天内逐渐下降。若体温降而复升或 3 天后仍不降者,应考虑肺炎链球菌的肺外感染,如脓胸、心包炎或关节炎等。持续发热的其他原因尚有耐青霉素的肺炎链球菌或混合细菌感染、药物热或并存其他疾病。肿瘤或异物阻塞支气管时,经治疗后肺炎虽可消散,但阻塞因素未除,肺炎可再次出现。10％～20％肺炎链球菌肺炎伴发胸腔积液者,应酌情取胸腔积液检查及培养以确定其性质。若治疗不当,约5％并发脓胸,应积极排脓引流。

6.心理护理

患病前健康状态良好的患者会因突然患病而焦虑不安;病情严重或患有慢性基础疾病的患者则可能出现消极、悲观和恐慌的心理反应。要耐心给患者讲解疾病的有关知识,解释各种症状和不适的原因,讲解各项诊疗、护理操作目的、操作程序和配合要点,使患者清楚大部分肺炎治疗、预后良好。询问和关心患者的需要,鼓励患者说出内心感受,与患者进行有效的沟通。帮助患者祛除不良心理反应,树立治愈疾病的信心。

7.健康指导

(1)疾病知识指导:让患者及家属了解肺炎的病因和诱因,有皮肤疖、痈、伤口感染、毛囊炎、蜂窝织炎时应及时治疗。避免受凉、淋雨、酗酒和过度疲劳,特别是年老体弱和免疫功能低下者,如糖尿病、慢性肺病、慢性肝病、血液病、营养不良、艾滋病等。天气变化时随时增减衣服,预防上呼吸道感染。可注射流感或肺炎免疫疫苗,使之产生免疫力。

(2)生活指导:劝导患者要注意休息,劳逸结合,生活有规律。保证摄取足够的营养物质,适当参加体育锻炼,增强机体抗病能力。对有意识障碍、慢性病、长期卧床者,应教会家属注意帮助患者经常改变体位、翻身、拍背,协助并鼓励患者咳出痰液,有感染征象时及时就诊。

(3)出院指导:出院后需继续用药者,应指导患者遵医嘱按时服药,向患者介绍所服药物的疗效、用法、疗程、不良反应,不能自行停药或减量。教会患者观察疾病复发症状,如出现发热、咳嗽、呼吸困难等不适表现时,应及时就诊。告知患者随诊的时间及需要准备的有关资料,如 X 线胸片等。

(五)护理评价

患者体温恢复正常;能进行有效咳嗽,痰容易咳出,显示咳嗽次数减少或消失,痰量减少;休克发生时及时发现并给予及时的处理。

四、其他类型肺炎

(一)葡萄球菌肺炎评估

葡萄球菌肺炎是由葡萄球菌引起的急性肺部化脓性炎症。葡萄球菌的致病物质主要是毒素与酶,具有溶血、坏死、杀白细胞和致血管痉挛等作用。其致病力可用血浆凝固酶来测定,阳性者致病力较强,是化脓性感染的主要原因。但其他凝固酶阴性的葡萄球菌亦可引起感染。随着医院内感染的增多,由凝固酶阴性葡萄球菌引起的肺炎也不断增多。

医院获得性肺炎中,葡萄球菌感染占 11%～25%。常发生于有糖尿病、血液病、艾滋病、肝病或慢性阻塞性肺疾病等原有基础疾病者。若治疗不及时或不当,病死率甚高。

1.临床表现

起病多急骤,寒战、高热,体温高达 39～40 ℃,胸痛,咳大量脓性痰,带血丝或呈脓血状。全身肌肉和关节酸痛,精神萎靡,病情严重者可出现周围循环衰竭。院内感染者常起病隐袭,体温逐渐上升,咳少量脓痰。老年人症状可不明显。

早期可无体征,晚期可有双肺散在湿啰音。病变较大或融合时可出现肺实变体征。但体征与严重的中毒症状和呼吸道症状不平行。

2.实验室及其他检查

(1)血常规检查:白细胞计数及中性粒细胞显著增加,核左移,有中毒颗粒。

(2)细菌学检查:痰涂片可见大量葡萄球菌和脓细胞,血、痰培养多为阳性。

(3)X 线检查:胸部 X 线显示短期内迅速多变的特征,肺段或肺叶实变,可形成空洞,或呈小叶状浸润,可有单个或多个液气囊腔,2～4 周后完全消失,偶可遗留少许条索状阴影或肺纹理增多等。

3.治疗要点

为早期清除原发病灶,强有力的抗感染治疗,加强支持疗法,预防并发症。通常首选耐青霉素酶的半合成青霉素或头孢菌素,如苯唑西林、头孢呋辛等。用法、剂量等可见表1-1。对耐甲氧西林金黄色葡萄球菌可用万古霉素、替考拉宁等治疗。疗程2～3周,有并发症者需4～6周。

（二）肺炎支原体肺炎评估

肺炎支原体肺炎是由肺炎支原体引起的呼吸道和肺部的急性炎症。常同时有咽炎、支气管炎和肺炎。肺炎支原体是介于细菌和病毒之间，兼性厌氧、能独立生活的最小微生物。健康人吸入患者咳嗽、打喷嚏时喷出的口鼻分泌物可感染，即通过呼吸道传播。病原体通常吸附宿主呼吸道纤毛上皮细胞表面，不侵入肺实质，抑制纤毛活动和破坏上皮细胞。其致病性可能与患者对病原体及其代谢产物的变态反应有关。

支原体肺炎占非细菌性肺炎的 1/3 以上，或各种原因引起的肺炎的 10%。以秋冬季发病较多，可散发或小流行，患者以儿童和青年人居多，婴儿间质性肺炎亦应考虑本病的可能。

1.临床表现

通常起病缓慢，潜伏期 2～3 周，症状主要为乏力、咽痛、头痛、咳嗽、发热、食欲缺乏、肌肉酸痛等。多为刺激性咳嗽，咳少量黏液痰，发热可持续 2～3 周，体温恢复正常后可仍有咳嗽。偶伴有胸骨后疼痛。

可见咽部充血、颈部淋巴结肿大等体征。肺部可无明显体征，与肺部病变的严重程度不相称。

2.实验室及其他检查

（1）血常规检查：血白细胞计数正常或略增高，以中性粒细胞为主。

（2）免疫学检查：起病 2 周后，约 2/3 的患者冷凝集试验阳性，滴度效价＞（1：32），尤以滴度逐渐升高更有价值。约半数患者对链球菌 MG 凝集试验阳性。还可评估肺炎支原体直接检测、支原体 IgM 抗体、免疫印迹法和聚合酶链反应等检查结果。

（3）X 线检查：肺部可呈多种形态的浸润影，呈节段性分布，以肺下野为多见，有的从肺门附近向外伸展。3～4 周后病变可自行消失。

3.治疗要点

肺炎支原体肺炎首选大环内酯类抗生素，如红霉素，用法、剂量等可见表 1-1。疗程一般为 2～3 周。

（三）病毒性肺炎评估

病毒性肺炎是由上呼吸道病毒感染，向下蔓延所致的肺部炎症。常见病毒为甲、乙型流感病毒，腺病毒，副流感病毒，呼吸道合胞病毒和冠状病毒等。患者可同时受一种以上病毒感染，气道防御功能降低，常继发细菌感染。病毒性肺炎为吸入性感染,常有气管-支气管炎。呼吸道病毒通过飞沫与直接接触而迅速传播,可暴发或散发流行。

病毒性肺炎约占需住院的社区获得性肺炎的 8%,大多发生于冬春季节。密切接触的人群或有心肺疾病者、老年人等易受感染。

1.临床表现

一般临床症状较轻,与支原体肺炎症状相似。起病较急,发热、头痛、全身酸痛、乏力等较突出。有咳嗽、少痰或白色黏液痰、咽痛等症状。老年人或免疫功能受损的重症患者,可表现为呼吸困难、发绀、嗜睡、精神萎靡,甚至并发休克、心力衰竭和呼吸衰竭,严重者可发生急性呼吸窘迫综合征。

本病常无显著的胸部体征,病情严重者有呼吸浅速、心率增快、发绀、肺部干湿性啰音。

2.实验室及其他检查

(1)血常规检查:白细胞计数正常、略增高或偏低。

(2)病原体检查:呼吸道分泌物中细胞核内的包涵体可提示病毒感染,但并非一定来自肺部。需进一步评估下呼吸道分泌物或肺活检标本培养是否分离出病毒。

(3)X线检查:可见肺纹理增多,小片状或广泛浸润。病情严重者,显示双肺呈弥漫性结节浸润,而大叶实变及胸腔积液者不多见。

3.治疗要点

病毒性肺炎以对症治疗为主,板蓝根、黄芪、金银花、连翘等中药有一定的抗病毒作用。对某些重症病毒性肺炎应采用抗病毒药物,如选用利巴韦林、阿昔洛韦等。

(四)真菌性肺炎评估

肺部真菌感染是最常见的深部真菌病。真菌感染的发生是机体与真菌相互作用的结果,最终取决于真菌的致病性、机体的免疫状态及环境条件对机体与真菌之间关系的影响。广谱抗生素、糖皮质激素、细胞毒药物及免疫抑制剂的广泛使用,人类免疫缺陷病毒(human immunodeficiency virus,HIV)感染增多使肺部真菌感染的机会增加。

真菌多在土壤中生长,孢子飞扬于空气中,极易被人体吸入而引起肺真菌感染(外源性)或使机体致敏。引起表现为支气管哮喘的过敏性肺泡炎。有些真菌为寄生菌,如念珠菌和放线菌,当机体免疫力降低时可引起感染。静脉营养疗法的中心静脉插管如留置时间过长,白念珠菌能在高浓度葡萄糖中生长,引起念珠菌感染中毒症。空气中到处有曲霉属孢子,在秋冬及阴雨季节。储藏的谷草发热霉变时更多。若大量吸入可能引起急性气管-支气管炎或肺炎。

1.临床表现

真菌性肺炎多继发于长期应用抗生素、糖皮质激素、免疫抑制剂、细胞毒药物或因长期留置导管、插管等诱发,其症状和体征无特征性变化。

2.实验室及其他检查

(1)真菌培养:其形态学辨认有助于早期诊断。

(2)X线检查:可表现为支气管肺炎、大叶性肺炎、弥漫性小结节及肿块状阴影和空洞。

3.治疗要点

真菌性肺炎目前尚无理想的药物,两性霉素 B 对多数肺部真菌仍为有效药物,但由于其不良反应较多,使其应用受到限制。其他药物尚有氟胞嘧啶、米康唑、酮康唑、制霉菌素等也可选用。

(五)重症肺炎评估

目前重症肺炎还没有普遍认同的标准,各国诊断标准不一,但都注重肺部病变的范围、器官灌注和氧合状态。我国制定的重症肺炎标准如下。

(1)意识障碍。

(2)呼吸频率>30 次/分钟。

(3)动脉血氧分压<8.0 kPa(60 mmHg),氧合指数<300,需行机械通气治疗。

(4)血压<12.0/8.0 kPa(90/60 mmHg)。

(5)胸片显示双侧或多肺叶受累,或入院 48 小时内病变扩大≥50%。

(6)少尿:尿量每小时<20 mL,或每 4 小时<80 mL,或急性肾衰竭需要透析治疗。

第三节　冠状动脉粥样硬化性心脏病

冠状动脉粥样硬化性心脏病简称冠心病,指冠状动脉粥样硬化使血管腔狭窄或阻塞,和(或)因冠状动脉功能性改变(痉挛)导致心肌缺血、缺氧或坏死而引起的心脏病,统称冠状动脉性心脏病,亦称缺血性心脏病。冠心病是严重危害人民健康的常见病。在我国,本病呈逐年上升趋势。发生年龄多在 40 岁以后,男性多于女性,脑力劳动者多见。

一、临床分型

1979 年世界卫生组织将冠心病分为以下 5 种类型。

(一)无症状性心肌缺血(隐匿型)

患者无症状,但静息、动态或负荷试验心电图有 ST 段压低,T 波低平或倒置等心肌缺血的客观证据;或心肌灌注不足的核素心肌显像表现。

(二)心绞痛

有发作性胸骨后疼痛,为一过性心肌供血不足引起。

(三)心肌梗死

症状严重,由冠状动脉闭塞致心肌急性缺血性坏死所致。

(四)缺血性心肌病(心律失常和心力衰竭型)

表现为心脏增大、心力衰竭和心律失常,由长期心肌缺血导致心肌纤维化而引起,临床表现与扩张型心肌病类似。

(五)猝死

因原发性心脏骤停而猝然死亡,多为缺血心肌局部发生电生理紊乱,引起严重的室性心律失常所致。

为有预见性、针对性地选择适当的治疗方案以提高疗效,降低死亡率,临床学家们提出了结合病理变化特点进行分型。如稳定型心绞痛,即典型的劳力型心绞痛,其冠状动脉病变为稳定的粥样斑块,造成了管腔的固定狭窄,在劳力负荷增加时,因心肌耗氧量增加诱发心肌缺血而致心绞痛。急性冠状动脉综合征包括了不稳定型心绞痛、非 ST 段抬高心肌梗死及 ST 段抬高心肌梗死。这 3 种病症的共同病理基础均为不稳定性粥样斑块。由于其不稳定的粥样斑块破裂、局部血栓形成而导致管腔急性闭塞,导致了急性心肌梗死的发生,因此治疗上强调尽早实施经皮介入或溶栓再灌注治疗。

本节主要介绍"心绞痛"和"心肌梗死"两种类型。

二、心绞痛患者的护理

心绞痛是由于冠状动脉供血不足,导致心肌急剧的、暂时的缺血、缺氧所产生的临床综合征。心绞痛可分为稳定型心绞痛和不稳定型心绞痛,本部分重点介绍稳定型心绞痛。

(一)护理评估

1.病因及发病机制

(1)心绞痛最基本的病因是冠状动脉粥样硬化引起血管腔狭窄和(或)痉挛。其次有重度主动脉瓣狭窄或关闭不全、肥厚型心肌病、先天性冠状动脉畸形、冠状动脉栓塞、严重贫血、休克、快速心律失常、心肌耗氧量增加等。常因体力劳动、情绪激动、饱餐、寒冷、阴雨天气、吸烟而诱发。

(2)发病机制:当冠状动脉的血液供应与需求之间发生矛盾时,冠状动脉血流量不能满足心肌代谢的需要,引起心肌急剧的、暂时的缺血缺氧,即可发生心绞痛。

正常情况下,冠状循环血流量具有很大的储备力量,其血流量可随身体的生理情况有显著的变化,在剧烈体力活动、情绪激动等对氧的需求增加时,冠状动脉适当扩张,血流量增加(可增加 6~7 倍),达到供求平衡。当冠状动脉粥样硬化致冠状动脉狭窄或部分分支闭塞时,其扩张性减弱,血流量减少,当心肌的血供减少到尚能应付平时的需要,则休息时无症状。一旦心脏负荷突然增加,如劳累、激动、心力衰竭等使心脏负荷增加,心肌耗氧量增加时,对血液的需求增加,而冠状动脉的供血已经不能相应增加,即可引起心绞痛。

在缺血缺氧的情况下,心肌内积聚过多的代谢产物,如乳酸、磷酸、丙酮酸等酸性物质,或类似激肽的多肽类物质,刺激心脏内自主神经的传入纤维末梢,经第 1~5 胸交感神经节和相应的脊髓段,传到大脑,可产生疼痛的感觉,即心绞痛。

2.健康史

评估时注意有无引起冠状动脉粥样硬化的危险因素、原有心脏病史、既往健康状况。有无血脂异常、高血压、吸烟、糖尿病和糖耐量异常。了解患者生活方式、工作性质和发病前情绪状态,有无劳累、情绪激动、饱食、受寒、阴雨天气、急性循环衰竭等诱因。

3.身体状况

(1)症状:以发作性胸痛为主要临床表现。典型的疼痛特点为,①部位:位于胸骨体上段或中段之后,可波及心前区,有手掌大小范围,甚至横贯前胸,界限不很清楚。常放射至左肩、左臂内侧达无名指和小指,或达咽、颈、下颌部等。②性质:典型的胸痛呈压迫性或紧缩性、发闷,也可有堵塞、烧灼感,但不尖锐,不像针刺或刀割样痛,偶伴濒死的恐惧感觉。发作时,患者常不自觉地停止原来的活动。③诱因:体力劳动、情绪激动(如愤怒、焦虑、过度兴奋)、饱餐、寒冷、阴雨天气、吸烟、排便、心动过速、休克等。④持续时间:疼痛出现后逐渐加重,呈阵发性,轻者3~5分钟,重者可达10~15分钟,很少超过30分钟。⑤缓解方式:一般停止原有活动或含服硝酸甘油后1~3分钟内缓解。⑥发作频率:疼痛可数天、数周发作一次,亦可一天内多次发作。

(2)护理体检一般无异常体征。心绞痛发作时可见面色苍白、皮肤发冷或出汗、血压升高、心率增快,有时闻及第四心音奔马律,可有暂时性心尖部收缩期杂音。

4.临床分型

心绞痛的分型有利于判断病情轻重,选择治疗措施,估计预后。参照世界卫生组织的"缺血性心脏病的命名及诊断标准",将心绞痛分为以下几个类型。

(1)劳累性心绞痛:心绞痛发作常由于体力劳动或其他增加心肌需氧量的因素而诱发,休息或含服硝酸甘油后可迅速缓解。其原因主要是冠状动脉狭窄使血流不能按需求相应地增加,出现心肌氧的供需不平衡。

稳定型心绞痛:最常见,指劳累性心绞痛发作的性质在1~3个月内并无改变,即每次发作的诱因、发作次数、程度、持续时间、部位、缓解方式等大致相同。

初发型心绞痛:过去未发作过心绞痛或心肌梗死,初次发生劳累性心绞痛的时间不足1个月者。或既往有稳定型心绞痛已长期未发作,再次发生时间不足1个月者。

恶化型心绞痛:原为稳定型心绞痛的患者,在3个月内疼痛发作的频率、程度、时限、诱因经常变动,进行性恶化,硝酸甘油不易缓解。可发展为心肌梗死或猝死,亦可逐渐恢复为稳定型心绞痛。

(2)自发性心绞痛:心绞痛发作特点为疼痛发生与体力或脑力活动引起心肌需氧量增加无明显关系,常与冠状动脉血流储备量减少有关。疼痛程度较重,时限较长,不易为硝酸甘油所缓解。

卧位型心绞痛:休息、睡眠时发作,常在半夜、偶在午睡时发生,硝酸甘油不易缓解。本型易发展为心肌梗死或猝死。

变异型心绞痛:与卧位型心绞痛相似,常在夜间或清晨发作,但发作时心电图相关导联ST段抬高,与之对应的导联则ST段下移,主要为冠状动脉痉挛所致,患者迟早会发生心肌梗死。

急性冠状动脉功能不全:亦称中间综合征,常在休息或睡眠时发生,时间可达30分钟至1小时或以上,但无心肌梗死表现,常为心肌梗死的前奏。

梗死后心绞痛:急性心肌梗死发生后一个月内再发的心绞痛。

(3)混合性心绞痛,其特点是患者既可在心肌需氧量增加时发生心绞痛,亦可在心肌需氧量无明显增加时发生心绞痛,为冠状动脉狭窄使冠状动脉血流储备量减少,而这一血流储备量的减少又不固定,经常波动地发生进一步减少所致。

临床上常将除稳定型心绞痛之外的以上所有类型的心绞痛及冠状动脉成形术后心绞痛、冠状动脉旁路术后心绞痛等归入"不稳定型心绞痛"。此外,恶化型心绞痛及各型自发性心绞痛有可能进一步发展为心肌梗死,故又被称为"梗死前心绞痛"。

5.实验室及其他检查

(1)心电图检查,包括静息和发作时心电图、运动负荷试验和 24 小时动态心电图。

静息和发作时心电图:心绞痛不发作时,约半数患者心电图正常,也可能出现陈旧性心肌梗死的改变或非特异性 ST 段和 T 波异常,有时有房室或束支传导阻滞或室性、房性期前收缩等心律失常。心绞痛发作时可出现暂时性心肌缺血引起的 ST 段压低($\geqslant 0.1$ mV),有时出现 T 波倒置,在平时有 T 波持续倒置的患者,发作时可变为直立。变异型心绞痛发作时可出现 ST 段抬高。

运动负荷试验:通过运动增加心脏负荷以激发心肌缺血。运动方式主要有分级活动平板或踏车,前者较为常用,让患者迎着转动的平板就地踏步。常以达到按年龄预计可达到的最大心率或亚极量心率(85%～90%的最大心率)为负荷目标。运动中持续监测心电改变,运动前记录心电图,运动中运动负荷量每增加一次亦记录心电图,运动终止后立刻及之后每 2 分钟均重复记录心电图直到心率恢复至运动前水平。进行心电图记录时应同步测量血压。运动中出现典型心绞痛,以心电图 ST 段水平型或下斜型压低$\geqslant 0.1$ mV,持续 2 分钟为运动试验阳性标准。

24 小时动态心电图:胸痛发作时相应时间心电图呈缺血性 ST-T 改变,可显著提高缺血性心电图的检出率。

(2)超声心动图检查:心绞痛及严重缺血发作时,超声心动图可见缺血区心室壁运动异常。冠状动脉内超声显像可显示血管壁的粥样硬化病变。

(3)放射性核素检查:放射性核素铊心肌显像。心肌显像所示灌注缺损提示心肌供血不足或血供消失,对心肌缺血诊断较有价值。放射性核素心血池显像,还可测定左室射血分数,显示室壁局部运动情况。

(4)冠状动脉造影及左室造影:冠状动脉造影一直是公认的冠心病诊断的"金标准"。通过造影,可以明确冠状动脉狭窄程度、病变部位、分支走向等。不仅用于诊断,冠状动脉造影还可用于指导进一步治疗。左室造影用于测定左室射血分数,评估左心功能,判定存活心肌,决定血运重建的方式等。

6.心理-社会评估

患者多为易激动、急躁、性格好强者,心绞痛发作时的濒死感,使患者精神紧张、恐惧,发作时又易产生焦虑或夜间做噩梦现象。患者在缓解期仍能正常工作,但因担心病情突然加重而出现意外,常出现紧张、焦虑的情绪反应。

(二)主要护理诊断及医护合作性问题

1.疼痛

胸痛与心肌缺血、缺氧有关。

2.知识缺乏

缺乏控制诱发因素及预防心绞痛发作的知识。

3.潜在并发症

心律失常、急性心肌梗死。

(三)护理目标

患者疼痛缓解,生活能自理;能叙述心绞痛的诱因,遵守保健措施。

(四)护理措施

1.一般护理

(1)休息和活动一般不需卧床休息,保持适当的体力劳动,以不引起心绞痛为度。但心绞痛发作时应立即休息,不稳定型心绞痛者,应卧床休息。缓解期应根据患者的具体情况制订合理的活动计划,以提高患者的活动耐力,最大活动量以不发生心绞痛症状为度。但应避免竞赛活动和屏气用力动作,并防止精神过度紧张和长时间工作。

(2)饮食原则为低盐、低脂、高维生素、易消化饮食。

控制摄入总热量:热量控制在 8 368 200.8 J 左右,主食每天不超过 500 g,避免过饱,甜食少食,晚餐宜少。

低脂饮食:限制动物脂肪、蛋黄及动物内脏的摄入,其标准是把食物中胆固醇的含量控制在 300 mg/d 以内(一个鸡蛋含胆固醇 200~300 mg)。少食动物脂肪,常食植物油(豆油、菜油、玉米油等),因为动物脂肪中含较多的饱和脂肪酸,食用过多会使血中胆固醇升高,而植物油含有较多的不饱和脂肪酸,可降低血中胆固醇、防止动脉硬化形成和发展的作用。

低盐饮食:通常以不超过 4 g/d 为宜,若有心功能不全,则应更少。

限制含糖食物的摄入:少吃含糖高的糕点、糖果,少饮含糖的饮料,粗细搭配主食,防止热量过剩,体重增加。

一日三餐要有规律,避免暴饮暴食,戒烟限酒。多吃新鲜蔬菜、水果以增加维生素的摄取及防止便秘的发生。

(3)保持大便通畅:由于便秘时患者用力排便可增加心肌耗氧量,诱发心绞痛。因此,应指导患者养成按时排便的习惯,增加食物中纤维素的含量,多饮水,增加活动,以防发生便秘。

2.病情观察

心绞痛发作时应观察胸痛的部位、性质、程度、持续时间,严密监测血压、心率、心律、脉搏、体温,描记疼痛发作时心电图,观察有无心律失常、急性心肌梗死等并发症的发生。

3.用药护理

注意药物的疗效及不良反应。含服硝酸甘油片后 1～2 分钟开始起作用,半小时后作用消失。硝酸甘油可引起头痛、血压下降,偶伴晕厥。使用时应注意。

(1)随身携带硝酸甘油片,注意有效期,定期更换,以防药效降低。

(2)对于规律性发作的劳累性心绞痛,可进行预防用药,在外出、就餐、排便等活动前含服硝酸甘油。

(3)胸痛发作时每隔 5 分钟含服硝酸甘油 0.5 mg,直至疼痛缓解。如果疼痛持续 15～30 分钟仍未缓解(或连续含服 3 片后),应警惕急性心肌梗死的发生。

(4)胸痛发作含服硝酸甘油后最好平卧,必要时吸氧。

(5)静脉滴注硝酸甘油时应监测患者心率、血压的变化,掌握好用药浓度和输液速度,患者及家属不可擅自调整滴速,防止低血压的发生。

(6)青光眼、低血压时忌用。

4.心理护理

心绞痛发作时患者常感到焦虑,而焦虑能增强交感神经兴奋性,增加心肌需氧量,加重心绞痛。因此患者心绞痛发作时应专人守护,安慰患者,增加患者的安全感,必要时可遵医嘱给予镇静剂。

5.健康指导

(1)生活指导:合理安排休息与活动,保证充足的休息时间。出院后遵医嘱服药,不要擅自增减药量,自我检测药物的不良反应。外出时随身携带硝酸甘油以备急用。活动应循序渐进,以不引起症状为原则。避免重体力劳动、精神过度紧张的工作或过度劳累。

(2)指导患者防止心绞痛再发作。避免诱发因素:告知患者及家属过劳、情绪激动、饱餐、剧烈运动、受寒冷潮湿刺激等都是心绞痛发作的诱因,应注意尽量避免。减少危险因素:如戒烟,减轻精神压力,选择低盐、低脂、低胆固醇、高纤维素饮食,维持理想的体重,控制高血压,调节血脂,治疗糖尿病等。

(五)护理评价

患者主诉疼痛减轻或消失,能自觉避免诱发因素,未发生并发症或发生后得到了及时的控制。生活需要得到了及时的满足。

三、心肌梗死患者的护理

心肌梗死是指在冠状动脉病变的基础上,发生冠状动脉血供急剧减少或中断,使相应心肌的严重而持久地急性缺血导致心肌坏死。临床表现为持续而剧烈的胸骨后疼痛、特征性心电图动态演变、白细胞计数和血清心肌坏死标志物增高,常可发生心律失常、心力衰竭或心源性休克。属冠心病的严重类型。

据统计,在全球每年1 700万死于心血管疾病者中,有一半以上死于急性心肌梗死。

(一)护理评估

1.病因及发病机制

本病基本病因是冠状动脉粥样硬化,造成管腔严重狭窄和心肌血液供应不足,而侧支循环尚未充分建立,在此基础上,若发生血供急剧减少或中断,使心肌严重而持久地缺血达1小时以上,即可发生心肌梗死。心肌梗死原因绝大多数是由于不稳定粥样斑块破溃,继而出血和管腔内血栓形成,使管腔闭塞。少数情况下粥样斑块内或其下发生出血或血管持续痉挛,也可使冠状动脉完全闭塞。

促使粥样斑块破裂出血及血栓形成的诱因有休克、脱水、出血、外科手术或严重心律失常,使心排血量骤降,冠状动脉灌流量锐减;饱餐特别是进食多量脂肪后,血脂增高,血黏稠度增高;重体力活动、情绪过分激动、用力排便或血压剧升,致左心室负荷明显加重,儿茶酚胺分泌增多,心肌需氧量猛增,冠状动脉供血明显不足;晨起6时至12时交感神经活动增加,机体应激反应增强,冠状动脉张力增高。

心肌梗死可由频发心绞痛发展而来,也可原无症状,直接发生心肌梗死。心肌梗死后发生的严重心律失常、休克或心力衰竭,均可使冠状动脉灌流量进一步降低,心肌坏死范围进一步扩大,严重者可导致死亡。

2.病理生理

心肌梗死主要出现左心室受累的血流动力学变化,心脏收缩力减弱、顺应性降低,心肌收缩不协调,左心室舒张末期压升高,舒张和收缩末期容量增多。射血分数减低,心搏量和心排血量下降,心率增快或有心律失常,血压下降,动脉血氧含量降低。右心室梗死在心肌梗死患者中少见,主要出现右心衰竭的血流动力学变化,右心房压力升高,高于左心室舒张末期压,心排血量减低,血压下降。

心肌梗死后可发生心室重构,左心室体积增大,形状改变,梗死节段心肌变薄,非梗死节段心肌增厚,可出现心脏扩大或心力衰竭,亦可发生心源性休克。急性心肌梗死引起的心力衰竭称为泵衰竭,按 Killip 分级法可分为Ⅳ级,Ⅰ级尚无明显心力衰竭;Ⅱ级有左心衰竭,肺部啰音＜50％肺野;Ⅲ级有急肺水肿,全肺闻及干、湿啰音;Ⅳ级有心源性休克。肺水肿和心源性休克同时出现是泵衰竭的最严重阶段。

3.健康史

询问心绞痛发作史,疼痛加重的表现特点。心肌梗死男性多于女性,多发生于 40 岁以后。多发生在饱餐特别是在进食多量脂肪后,用力排便时。应了解患者发病的原因、发病时情绪状况等。

4.身体状况

(1)先兆症状:50％～81.2％患者在发病前数天有乏力、胸部不适、活动时心悸、气急、烦躁、心绞痛等前驱症状。心绞痛以新发生或出现较以往更剧烈而频繁的疼痛为突出特征,疼痛持续时间较以往长,诱因不明显,硝酸甘油疗效差,心绞痛发作时伴恶心、呕吐、大汗、心动过缓、急性心功能不全、严重心律失常或血压有较大波动等,心电图示 ST 段一时性明显抬高或压低,T 波倒置或增高。及时处理先兆症状,可使部分患者避免心肌梗死的发生。

(2)主要症状:与心肌梗死面积的大小、部位以及侧支循环情况密切相关。

疼痛:为最早、最突出的症状。疼痛部位和性质与心绞痛相似,但多无明显的诱因。常发生于安静或睡眠时,疼痛程度更重,范围更广,常呈难以忍受的压榨、窒息或烧灼样,伴有大汗、烦躁不安、恐惧及濒死感。疼痛持续时间较长,可达数小时或数天,休息和含服硝酸甘油不能缓解。部分患者疼痛可向上腹部、颈部、下颌和背部放射而被误诊为其他疾病,少数患者无疼痛,一开始即表现为休克或急性心力衰竭。也有患者整个病程都无疼痛或其他症状,后来才发现发生过心肌梗死。

全身症状:一般在疼痛发生后 24～48 小时出现。表现为发热、白细胞计数增高和红细胞沉降率增快等,由坏死组织吸收所引起。体温升高至 38 ℃左右,一般不超过 39 ℃,持续大约 1 周,伴有心动过速或过缓。

胃肠道症状:剧烈疼痛时常伴恶心、呕吐和上腹胀痛,与坏死心肌刺激迷走神经和心排血量降低致组织灌注不足等有关;亦可出现肠胀气;重者可发生呃逆。

心律失常:大部分患者都有心律失常。多发生在起病 1～2 天内,24 小时内最多见。室性心律失常最多,尤其是室性期前收缩,如出现频发(每分钟 5 次以上)室性期前收缩、成对或呈短阵室性心动过速、多源性室性期前收缩或 RonT 现象。常为心室颤动的先兆。前壁心肌梗死易发生室性心律失常,下壁心肌梗死易发生房室传导阻滞及窦性心动过缓。前壁心肌梗死如发生房室传导阻滞表明梗死范围广泛,预后较差。

低血压和心源性休克:疼痛发作期间血压下降常见,但未必是休克,如疼痛缓解而收缩压下降仍<10.7 kPa(80 mmHg),且患者表现烦躁不安,面色苍白,皮肤湿冷,脉细而快,大汗淋漓,尿量减少(<20 mL/h),神志迟钝,甚至昏厥者则为休克表现,多在起病后数小时至 1 周内发生,主要为心肌广泛坏死、心排血量急剧下降所致。

心力衰竭:主要为急性左心衰竭,为梗死后心脏舒缩力显著减弱或不协调所致。可在起病最初几天内发生,或在疼痛、休克好转阶段出现。发生率 32%～48%,表现为呼吸困难、咳嗽、发绀、烦躁等。重者可发生肺水肿,随后可有右心衰竭的表现。右心室心肌梗死者一开始即可出现右心衰竭表现,并伴血压下降。

(3)护理体检:包括心脏体征检查及血压和其他检查。

心脏体征:心脏浊音界可正常或轻至中度增大;心率多增快,也可减慢,心律不齐;心尖区第一心音减弱,可闻第三或第四心音奔马律。部分患者发病后 2～3 天出现心包摩擦音。亦有部分患者在心前区可闻及收缩期杂音或喀喇音,为二尖瓣乳头肌功能失调或断裂所致。

血压和其他:除急性心肌梗死早期血压可增高外,几乎所有患者都有血压下降。起病前有高血压者,血压可降至正常;起病前无高血压者,血压可降至正常以下。当伴有心律失常、休克或心力衰竭时,可有相应的体征。

(4)并发症,包括乳头肌功能失调或断裂、心脏破裂、栓塞、心室壁瘤和心肌梗死后综合征。

乳头肌功能失调或断裂:二尖瓣乳头肌因缺血、坏死等使收缩功能发生障碍,造成不同程度的二尖瓣脱垂及关闭不全,心尖区可出现粗糙的收缩期杂音或伴收缩中晚期喀喇音。轻者可以恢复,重者可严重损害左心功能致使发生急性肺水肿,在数天内死亡。

心脏破裂:少见,常在起病1周内出现。多为心室游离壁破裂,偶为心室间隔破裂造成穿孔。

栓塞:发生率1%～6%,见于起病后1～2周。如为左心室附壁血栓脱落所致,则引起脑、肾、脾或四肢等动脉栓塞;由下肢静脉血栓破碎脱落所致,则产生肺动脉栓塞。

心室壁瘤:主要见于左心室,发生率15%～20%。较大的室壁瘤体检时可见左侧心界扩大,超声心动图可见心室局部有反常运动,心电图ST段持续抬高。

心肌梗死后综合征:发生率为10%。于心肌梗死后数周至数月内出现,可反复发生,表现为心包炎、胸膜炎或肺炎。有发热、胸痛、气急、咳嗽等症状。可能为机体对坏死组织的变态反应。

5.实验室及其他检查

(1)心电图:急性心肌梗死患者心电图可出现特征性和动态性改变。

特征性改变包括ST段抬高性急性心肌梗死心电图和非ST段抬高的心肌梗死心电图。

ST段抬高性急性心肌梗死心电图表现特点:①宽而深的Q波(病理性Q波),在面向透壁心肌坏死的导联上出现。②ST段抬高呈弓背向上型,在面向坏死区周围心肌损伤区的导联上出现。③T波倒置,在面向损伤区周围心肌缺血区的导联上出现。在背向心肌梗死区的导联则出现相反的改变,即R波增高、ST段压低和T波直立并增高。

非ST段抬高的心肌梗死心电图特点:①无病理性Q波,有普遍性ST段压低≥0.1 mV,但aVR导联(有时还有V_1导联)ST段抬高,或有对称性T波倒置。②无病理性Q波,也无ST段变化,仅有T波倒置变化。

动态性改变:ST段抬高的急性心肌梗死的心电图演变过程为如下。①起病数小时内,可无异常或出现异常高大双肢不对称的T波。②数小时后,ST段明显抬高,弓背向上,与直立的T波形成单相曲线。③数小时至2天内出现病理性Q波,同时R波减低,为急性期改变。Q波在3～4天内稳定不变,70%～80%永久存在。④如早期不进行治疗干预,ST段抬高持续数天至两周内逐渐回到基线水平,T波逐渐平坦或倒置,是为亚急性期改变。⑤数周至数月后,T波呈V形倒置,两支对称,波谷尖锐,为慢性期改变。T 波倒置可永久存在,也可在数月至数年内逐渐恢复。非 ST 段抬高的心肌梗死则表现为,先是 ST 段普遍压低(除 aVR 或 V_1 导联外),继而 T 波倒置,但始终不出现 Q 波,ST 段和 T 波的改变持续存在 1 天以上。

定位诊断:ST 段抬高性心肌梗死的定位和范围可根据出现特征性改变的导联数来判断。V_1、V_2、V_3 导联示前间壁心肌梗死,$V_3 \sim V_5$ 导联示局限前壁心肌梗死,$V_1 \sim V_5$ 导联示广泛前壁心肌梗死,Ⅱ、Ⅲ、aVF 导联示下壁心肌梗死,Ⅰ、aVL 导联示高侧壁心肌梗死,V_7、V_8 示正后壁心肌梗死,Ⅱ、Ⅲ、aVF 导联伴右胸导联(尤其是 V_{4R})ST 段抬高,可作为下壁心肌梗死并发右室梗死的参考指标(表 1-2)(图 1-1)。

表 1-2　心肌梗死定位诊断

部位	心电图受累导联
前间隔	$V_1 V_2 V_3$
局限前壁	$V_3 V_4 V_5$
前侧壁	$V_5 V_6 V_7$,Ⅰ、aVL
广泛前壁	$V_1 \sim V_5$
下壁	Ⅱ、Ⅲ、aVF
高侧壁	Ⅰ、aVL、V_8
正后壁	$V_7 V_8$

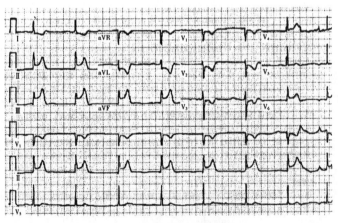

图 1-1　急性下壁心肌梗死

(2)实验室检查:血液检查、血清心肌坏死标志物检查、血清心肌坏死标志物检查和超声心动图检查。

血液检查:起病24～48小时后白细胞计数增高,中性粒细胞增多,嗜酸性粒细胞减少或消失,红细胞沉降率增快,C反应蛋白增高,均可持续1～3周。起病数小时至2天内血中游离脂肪酸增高。

血清心肌坏死标志物增高:①心肌肌钙蛋白I或T在起病3～4小时后升高,心肌肌钙蛋白I于11～24小时达高峰,7～10天降至正常,心肌肌钙蛋白T于24～48小时达高峰,10～14天降至正常。②肌红蛋白于起病后2小时内升高,12小时内达高峰,24～48小时内恢复正常。③肌酸激酶在起病6小时内升高,12小时达高峰,3～4天恢复正常。④肌酸激酶同工酶在起病4小时内增高,16～24小时达高峰,3～4天恢复正常,其增高的程度能较准确地反映梗死的范围。其高峰出现时间是否提前有助于判断溶栓治疗是否成功。⑤天门冬氨酸氨基转移酶在起病6～10小时后升高,24小时高峰,3～6天后降至正常。⑥乳酸脱氢酶起病后8～10小时升高,2～3天内达高峰1～2周后降至正常。以上心肌结构蛋白含量的增高是反映心肌梗死的敏感指标。肌酸激酶、天门冬氨酸氨基转移酶、乳酸脱氢酶其特异性和敏感性虽不如心肌坏死标志物,但仍有一定参考价值。

血清心肌坏死标志物增高:可显示心肌梗死的部位和范围,观察左心室壁的运动和左心室射血分数,有助于判定心室的功能、诊断梗死后造成的室壁运动失调和心室壁瘤。

超声心动图检查:切面和M型超声心动图检查能发现区域性心室壁运动异常,并能可靠地确定梗死部位、范围,左室或右室功能降低程度,诊断室壁瘤和乳头肌功能失调等。

6.心理-社会评估

多数患者为初次发生心肌梗死,部分患者既往有心绞痛,急性心肌梗死时胸痛更为剧烈,持续时间更长,从而产生濒死感,表现出极度的恐惧。加之患者入院后常需在短期内采取一系列的检查和治疗措施,进一步增加了患者的紧张和焦虑。另外因家属、亲友探视受到限制而感到孤独和忧郁。当体检到心脏受损,考虑到以后的生活和工作时,可出现悲哀的情绪。

(二)主要护理诊断及医护合作性问题

1.疼痛

胸痛与心肌缺血坏死有关。

2.活动无耐力

活动无耐力与心肌氧的供需失调有关。

3.有便秘的危险

危险与进食少、活动少、不习惯床上排便有关。

4.潜在并发症

心律失常、心力衰竭、心源性休克。

(三)护理目标

患者主诉疼痛减轻或消失;卧床期间生活需要得到满足,促进身心休息;患者的活动耐力逐渐增加;患者保持排便通畅,无便秘发生。心律失常被及时发现和控制,未发生心力衰竭和心源性休克。

(四)护理措施

治疗原则是尽早使心肌血液再灌注(到达医院后 30 分钟内开始溶栓或 90 分钟内开始介入治疗)以挽救濒死的心肌,防止梗死面积扩大或缩小心肌缺血范围,保护和维持心脏功能,及时处理严重心律失常、泵衰竭和各种并发症,防止猝死。

1.一般护理

(1)休息与活动:急性期绝对卧床休息 12 小时,保持环境安静,减少探视,协助患者进食、洗漱及大小便。如无并发症,24 小时床上肢体活动,第 3 天房内走动,第 4～5 天逐渐增加活动量,以不感到疲劳为限。有并发症者可适当延长卧床时间。

冠状动脉内支架术后用药护理:术后 24 小时凝血酶原时间要达到并维持在 24 秒。要给患者应用阿司匹林＋盐酸噻氯匹定＋肝素等药联合抗凝,阿司匹林 0.3 g,一天 1 次,口服(长期),盐酸噻氯匹定 250 mg,一天 2 次(前半个月)、250 mg,一天 1 次(后半个月或后两个半月),①普通肝素:术后 6 小时后若无伤口出血即静脉注射肝素钙 7 500 U,随后将 12 500 U 肝素钠加入 500 mL 生理盐水中静脉滴注,4 小时内 16 mL/h,4 小时后 1 mL/h,8 小时后 19 mL/h,术后第 2～4 天,每天以 15～20 滴/分钟的速度静脉滴注 50 mL。术后第 5～10 天,肝素钙 7 500 U 腹壁皮下注射,每 12 小时 1 次。②低分子肝素:术后 6 小时开始,下腹壁皮下注射 0.3 mL 或 0.4 mL,每 12 小时 1 次,持续 1 周至 10 天。有效抗凝指标:凝血酶原时间是正常值的 1.5～2.5 倍。术后指导患者坚持按医嘱服抗凝剂,每周需查凝血酶原时间,调整剂量并注意吐泻物及皮肤黏膜有无出血倾向。常规应用抗生素,通常为 3～5 天,以防止心内膜感染。

(2)饮食指导:起病后 4～12 小时内给予流质饮食,随后用半流质,以减轻胃扩张,2～3天后改为软食,宜进低盐、低脂、低胆固醇、易消化的食物,多吃蔬菜、水果,少量多餐,不宜过饱。禁烟、酒。避免浓茶、咖啡及过冷、过热、辛辣刺激性食物。超重者应控制总热量,有高血压、糖尿病者应进食低脂、低胆固醇及低糖饮食。有心功能不全者,适当限制钠盐。

(3)保持大便通畅:急性心肌梗死患者由于卧床休息、进食少、使用吗啡等药物易引起便秘,而排便用力易诱发心力衰竭、肺梗死甚至心脏骤停。因此,评估患者日常的排便习惯、排便次数及形态,指导患者养成每天定时排便的习惯,多吃蔬菜、水果等粗纤维食物,或服用蜂蜜水;适当腹部环形按摩,促进排便;也可每天常规给缓泻剂,必要时给予甘油灌肠。以防止便秘时用力排便导致病情加重。

2.病情观察

进入冠心病监护病房,严密监测心电图、血压、呼吸、神志、出入量、微循环等情况3～5天,如有条件还可进行血流动力学监测。及时发现心律失常、休克、心力衰竭等并发症的早期症状。备好各种急救药品和设备。

3.疼痛护理

疼痛可使交感神经兴奋,心肌缺氧加重,促使梗死范围扩大,易发生休克和严重心律失常,因此应及早采取有效的止痛措施。遵医嘱给予吗啡或哌替啶止痛时注意呼吸功能的抑制,并密切观察血压、脉搏的变化。一般采用鼻导管或双腔氧气管法吸氧,根据血氧饱和度监测调整氧流量。静脉滴注或用微量泵注射硝酸甘油时,严格控制速度,并注意观察血压、心率变化。

4.溶栓治疗的护理

溶栓前询问患者有无活动性出血、消化性溃疡、脑血管病、近期手术、外伤史等溶栓禁忌证,检查血小板、出凝血时间和血型,配血;迅速建立静脉通道,遵医嘱准确配制并输注溶栓药物;用药后询问胸痛有无缓解,监测心肌酶、心电图及出凝血时间,以判断溶栓效果;观察有无发热、皮疹等过敏现象,皮肤、黏膜及内脏有无出血,出血严重时,停止治疗并立即处理。

5.心理护理

心肌梗死的发生不仅使患者产生焦虑、抑郁、恐惧等负性心理反应,还会对整个家庭造成严重的影响,往往导致整个家庭处于危机状态,使得家庭应对能力降低,不能发挥正常家庭功能。因此,护理人员应尽量陪伴在患者身边,加强患者的心理护理,如给患者介绍监护室的环境、治疗方法,解释不良情绪对疾病的负面影响等。指导患者保持乐观、平和的心情。告诉家属对患者要积极配合和支持,并创造一个良好的身心修养环境,生活中避免对其施加压力。及时了解患者家属的需要,并设法予以满足,如及时向家属通告患者的病情和治疗情况,解答家属的疑问等,以协助患者和家属提高应对危机的能力,维持患者和家庭的心理健康。

6.康复护理

(1)急性心肌梗死患者进行早期康复护理有利于疾病的预后和提高患者的生活质量。优点:①改善功能储备,增加运动耐量和肌力;②改善精神、心理状态,减轻症状,减少心绞痛的发生;③增强心肌血液灌注,减少心肌缺血;④延缓动脉粥样硬化的进展,甚至可使之逆转;⑤减少长期卧床所致的血流缓慢、静脉栓塞等并发症。

(2)根据美国心脏康复学会的建议,急性心肌梗死患者的康复可分为以下3期。①住院期:又可分为监护室抢救期和普通病房期,一般为1~2周。主要护理措施为指导患者进行低强度的体力活动,实施健康教育,为患者及家属提供心理-社会支持以及制订出院计划等。②恢复期:即出院后休养阶段,一般为8~12周。康复可在家庭、社区或医院中进行,存在低危因素的患者适合在家庭或社区,而存在中、高危因素的患者则适合在医院,其康复过程需要在医疗监护下,以防止发生意外。主要护理措施为鼓励患者逐步增加体力活动、继续接受健康教育,提供进一步的心理-社会支持等。③维持期:自发病后数月直到生命终止。主要护理措施为督促患者坚持进行冠心病的二级预防和适当的体育锻炼,以进一步恢复并保持体力与心功能,从而提高生活质量。

7.健康指导

(1)运动指导:患者应根据自身条件,进行适当有规则的运动,适当运动可以提高患者的心理健康水平和生活质量、延长存活时间。运动的内容应视病情、年龄、性别、身体状况等选择一个或多个项目进行,根据运动中的反应,掌握运动强度,避免剧烈运动,防止疲劳。运动中以达到患者最大心率的60%~65%的低强度长期锻炼是安全有效的。

(2)生活指导:合理膳食,均衡营养,防止过饱。戒烟限酒,保持理想体重。根据天气变化适当增减衣服,防止感冒受凉。

(3)避免危险因素:积极治疗梗死后心绞痛、高血压、糖尿病、高脂血症,控制危险因素;保持情绪稳定,避免精神紧张、激动;避免寒冷;保持大便通畅,防止排便用力。

(4)用药指导:坚持按医嘱服药,注意药物不良反应,定期复查。

（5）心肌梗死发作时自救：①立刻就地休息，保持靠坐姿势，心情放松，保持环境安静而温暖；②积极与急救站或医院联系，呼叫救护车或用担架将患者送往医院，切忌扶患者勉强步行；③如有条件，立刻吸入氧气；④舌下含服硝酸甘油、硝酸异山梨酯，可连续多次服用，亦可舌下含服速效救心丸、复方丹参滴丸等扩张冠状动脉的药物。

（五）护理评价

患者的疼痛缓解；卧床休息期间患者的生活需要得到满足；生命体征稳定，能进行循序渐进的运动；大便正常，并能说出预防便秘的方法；未发生心律失常、心力衰竭、心源性休克等并发症。

第四节　胃　炎

胃炎指的是任何病因引起的胃黏膜炎症，常伴有上皮损伤和细胞再生。胃黏膜对损害的反应涉及上皮损伤、黏膜炎症和上皮细胞再生等过程，某些病因引起的胃黏膜病变主要表现为上皮损伤和上皮细胞再生，而胃黏膜炎症缺如或很轻，此种胃黏膜病变宜称为胃病，但临床习惯上仍将本属于"胃病"的疾病归入"胃炎"中。胃炎是最常见的消化道疾病之一。按临床发病的缓急和病程的长短，一般将胃炎分为急性胃炎和慢性胃炎。

一、急性胃炎

急性胃炎是由多种病因引起的急性胃黏膜炎症。临床上急性发病，常表现为上腹部症状。内镜检查可见胃黏膜充血、水肿、出血、糜烂（可伴有浅表溃疡）等一过性病变。病理组织学特征为胃黏膜固有层见到以中性粒细胞为主的炎症细胞浸润。急性胃炎主要包括以下。

（1）急性幽门螺杆菌感染引起的急性胃炎。但临床上很难诊断幽门螺杆菌感染引起的急性胃炎，因为一过性的上腹部症状多不为患者注意，亦极少需要胃镜检查，加之可能多数患者症状很轻或无症状。感染幽门螺杆菌后，如不予治疗，幽门螺杆菌感染可长期存在并发展为慢性胃炎。

（2）除幽门螺杆菌之外的病原体感染及（或）其毒素对胃黏膜损害引起的急性胃炎。进食被微生物及（或）其毒素污染的不洁食物所引起的急性胃肠炎,以肠道炎症为主。由于胃酸的强力抑菌作用,除幽门螺杆菌之外的细菌很难在胃内存活而感染胃黏膜,因此一般人很少患除幽门螺杆菌之外的感染性胃炎。但当机体免疫力下降时,可发生各种细菌、真菌、病毒所引起的急性感染性胃炎。

(3)急性糜烂出血性胃炎。本病是由各种病因引起的、以胃黏膜多发性糜烂为特征的急性胃黏膜病变,常伴有胃黏膜出血,可伴有一过性浅溃疡形成。因为本病胃黏膜炎症很轻或缺如,因此严格来说应称为急性糜烂出血性胃病。急性糜烂出血性胃炎临床常见,需要积极治疗,本节予以重点讨论如下。

(一)护理评估

1.病因和发病机制

引起急性糜烂出血性胃炎的常见病因有以下几个方面。

(1)药物:常见的有非甾体抗炎药如阿司匹林、吲哚美辛等,某些抗肿瘤药如氟尿嘧啶、口服氯化钾或铁剂等。这些药物直接损伤胃黏膜上皮层。其中,非甾体抗炎药还通过抑制环氧合酶的作用而抑制胃黏膜生理性前列腺素的产生,削弱胃黏膜的屏障功能;氟尿嘧啶对快速分裂的细胞如胃肠道黏膜细胞产生明显的细胞毒作用。

(2)急性应激:严重创伤、大手术、大面积烧伤、颅内病变、败血症及其他严重脏器病变或多器官功能衰竭等均可引起胃黏膜糜烂、出血,严重者发生急性溃疡并大量出血,如烧伤所致者称柯林溃疡、中枢神经系统病变所致者称库欣溃疡。一般认为急性应激引起急性糜烂出血性胃炎机制是应激状态下胃黏膜微循环不能正常运行而造成黏膜缺血、缺氧,由此可导致胃黏膜黏液和碳酸氢盐分泌不足、局部前列腺素合成不足、上皮再生能力减弱等改变,使胃黏膜屏障受损。

(3)乙醇:具亲酯性和溶脂能力,高浓度乙醇因而可直接破坏胃黏膜屏障。黏膜屏障的正常保护功能是维持胃腔与胃黏膜内氢离子高梯度状态的重要保证。当上述因素导致胃黏膜屏障破坏,则胃腔内氢离子便会反弥散进入胃黏膜内,从而进一步加重胃黏膜的损害,最终导致胃黏膜糜烂和出血。上述各种因素亦可能导致增加十二指肠液反流入胃腔,其中的胆汁和各种胰酶,参与了胃黏膜屏障的破坏。

2.健康史

评估有无服用非甾体抗炎药史;有无急性应激如严重创伤、大手术、大面积烧伤、颅内病变、败血症及其他严重脏器病变病史;有无大量饮酒史。

3.身体状况

(1)主要症状:大多无症状,一部分仅有上腹不适、腹胀、食欲减退等症状。一部分表现为突发的呕血和(或)黑便,是上消化道出血的常见病因之一。上消化道出血中 10%～25% 由急性糜烂出血性胃炎引起。

(2)护理体检:可有上腹部不同程度的压痛。大量出血可引起休克、贫血。

4.实验室及其他检查

(1)粪便检查:粪便隐血试验阳性。

(2)胃镜检查:确诊则有赖于急诊胃镜检查。因病变(特别是非甾体抗炎药或乙醇引起者)可在短期内消失,胃镜检查一般应在大出血后 24～48 小时内进行。

5.心理-社会评估

患者仅有上腹不适、腹胀、食欲减退等症状时,不易被重视。影响疾病的防治。当患者出现大量呕血及黑便时,患者易产生焦虑和恐惧,对病情产生不利影响。

(二)主要护理诊断及医护合作性问题

1.知识缺乏

缺乏有关本病的病因及防治知识。

2.潜在并发症

上消化道大量出血。

(三)护理目标

病因祛除,无腹痛、消化道出血。

(四)护理措施

1.一般护理

(1)休息与活动:患者应注意休息,减少活动,对急性应激造成者应卧床休息。同时应做好患者的心理疏导,解除其精神紧张。

(2)合理饮食:进食应定时、有规律,一般进少渣、温凉半流质饮食。如有少量出血可给牛奶、米汤等流质以中和胃酸,有利于黏膜的修复。急性大出血或呕吐频繁时应禁食。

2.治疗用药护理

指导正确使用阿司匹林、吲哚美辛等对胃黏膜有刺激的药物,必要时应用制酸剂、胃黏膜保护剂预防疾病的发生。大出血时立即建立静脉通道。配合医师迅速、准确地实施输血、输液、各种止血治疗及用药等抢救措施,并观察治疗效果及不良反应。输液开始宜快,必要时测定中心静脉压作为调整输液量和速度的依据。避免因输液、输血过多、过快而引起急性肺水肿,对老年患者和心肺功能不全者尤应注意。

3.病情观察

观察患者呕血及黑便大致数量,血压、脉搏、血红蛋白变化情况。观察原发病及其他病因的转归情况。

4.心理护理

安慰解释,使患者消除焦虑和恐惧,积极配合治疗。

5.健康指导

向患者及家属介绍急性胃炎的有关知识、预防方法和自我护理措施。避免使用对胃黏膜有刺激的药物,必须使用时应同时服用制酸剂;嗜酒者应戒酒;对于急性应激状态患者,治疗要注意保护胃黏膜;注意饮食卫生,生活要有规律,保持轻松愉快的心情。

(五)护理评价

无腹痛及呕血黑便;患者能戒除烟酒,饮食规律;患者能够了解急性应激及药物原因所致急性胃炎防治知识。

二、慢性胃炎

慢性胃炎是由各种病因引起的胃黏膜慢性炎症。以国际上新悉尼系统的分类方法,将慢性胃炎分为浅表性(又称非萎缩性)、萎缩性和特殊类型三大类。慢性浅表性胃炎是指不伴有胃黏膜萎缩性改变、胃黏膜层见以淋巴细胞和浆细胞为主的慢性炎性细胞浸润的慢性胃炎,幽门螺杆菌感染是此类慢性胃炎的主要病因。慢性萎缩性胃炎是指胃黏膜已发生了萎缩性改变的慢性胃炎,常伴有肠上皮化生。慢性萎缩性胃炎又可再分为多灶萎缩性胃炎和自身免疫性胃炎两大类。特殊类型胃炎种类很多,由不同病因所致,临床上较少见,如感染性胃炎、化学性胃炎等。

慢性胃炎是一种常见病,其发病率在各种胃病中居首位。男性稍多于女性。随年龄增长发病率逐渐增高。自身免疫性胃炎在我国仅有少数个案报道。由幽门螺杆菌引起的慢性胃炎呈世界范围分布,我国属于幽门螺杆菌高感染率国家,估计人群中幽门螺杆菌的感染率达 $40\%\sim70\%$。幽门螺杆菌感染可几乎无例外地引起胃黏膜炎症,且感染后机体一般难以将其清除而变成慢性感染。

(一)护理评估

1.病因与发病机制

(1)幽门螺杆菌感染。目前认为幽门螺杆菌感染是慢性浅表性胃炎最主要的病因,其机制是:①幽门螺杆菌具有鞭毛结构,可在胃内黏液层中自由活动,并依靠其黏附素与胃黏膜上皮细胞紧密接触,直接侵袭胃黏膜;②幽门螺杆菌所分泌的尿素酶,能分解尿素产生氨气,中和胃酸,既形成了有利于幽门螺杆菌定居和繁殖的中性环境,又损伤了上皮细胞膜;③幽门螺杆菌能产生细胞毒素使上皮细胞空泡变性,造成黏膜损害和炎症;④幽门螺杆菌的菌体胞壁还可作为抗原诱导自身免疫反应。

(2)饮食和环境因素:流行病学资料显示,饮食中高盐和缺乏新鲜蔬菜、水果与慢性胃炎的发生密切相关。幽门螺杆菌感染增加了胃黏膜对环境因素损害的易感性。

(3)自身免疫:自身免疫性胃炎以富含壁细胞的胃体黏膜萎缩为主。壁细胞损伤后能作为自身抗原刺激机体的免疫系统而产生相应的壁细胞抗体和内因子抗体,破坏壁细胞,使胃酸分泌减少乃至缺失,还可影响维生素 B_{12} 吸收,导致恶性贫血。

(4)物理及化学因素:长期饮浓茶、烈酒、咖啡,食用过热、过冷、过于粗糙的食物,可损伤胃黏膜;服用大量非甾体抗炎药可破坏黏膜屏障;各种原因引起的十二指肠液反流,因其中的胆汁和胰液等会削弱胃黏膜的屏障功能,使其易受胃酸-胃蛋白酶的损害。

2.病理

在慢性胃炎中,若炎性细胞(主要是浆细胞、淋巴细胞)浸润仅局限于胃小凹和黏膜固有层的表层,胃腺体完整无损,称为慢性浅表性胃炎。若有中性粒细胞浸润,显示有活动性炎症,称为慢性活动性胃炎,多提示存在幽门螺杆菌感染。病变发展累及腺体,腺体萎缩、消失,胃黏膜变薄,并常伴肠化生,称为慢性萎缩性胃炎。慢性胃炎进一步发展,胃上皮或化生的肠上皮在再生过程中发育异常,可形成异型增生(又称不典型增生),异型增生被认为是胃癌的癌前病变。

不同类型胃炎上述病理改变在胃内的分布不同。幽门螺杆菌引起的慢性胃炎,炎症弥漫性分布,但以胃窦为重;多灶萎缩性胃炎的萎缩和肠化生呈多灶性分布,多起始于胃小弯,逐渐波及胃窦,继而胃体;自身免疫性胃炎,萎缩和肠化生主要局限在胃体。

3.健康史

有无服用非甾体抗炎药史;有无饮食中高盐和缺乏新鲜蔬菜、水果及大量饮酒史。

4.身体状况

(1)症状:大多无症状,部分有上腹痛或不适、食欲缺乏、饱胀、嗳气、反酸、恶心和呕吐等消化不良的表现。少数可有少量上消化道出血。一些患者可出现明显畏食、贫血和体重减轻,见于自身免疫性胃炎。

(2)护理体检:可有上腹部轻压痛。

5.实验室及其他检查

(1)胃镜及胃黏膜活组织检查:是最可靠的诊断方法。在充分活检基础上以病理学诊断明确病理类型,并可检测幽门螺杆菌。

(2)幽门螺杆菌检测:可通过侵入性(如快速尿素酶测定、组织学检查和幽门螺杆菌培养等)和非侵入性(如 ^{14}C 或 ^{13}C 尿素呼气试验、粪便幽门螺杆菌抗原检测及血清学定性检测抗幽门螺杆菌免疫球蛋白 G 抗体)方法检测。

(3)血清学检查:自身免疫性胃炎时,抗壁细胞抗体和抗内因子抗体可呈阳性,血清胃泌素水平明显升高。多灶萎缩性胃炎时,血清胃泌素水平正常或偏低。

(4)胃液分析:自身免疫性胃炎时,胃酸缺乏;多灶萎缩性胃炎时,胃酸分泌正常或偏低。

^{13}C 尿素呼气试验是检测人类胃中幽门螺杆菌是否存在的一种非侵入性检查方法。其原理是幽门螺杆菌具有较强的尿素酶,它能分解胃中的尿素,当摄入稳定同位素 ^{13}C 所标记的尿素后, ^{13}C 尿素即在尿素酶作用下,分解为氨和 $^{13}CO_2$, $^{13}CO_2$ 被小肠上段吸收后,进入血循环,并随呼气排出,分析呼气中的 ^{13}C 就可诊断该细菌的存在与否。此方法可靠,敏感性和特异性都在 95% 以上,尤其适用于幽门螺杆菌感染的流行病学调查和幽门螺杆菌相关性胃炎抗幽门螺杆菌治疗前后的检查与随访。 ^{14}C 尿素呼气试验中 ^{14}C 无 ^{13}C 稳定,有少量放射性, ^{13}C 尿素没有放射性,由于是稳定性核素,对人体无损害。

6.心理-社会评估

因病程长,一部分患者产生焦虑和不安的情绪。

(二)主要护理诊断及医护合作性问题

1.疼痛

腹痛与胃黏膜炎症性病变有关。

2.营养失调

营养失调,低于机体需要量与畏食、消化吸收不良等有关。

3.焦虑

焦虑与病情反复发作、病程迁延有关。

(三)护理目标

病因祛除,无腹痛、营养状况改善、焦虑减轻。

(四)护理措施

1.一般护理

(1)休息与活动:伴有贫血时适当休息,平时,进行适当的锻炼,以增强机体抗病力。

(2)合理饮食:以高营养、易消化、丰富的新鲜蔬菜水果为饮食原则。避免摄入过咸、过甜、过辣的刺激性食物。避免长期饮浓茶、烈酒、咖啡,避免食用过热、过冷、过于粗糙的食物。

2.用药护理

根除幽门螺杆菌治疗适用于下列有幽门螺杆菌感染的慢性胃炎患者。①有明显异常的慢性胃炎,如胃黏膜有糜烂、中至重度萎缩及肠化生、异型增生;②有胃癌家族史;③伴糜烂性十二指肠炎;④消化不良症状经常规治疗效果差者。目前多采用的治疗方案为一种胶体铋剂或一种质子泵抑制剂加上两种抗菌药物,如表1-3。如常用枸橼酸铋钾(每次 240 mg,每天 2 次),与阿莫西林(每次 500~1 000 mg,每天 2 次)及甲硝唑(每次 200 mg,每天 4 次)3 药联用,2 周为 1 个疗程。抗菌药物还有克拉霉素、呋喃唑酮等。遵医嘱给患者以清除幽门螺杆菌感染治疗时,注意观察药物的疗效及不良反应。枸橼酸铋钾为常用制剂,因其在酸性环境中方起作用,故宜餐前半小时服用。服枸橼酸铋钾过程中可使齿、舌变黑,可用吸管直接吸入。部分患者服药后出现便秘和粪便变黑,停药后可自行消失。少数患者有恶心、一过性血清转氨酶升高等,极少数出现急性肾衰竭。阿莫西林服用前应询问患者有无青霉素过敏史,应用过程中注意有无迟发性变态反应的出现,如皮疹。甲硝唑可引起恶心、呕吐等胃肠道反应,应在餐后半小时服用,并可遵医嘱用甲氧氯普胺、维生素 B_{12} 等拮抗。

根据病因给予对症处理。如因非甾体抗炎药引起,应停药并给予抗酸药,如因胆汁反流,可用氢氧化铝凝胶来吸附,或予以硫糖铝及胃动力药以中和胆盐、防止反流;氢氧化铝凝胶应在饭后 1 小时和睡前服用。服用片剂时应嚼服,乳剂给药前应充分摇匀。抗酸药应避免与奶制品同时服用,因两者相互作用形成络合物。酸性的食物及饮料不宜与抗酸药同服。氢氧化铝凝胶能阻碍磷的吸收,引起磷缺乏症,表现为食欲缺乏、软弱无力等症状,甚至可导致骨质疏松。长期服用还可引起严重便秘、代谢性碱中毒与钠潴留,甚至造成肾损害。服用镁制剂则易引起腹泻。硫糖铝片宜在进餐前 1 小时服用,可有便秘、口干、皮疹、眩晕、嗜睡等不良反应。因其含糖量较高,糖尿病患者应慎用。不能与多酶片同服,以免降低两者的效价。有胃动力学改变,可服用多潘立酮、西沙必利等。胃黏膜异型增生的治疗除给予上述积极治疗外,关键在于定期随访。对已明确的重度异型增生患者可选择预防性内镜下胃黏膜切除术。

表 1-3　根除幽门螺杆菌的三联疗法方案

PPI 或胶体铋	抗菌药物
PPI 常规剂量的倍量/天	克拉霉素 500～1 000 mg/d
(如奥美拉唑 40 mg/d)	阿莫西林 1 000～2 000 mg/d
枸橼酸铋钾 480 mg/d	甲硝唑 800 mg/d
(选择一种)	(选择两种)
上述剂量分两次服,疗程 7 天	

3.心理护理

及时了解患者心理,耐心解释患者疑虑,尤其有异型增生的患者,常因担心恶变而恐惧。护理人员应主动安慰患者,说明本病经过正规治疗是可以逆转的。对于异型增生,经严密随访,即使有恶变,及时手术也可获得满意的疗效,使患者乐观、积极配合治疗消除焦虑、恐惧心理。

4.健康指导

(1)向患者及家属介绍本病的有关病因,指导健康的饮食习惯。

(2)介绍根除幽门螺杆菌治疗的意义和适应证。指导药物治疗注意事项,如避免使用对胃黏膜有刺激的药物,必须使用时应同时服用制酸剂或胃黏膜保护剂;介绍药物的不良反应,如有异常及时复诊,定期门诊复查。

(3)对胃黏膜异型增生的患者,嘱其定期随访。

(五)护理评价

经过治疗和护理患者不适减轻;了解相关知识;及时发现和处理并发症。

第五节 尿 路 感 染

尿路感染是由各种病原微生物感染所引起的尿路急、慢性炎症。尿路感染分为上尿路感染和下尿路感染,上尿路感染指的是肾盂肾炎,下尿路感染包括尿道炎和膀胱炎。肾盂肾炎又分为急性肾盂肾炎和慢性肾盂肾炎,好发于女性。

一、护理评估

(一)病因及发病机制

1.病因

主要为细菌感染所致,致病菌主要以革兰阴性杆菌为主,其中以大肠埃希菌最常见,占 70％以上;其次依次是变形杆菌、克雷伯菌、产气杆菌、沙雷菌、产碱杆菌、粪肠球菌、铜绿假单胞菌和葡萄球菌;偶见厌氧菌感染。

2.发病机制

(1)上行感染为最常见的途径:由于女性尿道短而宽,且尿道口靠近肛门附近,尿道口常有肠源性革兰阴性菌寄居,在性交等情况下,这些细菌可进入膀胱,故受感染的机会增高。此外,可见少量的血行感染。

(2)机体防御能力:细菌进入机体后能否引起感染与机体的防御功能和细菌本身的致病力有关。机体的防御功能主要包括:①尿液的冲刷作用可清除大部分入侵的细菌;②尿路黏膜及其所分泌免疫球蛋白 A 和免疫球蛋白 G 等可抵御细菌的入侵;③尿液中高浓度的尿素和酸性环境不利于细菌生长;④男性前列腺分泌物可抑制细菌生长。

(3)易感因素:在各种易感因素作用下,尿路抵抗力会被削弱,容易发生尿路感染。最主要的易感因素是尿路的复杂情况所导致的尿路不畅,其尿路感染的发生率较正常者高 1.2 倍,有这种情况的尿路感染称复杂性尿路感染。泌尿系统结构畸形也是易感因素之一。此外,长期卧床的慢性患者和长期服用免疫抑制剂的患者,会因为机体的抵抗力降低而易发生尿路感染。其他常见因素有尿道内或尿道口周围的炎症病变、局部使用杀精子药避孕、尿路和尿路器械检查、遗传因素等均可增加尿路感染的易感因素。

(二)健康史

(1)询问患者的起病时间、有无感染等明显诱因。

（2）了解患者有无尿频、尿急、尿痛等尿路症状；有无寒战、高热、头痛等全身症状。

（3）了解患者有无慢性病或长期应用免疫抑制剂。

（4）询问患者曾做过何种检查，了解其治疗经过、效果以及是否遵医嘱治疗，了解患者目前用药情况包括药物的种类、剂量、用法，是否按医嘱服药，有无药物过敏史。

(三)身体状况

1.膀胱炎

约占尿路感染的 60%，患者主要表现为尿频、尿急、尿痛，伴有耻骨弓上不适。一般无全身感染的表现。

2.急性肾盂肾炎

典型表现如下。

（1）全身表现：起病急，常有寒战、高热、全身不适、疲乏无力、食欲减退、恶心呕吐，甚至腹痛、腹胀或腹泻等。如高热持续不退，提示并存尿路梗阻、肾周脓肿或败血症等。

（2）泌尿系统表现：常有尿频、尿急、尿痛等尿路刺激症状，多数伴腰痛或肾区不适。肋脊角有压痛和（或）叩击痛。腹部上、中输尿管点和耻骨上膀胱区有压痛。

（3）尿液变化：可见脓尿或血尿。

临床上轻症患者全身症状可不明显，仅有尿路局部表现和尿液变化，与膀胱炎鉴别困难。

3.无症状细菌尿

无症状细菌尿又称隐匿型尿路感染，即患者有真性细菌尿但无尿路感染症状，其发生率随年龄增长而增加，超过 60 岁的妇女发生率可达 10%～12%。此外，孕妇中约 7% 有无症状细菌尿，其中部分以后会发生急性肾盂肾炎。

4.尿路感染并发症

（1）肾乳头坏死：常发生于严重的肾盂肾炎伴有糖尿病或尿路梗阻时，可出现败血症、急性肾衰竭等。临床表现为高热、剧烈腰痛、血尿，可有坏死组织脱落从尿中排出，发生肾绞痛。

（2）肾周围脓肿：常由严重的肾盂肾炎直接扩散而来，患者多有尿路梗阻等易感因素。患者原有的临床表现加重，出现明显的单侧腰痛，向健侧弯腰时疼痛加剧，不宜使用抗感染治疗，必要时做脓肿切开引流。

(四)实验室及其他检查

1.尿常规检查

尿中白细胞增多、脓尿;红细胞也增加,少数有肉眼血尿;尿蛋白常为阴性或微量。

2.尿细菌学检查

清洁中段尿细菌定量培养菌落计数$\geqslant 10^5/mL$,如排除假阳性,则为真性菌尿。$10^4 \sim 10^5/mL$ 为可疑阳性,需复查;如$<10^4/mL$ 则可能是污染。

3.影像学检查

腹部平片、静脉肾盂造影检查对于慢性反复发作或经久不愈的肾盂肾炎是比较适合的检查方法,可疑确定有无结石、梗阻、泌尿系统先天性畸形等。尿路感染急性期不宜做静脉肾盂造影检查。

4.其他

急性肾盂肾炎血常规示白细胞计数升高,血沉增快。

(五)心理-社会评估

尿路感染常伴有尿频、尿急、尿痛等尿路症状,且出现寒战、高热、头痛、食欲减退、恶心呕吐、血白细胞计数升高等全身表现,患者由于对该疾病的不了解,容易产生紧张、焦虑、恐惧的情绪。应评估患者的心理状态,及家庭社会支持系统,进行相应的干预。

二、主要护理诊断及医护合作性问题

(一)排尿障碍

排尿障碍与炎症刺激膀胱有关。

(二)体温过高

体温过高与急性肾盂肾炎发作有关。

(三)潜在并发症

肾乳头坏死、肾周围脓肿等。

三、护理目标

患者尿频、尿急、尿痛的症状减轻或消失;体温恢复正常,有效地预防了潜在并发症的发生;患者对尿路感染的原因及治疗有了一定的了解,知道如何预防尿路感染的发生。

四、护理措施

(一)排尿障碍

1.保持心情愉快

可听轻音乐,欣赏小说,看电视等,分散患者注意力,缓解紧张、焦虑情绪。急性发作期应取屈曲位卧床休息。

2.饮食

进食清淡富有营养的食物,注意补充维生素。在无禁忌的情况下,多饮水,勤排尿,以减少细菌在尿路的停留。尿路感染者每天摄水量不应低于2 000 mL。

3.保持皮肤黏膜的清洁

定期清洗会阴部,减少肠道细菌侵入尿路而引起感染的机会。及时更换衣物,注意个人卫生。

4.缓解疼痛

多饮水,可饮用白开水或糖水,增加排尿,冲刷尿路,减少炎症对膀胱的刺激;分散患者的注意力,与其谈话做松弛术等,可以减少排尿的次数;指导患者热敷或按摩膀胱区,缓解肌肉痉挛,减轻疼痛。

5.热护理

进行物理降温,酒精擦浴,或按医嘱给予药物降温。

6.药物护理

按医嘱使用抗生素、抗胆碱能药物或口服碳酸氢钠。注意观察药物的疗效及不良反应。尿路刺激征明显者遵医嘱给予阿托品、普鲁苯辛等抗胆碱能药物。嘱患者按时、按量、按疗程服药,不可随意加大药量或擅自停药。

7.健康指导

向患者讲解膀胱刺激征发生的诱因,如过度劳累、会阴部不清洁等,嘱患者合理安排工作和生活,多饮水,注意个人卫生,保持会阴部的清洁,同时应多参加体育锻炼,增强自身体质,加强营养,增强机体抵抗力。

(二)体温过高

1.休息和睡眠

为患者提供一个安静、舒适的休息环境,加强生活护理。

2.饮食护理

进食清淡并富含营养容易消化的食物,补充维生素,多饮水,每天饮水量要超过2 000 mL,以增加尿量冲洗尿路,减少炎症对膀胱和尿道的刺激。

3.病情观察

监测患者体温、尿量、尿液状态的变化;注意观察患者的精神状态,全身情况。注意抗生素应用的效果,症状有无反复。若出现持续高温或体温升高,且腰痛加剧,警惕肾周围脓肿、肾乳头坏死等并发症,及时通知医师。

4.高热的护理

高热患者应卧床休息,体温在 38.5 ℃以上者,可用物理降温或遵医嘱肌内注射柴胡等降温药。

5.尿菌学检查的护理

做尿细菌定量培养时最好用清晨第 1 次尿(尿液停留膀胱 6～8 小时)的清洁、新鲜中段尿液送检。为保证培养结果的准确性,尿细菌定量培养需注意:①在应用抗生素之前或停药 5 天之后留取尿标本;②留取尿液时要严格无菌操作,先充分清洁外阴、包皮,清洁尿道口,在留取中段尿液,并在 1 小时内做细菌培养,或冷藏保存;③尿标本中勿混入消毒药液,女性患者留尿时注意勿混入白带。

6.用药护理

用药前,先做中段尿培养及药敏试验,以利于合理使用抗生素。最好取清晨隔夜尿,以膀胱穿刺法取尿标本为最理想。注意观察药物不良反应和变态反应,发现问题及时向医师报告。

7.心理护理

患者往往对此病认识不足,有的不重视,不按医嘱要求治疗,有的过度紧张,精神压力大。护理人员对患者要关怀体贴,根据不同情况向患者做好解释工作,消除其影响治疗的心理因素,使之积极配合治疗。

8.预防并发症

注意休息,合理应用抗生素,避免感染的扩散而导致严重情况。

9.健康指导

(1)按医嘱服用抗生素:许多患者在用药 1～2 天症状即缓解,3～5 天症状可基本消失。此时很多患者常自行停药或随意减量,这是造成病情反复的原因之一。

(2)多饮水:尿路感染患者每天饮水量要达 1 500 mL 以上。

(3)重视心身调节:现代医学模式已从传统的生物医学模式向社会心理医学模式转变,心理治疗逐步为大家所重视。保持心情舒畅,解除紧张情绪,常能使病情减轻,复发减少,直至痊愈。其次,要多参加一些适合的体育活动,如气功、太极拳、快步走、慢跑等,以增强体质,改善机体的防御功能,从而减少细菌侵入机体的机会。

(4)加强饮食调养:给予药物治疗的同时,加强饮食调养。在缓解期宜多吃滋补益肾的食物,如瘦肉、鱼虾、木耳等,以增强体质,提高机体免疫力。在发作期以清淡易消化而富含营养的食物为主,多饮淡茶水或白开水,吃一些益气解毒利尿之品,如绿豆汤、冬瓜汤、梨等;少食菠菜,因菠菜中含有较多草酸,草酸与钙结合可生成难溶的草酸钙,在慢性尿路感染患者容易形成结石。忌酒戒烟,不食辛辣刺激之物,如辣椒、蒜、香料等。

(5)保持阴部清洁:外阴部潮湿、分泌物较多,是细菌最容易生长繁殖的部位。此外细菌也是引起尿路感染最常见的病原体。因此,保持外阴部清洁卫生是预防尿路感染最有效的方法之一。要求做到每天用温开水清洗外阴部,也可用1:10 000的高锰酸钾溶液清洗外阴。男性包皮过长也容易引起尿路感染,必须每天清洗,保持干净。

(6)避免穿过紧的衣裤:内衣内裤要使用棉制品。

五、护理评价

患者尿频、尿急、尿痛的症状减轻或消失;体温恢复正常,有效地预防了潜在并发症的发生;患者对尿路感染的原因及治疗有了一定的了解,知道如何预防尿路感染的发生。

第六节　再生障碍性贫血

再生障碍性贫血(以下简称再障)是一种获得性骨髓造血功能衰竭症。主要表现为骨髓造血功能低下、全血细胞减少和贫血、出血和感染综合征。我国再障发病率为7.4/10万,可发生于各年龄段,老年人发病率较高,男、女发病率无明显差别。

一、护理评估

(一)病因

病因尚不明确,可能为以下几点。

1.病毒感染

特别是肝炎病毒、微小病毒 B_{19} 等。临床上可见到乙型肝炎相关的再障病例。

2.化学因素

特别是氯霉素类抗生素、磺胺药、抗肿瘤化疗药物以及苯等,以氯霉素最多见。

3.物理因素

如长期接触 X 射线、γ 射线及其他放射性物质等。

(二)发病机制

目前认为再障可能通过以下 3 种机制发病。

1.造血干细胞("种子")缺陷

再障患者骨髓 CD34$^+$ 细胞中具有自我更新及长期培养启动能力的细胞明显减少。有学者报道,再障造血干细胞集落形成能力显著降低,体外对造血生长因子反应差,免疫抑制治疗后恢复造血不完整。

2.造血微环境("土壤")异常

再障患者的骨髓活检除发现造血细胞减少外,还有骨髓"脂肪化"、静脉窦壁水肿、出血、毛细血管坏死;部分骨髓基质细胞体外培养生长情况差,各类造血因子明显不同于正常人;骨髓基质细胞受损的再障行造血干细胞移植不易成功。

3.免疫("虫子")异常

研究表明再障患者骨髓或外周血液的淋巴细胞比例高,T 细胞亚群失衡,分泌的造血负调控因子明显增多,髓系细胞凋亡亢进,多数患者应用免疫抑制剂治疗有效。

(三)健康史

除一般贫血患者需要了解的内容外,还要详细询问患者有无病毒感染史(如肝炎)、使用抗生素或抗肿瘤药治疗史、接触苯、放射性物质等。

(四)身体状况

再障主要表现为进行性贫血、出血及感染。因本病起病方式不一,症状严重程度和主要辅助检查亦有区别,一般将该病分为重型再障和非重型再障,两者的区别见表 1-4。

表 1-4　重型、非重型再障的区别

	重型再障	非重型再障
起病	急	缓
出血	严重,常发生在内脏	轻,以皮肤、黏膜多见
发热和感染	严重,常发生在内脏感染,高热,常合并败血症	多数无或为一般性感染,以上呼吸道感染为主
体表出血	多	少
内脏出血	有,常危及生命	少见,较易控制
血红蛋白下降速度	快	慢
中性粒细胞	$<0.5 \times 10^9/L$	$>0.5 \times 10^9/L$
血小板	$<20 \times 10^9/L$	$>20 \times 10^9/L$
网织红细胞绝对值	$<15 \times 10^9/L$	$>15 \times 10^9/L$
骨髓	多部位增生极度减少	增生减低或活跃。常有增生灶
预后	不良,多于 6～12 个月内死亡	较好,经治疗多数可长期存活,少数死亡

(五)实验室及其他检查

1.血象

重型再障呈重度全血细胞减少,重度正细胞正色素性贫血,网织红细胞百分数多在 0.005 以下,绝对值$<15 \times 10^9/L$;白细胞计数多$<2 \times 10^9/L$,中性粒细胞计数$<0.5 \times 10^9/L$,淋巴细胞比例明显增高;血小板计数$<20 \times 10^9/L$。非重型再障也呈全血细胞减少,但达不到重型再障的程度。

2.骨髓象

重型再障多部位骨髓增生重度减低,粒细胞、红细胞和巨核细胞明显减少且形态大致正常,淋巴细胞和非造血细胞比例明显增高,骨髓小粒皆空虚。非重型再障多部位骨髓增生减低,可见较多脂肪滴,粒细胞、红细胞和巨核细胞减少,淋巴细胞、网状细胞、浆细胞比例增高,多数骨髓小粒空虚。骨髓活检显示造血组织均匀减少。

(六)心理-社会评估

了解患者的心理状态,再障患者常因反复严重的贫血、出血和感染,治疗效果差而感到生命受到威胁,常常出现紧张、恐惧、情绪低落,对治疗失去信心。评估家庭成员对患者所患疾病的认识,对患者的态度及家庭经济状况等。

二、主要护理诊断及医护合作性问题

(一)活动无耐力

活动无耐力与贫血所致机体组织的缺氧有关。

(二)有感染的危险

危险与粒细胞减少有关。

(三)组织完整性受损

出血与血小板计数减少有关。

(四)预感性悲哀

预感性悲哀与治疗效果差、反复住院有关。

(五)潜在并发症

颅内出血。

三、护理目标

患者能生活自理,耐受一般活动;能说出预防感染的重要性,积极配合治疗和护理,不发生感染;能采取正确、有效的预防措施,减少或避免加重出血,未发生颅内出血等并发症;能正确面对自身形象的改变。

四、护理措施

再障患者首先要进行支持治疗,预防和控制感染、纠正贫血、控制出血。有感染的患者可先应用广谱抗生素治疗,待细菌培养和药敏试验有结果后再换用敏感抗生素。对于血红蛋白<60 g/L的患者按需输注浓缩红细胞。有出血患者应用促凝药(止血药),血小板计数$<10 \times 10^9$/L时可输注血小板,凝血因子不足(如肝炎)时应予纠正。其次,对于再障患者需行针对发病机制的治疗,即免疫抑制治疗、促造血治疗及造血干细胞移植。

(一)贫血、出血、感染的护理

1.休息与活动

应根据患者贫血的程度及发生速度制订合理的休息与活动计划。轻度出血者可适当活动,但应避免剧烈运动或易致损伤的活动及工作,防止外伤,以减少出血的危险。急性出血患者应卧床休息,大出血者应绝对卧床休息,由于活动时血压较高,血流加速,不利于止血。

2.饮食护理

给予高蛋白、高热量、高维生素、易消化饮食。感染患者应给予流质或半流质饮食。注意饮食卫生,忌食生冷、刺激性食物。过敏性紫癜者应避免可能发生过敏的食物,如牛奶、鸡蛋、鱼、虾、蟹及其他海产品等。

3.其他

尽量预防患者出血;患者出血时及时处理,避免出血加重;并发感染的患者注意对皮肤黏膜进行保护。同时也要预防院内感染。

(二)病情观察

监测患者的生命体征变化,注意有无体温升高、脉搏增快、呼吸频率和节律改变、血压下降以及视力变化等。对主诉头痛、视力模糊的患者应注意检查瞳孔变化。皮肤黏膜有无瘀点、瘀斑,凡迅速发展的紫癜、严重口腔或视网膜出血、血尿或血小板计数$<10 \times 10^9/L$而同时有感染者,应警惕合并颅内出血的危险。

(三)用药护理

1.免疫抑制剂

抗淋巴/胸腺细胞球蛋白主要用于重型再障。环孢素适用于全部再障。也有使用CD3单克隆抗体、吗替麦考酚酯、环磷酰胺、甲泼尼龙等治疗重型再障。

护理上需要注意如下问题:①在应用抗胸腺细胞球蛋白和抗淋巴细胞球蛋白治疗前需做药敏试验;用药过程中用糖皮质激素防治变态反应;静脉滴注抗胸腺细胞球蛋白不宜过快,每天剂量应维持点滴12~16小时;治疗过程可出现超敏反应、血小板计数减少和血清病(发热、猩红热样皮疹、关节痛)等,应密切观察。②应用环孢素时应定期检查肝、肾功能,观察有无牙龈增生及消化道反应。③应用糖皮质激素时可有医源性肾上腺皮质功能亢进,机体抵抗力下降等,应密切观察有无诱发或加重感染,有无血压升高及血糖升高,有无上腹痛及黑便等情况。

2.促造血治疗药物

(1)雄激素:适用于全部再障。常用的有4种:司坦唑醇、十一酸睾酮、达那唑、丙酸睾酮。

护理上需要注意如下问题:①本类药物常见不良反应有男性化作用,如出现痤疮、须毛增多、女性患者闭经或男性化等,用药前应向患者交代清楚。②丙酸睾酮需肌内注射,其为油剂,注射后不易吸收,注射部位常可形成硬块,甚至发生无菌性坏死。故需深部缓慢分层肌内注射,并注意轮流更换注射部位,经常检查局部有无硬结,发现硬结及时理疗,以促进吸收,防止感染。③口服司坦唑醇、达那唑等易引起肝脏损害和药物性肝内胆汁淤积,治疗过程中应注意有无黄疸,定期检查肝功能。④定期监测血红蛋白、网织红细胞计数及白细胞计数,通常药物治疗 1 个月左右网织红细胞计数开始上升,接着血红蛋白升高,经 3 个月后红细胞计数开始上升,而血小板计数需要较长时间才会上升。

(2)造血生长因子:适用于全部再障,特别是重型再障。常用的有粒-单系集落刺激因子、粒系集落刺激因子、红细胞生成素。一般在免疫抑制治疗重型再障后使用,剂量可酌减,维持 3 个月以上为宜。

本类药物用药前应做药敏试验,用药期间宜定期检查血象。①粒系集落刺激因子皮下注射,患者偶有皮疹、低热、消化道不适、骨痛、氨基转移酶升高等不良反应,一般在停药后消失;②粒-单系集落刺激因子用药后注意观察有无发热、骨痛、肌痛、静脉炎、胸膜渗液、腹泻、乏力等,严重者可见心包炎、血栓形成;③红细胞生成素可静脉注射或皮下注射。用药期间应监测血压,如发现血压升高报告医师进行处理。偶可诱发脑血管意外或癫痫发作,应密切观察。

(四)心理护理

向患者及家属说明免疫抑制剂、雄激素类药是治疗再障较有效的药,但效果出现较慢,需要 3～6 个月才见效。帮助患者认识焦虑、悲哀、恐惧等不良心理状态对身体康复不利,在病情允许的情况下,鼓励患者进行自我护理,鼓励其多与人交谈。争取家庭、亲友等社会支持系统的帮助,给患者以足够的关心、鼓励和照顾,帮助其克服不良情绪,增强康复的信心,积极配合治疗和护理。

(五)健康指导

1.疾病知识指导

向患者及家属讲解本病的相关知识。说明日常生活不可随便用药,滥用药物,特别是对造血系统有害的药物,如氯霉素、磺胺、保泰松、安乃近、阿司匹林等。

2.生活指导

指导患者注意休息和饮食,注意保暖,避免受凉感冒,尽量少去公共场所,防止交叉感染,避免外伤,以及教会患者防治出血的简单方法等。

3.用药指导

向患者说明再障的治疗方法以及坚持用药的重要性,使患者认识到再障治疗的长期性和艰苦性,应坚持按医嘱用药,注意疗效及不良反应。

4.自我防护

对长期因职业关系接触 X 线、放射性物质、农药、苯及其衍生物等人员,应让他们对工作环境的危害有所认识,提高自我保护意识及能力,做好防护工作,严格遵守操作规程,加强营养,定期检查血象,有症状及时就诊。

5.复诊

指导患者定期门诊复查血常规,以便了解病情变化。

五、护理评价

患者活动后心悸、气短等症状减轻或消失,并能耐受一般活动,生活能够自理;能说出预防感染的重要性、积极配合治疗和护理,未发生感染;能描述引起或加重出血的危险因素,并能采取正确、有效的预防措施,避免引起或加重出血,及时发现出血并妥善处理;能正确面对自身形象的改变,坚持用药;无并发症发生。

第七节 帕金森病

帕金森病又称震颤麻痹,是中老年人常见的一种神经系统变性疾病,以静止性震颤、运动迟缓、肌强直和姿势步态异常等为主要临床特征。65 岁以上人群患病率为 1 000/10 万,并随年龄增长而增高,男性多于女性。

一、护理评价

(一)病因及发病机制

本病的病因未明,目前认为非单因素引起,可能为多因素共同参与所致。一般认为与下列因素有关。

1.遗传

约 10%的帕金森病患者有家族史,呈不完全外显的常染色体显性或隐性遗传。

2.环境因素

流行病学调查显示,长期接触杀虫剂、除草剂或某些工业化学品等可能是帕金森病发病的危险因素。

3.年龄老化

帕金森病主要发生于中老年人,40 岁以前少见,提示年龄老化与发病有关。

(二)健康史

1.了解起病的形式

患者多起病隐匿,发展缓慢,逐渐加剧。

2.了解生活方式和饮食习惯

询问患者的职业和工作环境,了解是否有长期毒物接触史;询问患者是否有烟酒嗜好;了解有无家族史;了解患者休息和睡眠情况。

3.评估既往史和用药情况

询问患者既往身体情况如何,了解是否接受过正规和系统的药物治疗,是否坚持服药,有无明显的不良反应。

(三)身体评估

1.了解首发症状

静止性震颤常为首发症状,多由一侧上肢远端开始,手指呈节律性伸展和拇指对掌运动,如同"搓丸样"动作。静止时震颤明显,精神紧张时加重,随意动作时减轻,入睡后消失,故称为"静止性震颤"。随病程进展,震颤可逐步扩展到同侧及对侧上下肢,下颌、口唇、舌及头部较少受累。少数老年患者无震颤。

2.评估有无神经功能受损

(1)检查肌力、肌张力的变化,了解其障碍的类型、范围、持续时间,了解有无肌强直及其类型。如肌强直表现为屈肌与伸肌张力同时增高,关节被动运动时始终保持阻力增高,称为"铅管样强直";如肌强直与伴随的震颤叠加,检查时可感觉在均匀阻力中出现断续停顿,称为"齿轮样强直"。多从一侧上肢或下肢近端开始,逐渐蔓延至远侧、对侧和全身的肌肉。

(2)检查患者姿势、平衡及全身协调情况。了解异常姿势步态,如行走时步距缩短,常见碎步、往前冲,愈走愈快,不能立刻停步,称为"慌张步态"。

(3)询问患者的日常进食情况,了解有无饮水呛咳、吞咽困难、言语障碍等现象。

(4)了解有无自主神经症状。询问患者有无汗腺分泌亢进所致的多汗、流涎;有无顽固性便秘和排尿困难的现象出现。

3.观察神志、瞳孔及生命体征的情况

观察神志是否清醒,有无明显的意识障碍;观察瞳孔大小和对光反射是否正常。监测生命体征的变化。

(四)心理-社会评估

帕金森病患者因迟钝笨拙、表情淡漠、语言断续、流涎,甚至丧失劳动能力、生活自理能力下降等,产生自卑忧郁心理,甚至恐惧绝望。

二、主要护理诊断及医护合作性问题

(一)躯体移动障碍

躯体移动障碍与黑质病变、锥体外系功能障碍有关。

(二)语言沟通障碍

语言沟通障碍与咽喉部、面部肌肉强直,运动减少、减慢有关。

(三)自尊紊乱

自尊紊乱与震颤、流涎、面肌强直等身体形象改变有关。

(四)生活自理缺陷

生活自理缺陷与震颤、肌强直、运动减少有关。

(五)知识缺乏

缺乏疾病相关知识。

(六)营养失调

营养失调,低于机体需求量与吞咽困难有关。

三、护理目标

(1)患者能最大限度地保持运动功能。

(2)患者能表达自己的需要,建立有效的交流方式。

(3)患者及其家属能理解病情、病程及预后,能够积极配合并主动参与治疗护理活动。

(4)患者情绪稳定,能够摄入足够营养素。

四、护理措施

(一)一般护理

鼓励患者采取主动舒适卧位。对于完全卧床者,应适当抬高床头;进食、饮水时尽量使患者保持坐位或半卧位,集中注意力。对生活不能自理的患者应满足舒适和基本生活需要。给患者足够的时间去完成日常活动(说话、写字、吃饭);移开环境中障碍物,指导并协助患者移动,克服胆怯心理;行走时起动和终止应给予协助,防止跌倒。

(二)饮食护理

给予高热量、高维生素、低盐、低脂、低胆固醇、适量优质蛋白(高蛋白饮食摄入可降低左旋多巴的疗效)的易消化饮食,少量多餐,多食蔬菜、水果和粗纤维食物等。对于流涎过多的患者可使用吸管,如手颤严重可协助患者进食。避免刺激性食物,戒烟、酒、槟榔等。

(三)安全护理

对有震颤、肌强直表现的患者,应防止发生坠床、擦伤、烫伤等意外,尽量避免使用约束带,以免发生骨折;对于平衡失调的患者,应注意其活动中的安全保护,防湿防滑,祛除路面和周围环境中的障碍,以防跌倒;走廊和卫生间等活动场所应设置扶手。

(四)康复护理

加强肢体运动锻炼,经常活动躯体的各个关节,尽量参与各种形式的活动,如散步、打太极拳等。鼓励患者进行面肌训练,如鼓腮、噘嘴、示齿、伸舌、吹吸等训练,以改善面部表情和吞咽困难现象,协调发音,保持呼吸平稳顺畅。

(五)用药护理

指导患者掌握正确服药方法、注意事项,观察药效及不良反应。以便医师合理地调整用药方案,做好患者的个体化用药指导,避免患者和家属盲目用药。

(1)抗胆碱能药物常见不良反应有口干,唾液、汗液分泌减少,肠鸣音减弱,排尿困难,视物模糊等。青光眼及前列腺肥大者禁用。

(2)金刚烷胺的不良反应较少见,有不安、意识模糊、下肢网状青斑、水肿和心律失常等。有肾功能不全、癫痫病者禁用。

(3)左旋多巴常见不良反应为恶心、呕吐、低血压、不安和意识模糊等,还可有失眠、多梦、幻觉、妄想等精神症状,但最常见者为运动障碍和症状波动等长期治疗综合征。运动障碍亦称"异动症",是舞蹈样或异常不随意运动,表现为面、舌嚼动,摇头以及双臂、双腿和躯干的各种异常运动。

(4)多巴胺受体激动剂不良反应与左旋多巴类似。剂量过大时,可有错觉和幻觉等精神症状及直立性低血压,有精神病史患者禁用。一般从小剂量开始,逐步增加剂量。

(六)心理护理

护理人员应针对患者的不同心理状态予以心理疏导和心理支持,鼓励患者及家属正确面对病情变化与形象改变,多做解释工作,消除其心理障碍,为其创造良好亲情和人际关系氛围,减轻患者的心理压力。

(七)健康指导

(1)保持健康心态和规律的生活,均衡饮食,积极预防便秘。

(2)不要独自外出,防跌倒、摔伤。

(3)经常活动躯体的各个关节,防止强直与僵硬,在家属陪同下适当地进行运动锻炼,以提高生活质量。

(4)在医师指导下根据病情选用药物,按时服药,在服用左旋多巴时定时测量血压。

(5)注意定期门诊复查,了解血压、肝肾功能、心脏功能、智能等变化,并在医师的指导下合理用药,做好病情记录。

(6)如患者出现发热、骨折、疗效减退或出现运动障碍,应及时就诊,切忌自行盲目用药。

五、护理评价

患者能够保持一定的运动能力;能与人进行有效沟通;患者情绪稳定,有良好的营养状态。

第二章

普外科护理

第一节　甲状腺功能亢进

　　甲状腺功能亢进简称甲亢,是各种原因引起循环中甲状腺素分泌过多而出现以全身代谢亢进为主要特征的疾病。甲亢按病因分为原发性甲亢(最常见)、继发性甲亢(较少见)和高功能腺瘤(罕见)。目前认为原发性甲亢是一种自身免疫性疾病,而继发性甲亢和高功能腺瘤的发病原因不明。甲亢的临床表现轻重不一,典型表现有多食、消瘦、畏热、多汗、心悸、激动等高代谢综合征,神经和血管兴奋性增强以及不同程度的甲状腺肿大、眼突及手颤等。常见的辅助检查为基础代谢率测定,血清 T_3、T_4 含量测定,甲状腺摄[131]I率测定及甲状腺 B 超等。目前普遍采用的 3 种疗法:抗甲状腺药物治疗、放射性碘治疗和手术治疗。甲状腺部分切除术是治疗中度以上、合并甲状腺结节或伴压迫症状的甲亢最有效的方法。

一、护理评估

(一)术前评估

1.健康史

(1)个人情况:患者年龄、性别、职业、居住地、饮食习惯等。

(2)既往史:患者甲亢的类型和病程长短,有无结节性甲状腺肿、甲状腺腺瘤或者其他自身免疫性疾病,有无放射性治疗史或手术史。

(3)其他:有无甲状腺疾病的治疗用药史。

2.身体状况

(1)甲状腺有无肿块,是否伴有触痛、震颤及血管杂音。

(2)是否有高代谢综合征的表现。

(3)是否有眼球突出、眼裂增宽等眼征。

(4)是否并发肌无力的症状。

(5)实验室检查是否提示代谢异常,影像学检查有无异常。

3.心理社会状况

(1)患者及家属对甲亢和手术的认知程度。

(2)家庭社会支持程度。

(3)是否有突眼或颈部肿块造成的自我形象紊乱。

(二)术后评估

(1)麻醉和手术方式,术中出血、补液、输血情况。

(2)评估患者生命体征。

(3)评估患者发声、吞咽情况。

(4)有无发生切口内出血,呼吸困难和窒息,喉返、喉上神经损伤,手足抽搐及甲状腺危象等并发症。

二、常见护理诊断/问题

(一)清理呼吸道无效

清理呼吸道无效与切口内出血压迫气管、咽喉部及气管受刺激,分泌物增多,气管塌陷,双侧喉返神经损伤有关。

(二)营养失调

营养失调,低于机体需要量与甲亢所致代谢需求显著增高有关。

(三)有受伤害的危险

危险与突眼致眼睑不能闭合导致角膜损伤、感染甚至失明,手足抽搐有关。

(四)潜在并发症

切口内出血、呼吸困难和窒息、喉返神经损伤、喉上神经损伤、手足抽搐、甲状腺危象等。

三、护理目标

(1)患者能有效清除呼吸道分泌物,呼吸道保持通畅。

（2）患者营养状况稳定,体重得以维持。

（3）患者未发生意外伤害,角膜未出现损伤和感染。

（4）患者未发生并发症或并发症被及时发现与处理。

四、护理措施

(一)术前护理

1.休息与安全

保持病房安静,指导患者减少活动,适当卧床,以免体力消耗;告知患者保持情绪稳定,避免激动、精神过度紧张,失眠者适当应用镇静剂或安眠药物;有肌无力症状患者,嘱卧床休息,观察患者呼吸及活动情况,协助生活护理,保障患者安全,加强看护,防止受伤。

2.测定基础代谢率

在清晨、患者空腹、静卧时测定,计算公式:基础代谢率%=(脉率+脉压)-111。正常值为±10%,+20%~+30%为轻度甲亢,+30%~+60%为中度甲亢,+60%以上为重度甲亢。

3.术前用药护理

（1）单用碘剂。①作用:碘剂抑制蛋白水解酶,减少甲状腺球蛋白的分解,逐渐抑制甲状腺素释放,避免术后甲状腺危象发生。②用法:术前使用抗甲状腺药物者,需先停药,再使用该法。常用复方碘化钾溶液即卢戈碘溶液(每滴含 8 mg碘)口服,将其混入水中或滴入面包、馒头等固体食物中以减少消化道刺激。

递增法:每天 3 次,第 1 天每次 3 滴,第 2 天每次 4 滴,依次逐天每次增加1 滴至每次 16 滴止,然后维持此剂量至甲亢症状得到控制,以 2 周为宜。术日晨继续服用 1 次 16 滴,术后停用碘剂。

常量法:5~7 滴(0.25~0.35 mL),每天 3 次,术前 10 天开始服用,直至甲亢症状控制,术日晨继续服用 1 次,术后停用碘剂。

注意:由于碘剂不能抑制甲状腺素合成,一旦停服,储存于甲状腺滤泡内的甲状腺球蛋白大量分解,将使甲状腺症状重新出现,甚至加重。因此不准备手术的患者,不可服用碘剂。

（2）硫脲类药物加用碘剂:适用于甲状腺功能不稳定而准备手术的甲亢患者。遵医嘱先用硫脲类药物,待甲亢基本控制后停药,再按单用碘剂方法服用碘剂 1~2 周后再行手术。

注意:由于硫脲类药物能使甲状腺肿大充血,手术时极易发生出血,增加手术的困难和风险。碘剂可减少甲状腺血流量及腺体充血,使腺体缩小变硬。因此使用硫脲类药物后必须加用碘剂。

(3)普萘洛尔单用或合用碘剂:适用于紧急行甲状腺切除术或患者对抗甲状腺药物过敏、不能耐受或无反应的患者。

注意:由于普萘洛尔半衰期不到 8 小时,故最末 1 次须在术前 1～2 小时服用,术后继续口服 4～7 天。术前禁用阿托品,以免引起心动过速。

观察疗效:观察患者用药后术前甲亢症状是否得到控制。其表现为患者情绪稳定,睡眠好转,体重增加,脉率稳定在 90 次/分钟以下,脉压恢复正常,基础代谢率＋20％以下。

4.饮食

(1)甲亢患者应给予高热量、高蛋白、富含维生素和矿物质的饮食,可以增加奶类、蛋类、瘦肉类等优质蛋白,多摄取新鲜蔬菜水果。

(2)术前避免食用大量富含粗纤维的食物,以免增加肠蠕动而导致腹泻。

(3)术前禁用对中枢神经有兴奋作用的浓茶、咖啡等刺激性饮料,戒烟、酒。

(4)给予足够的液体摄入,以补充出汗所致的水分丢失。但有心脏疾病的患者应控制液体摄入。

5.突眼护理

突眼者注意保护眼睛,采取保护性措施。

(1)日常滴眼药水,保持角膜湿润。

(2)外出戴墨镜或眼罩以免强光、风沙及灰尘刺激。

(3)平卧时头部垫高,以减轻眼部肿胀。

(4)睡前用抗菌药物眼膏敷眼,眼睑不能闭合者戴眼罩或以油纱布覆盖双眼,以免角膜过度暴露后干燥受损,发生角膜溃疡。

6.术前准备

协助做好术前检查,术前常规准备。术前教会患者头低肩高体位,可用软枕垫于肩下,体位练习每天 2～3 次,以适应术中颈过伸的体位,防止术后头痛。床旁备气管切开包 72 小时。

(二)术后护理

1.体位

全麻清醒、血压平稳后取半坐卧位,以利于颈部手术患者的呼吸和引流。指导患者在变换体位、起身、咳嗽时可用手掌呈弧形固定颈部伤口,以减少振动,减轻疼痛。

2.保持呼吸道通畅

注意避免切口内出血及引流管阻塞导致颈部积血、形成血肿压迫气管而引起呼吸不畅。鼓励和协助患者进行深呼吸和有效咳嗽,给予疼痛管理,避免因患者切口疼痛而不敢或不愿咳嗽导致痰液积聚。

3.饮食

术后清醒患者,给予少量温水或凉水,若无呛咳、误咽等不适,可逐步给予温凉流质饮食,术后48小时内禁忌过热饮食。有轻微呛咳者,指导进半流质或固体食物。

4.特殊药物的应用

术后继续服用复方碘化钾溶液,每天3次,以每次16滴开始,逐天每次减少1滴,直到病情平稳。年轻患者术后常需口服甲状腺素,每天30～60 mg,连服6～12个月,抑制促甲状腺激素的分泌和预防病情复发。

(三)术后并发症的观察与护理

1.切口内出血

出血是甲状腺术后严重的并发症之一。

观察:切口敷料有无渗血、颈部有无肿胀,患者有无呼吸困难和窒息感。

护理:指导患者避免咳嗽、打喷嚏等引起颈内压升高的动作,如不能避免时应张开手掌呈弧形按压颈部保护。一旦发现出血,及时告知医师,床旁清除血肿止血;遵医嘱应用止血药物、切口处加压止血,必要时手术止血。

2.呼吸困难和窒息

呼吸困难和窒息是术后最危急的并发症,多发生于术后48小时内。

观察:进行性呼吸困难、烦躁、发绀、窒息;颈部肿胀,引流管内有鲜红色血液引出,切口渗出鲜血等;血氧饱和度下降。

护理:对于活动性出血或血肿压迫所致呼吸困难和窒息,须立即进行床边抢救,剪开缝线,敞开伤口,迅速除去血肿,结扎出血的血管;若呼吸仍无改善则行气管切开或行气管插管给氧,待病情好转,再送手术室做进一步检查、止血和其他处理;喉头水肿者立即遵医嘱应用大剂量激素,严重喉头水肿导致窒息者,立即行环甲膜穿刺术或气管切开。

3.喉返神经损伤

观察:患者有无声嘶、失声、呼吸困难,甚至窒息。

护理:声嘶者一般不需要特殊处理,可行3～6个月理疗等,一般可逐渐恢复。窒息者需立即做环甲膜穿刺或气管切开,解除窒息。

4.喉上神经损伤

观察:患者有无声调降低,患者进食特别是进流质时,有无反射性咳嗽、误咽或呛咳。

护理:一般不需要特殊处理。患者发生呛咳,指导进固体或半固体食物,少食多餐。

5.手足抽搐

多发生于术后 24～48 小时。

观察:面部、口唇或手足部有无针刺感、麻木感或强直感;是否出现面肌和手足伴有疼痛的持续性痉挛,严重者可发生喉和膈肌痉挛,引起窒息死亡。

护理:一旦发生抽搐,症状无论轻重,应适当限制肉类、乳品和蛋类等食品。症状轻者口服葡萄糖酸钙或乳酸钙 2～4 g,每天 3 次;症状较重或长期不能恢复者可加服维生素 D_3,每天 5 万～10 万 U,或口服双氢速甾醇(双氢速变固醇)油剂,以促进钙在肠道内的吸收。抽搐发作不能缓解时,立即遵医嘱静脉缓慢注射 10%葡萄糖酸钙 10～20 mL。

6.甲状腺危象

好发于术后 12～36 小时,是甲亢术后的严重并发症之一。

观察:患者有无高热(>39 ℃)、脉快而弱(>120 次/分钟)、大汗、烦躁不安、谵妄,是否伴有呕吐、腹泻、虚脱、休克、昏迷等症状。

护理:术后早期加强巡视和病情观察,一旦发生上述危象之一,立即汇报医师,综合治疗处理。①患者绝对卧床休息,立即给予吸氧,病情监测,密切观察生命体征和神志变化。②静脉输入大量葡萄糖溶液,补充能量。③碘剂:为降低血中甲状腺素水平,使用复方碘化钾溶液 3～5 mL 口服;患者急性发作时,使用 10%碘化钠 5～10 mL 加入 10%葡萄糖 500 mL 中静脉滴注。④激素治疗:用以拮抗应激反应,遵医嘱使用氢化可的松,每天 200～400 mg 分次静脉滴注。⑤肾上腺素受体阻断药:以降低周围组织对甲状腺素的反应,临床上常使用利血平肌内注射,每天 1～2 mg;或使用普萘洛尔 5 mg 加入葡萄糖溶液 100 mL 中静脉滴注。⑥降温:体温过高者用冰敷、酒精擦浴或冬眠药物等综合措施,保持患者体温在 37 ℃左右。⑦准备好抢救药品,如镇静剂、强心剂等。

五、健康教育

(一)康复指导

1.饮食

指导患者合理安排饮食,避免进食含碘丰富的食物,忌食海带、紫菜等海产品,慎食甘蓝等易致甲状腺肿食物。

2.休息与活动

保持情绪稳定,避免精神紧张和情绪激动,注意劳逸结合,进行适当锻炼,如散步、慢跑。

(二)复诊

嘱咐患者出院后定期至门诊复查,严格遵医嘱监测血清 T_3、T_4 及血清促甲状腺激素,以了解甲状腺的功能,出现心悸、手足震颤、抽搐、腹泻等不良反应情况及时就诊。

六、护理评价

(1)患者术后能否保持呼吸道通畅,有效清理痰液。

(2)患者营养需求能否得到满足。

(3)有突眼症状的患者是否出现角膜损伤或感染。

(4)患者有无发生并发症,若出现是否得到及时发现与处理。

第二节 急性乳腺炎

急性乳腺炎是乳腺的急性化脓性感染,多见于产后哺乳期妇女,以初产妇多见,好发于产后 3～4 周。发病与产后抵抗力下降、乳汁淤积、细菌入侵有关。致病菌主要为金黄色葡萄球菌,少数为链球菌。局部表现为乳房红、肿、热、痛,常伴有患侧腋窝淋巴结肿大和触痛,可出现寒战、高热及脉搏加快等全身表现。脓肿形成时诊断性穿刺可抽出脓液。处理原则包括控制感染,排空乳汁。脓肿形成前应用抗菌药物抗感染,也可以采取热敷,配合中药治疗;脓肿形成后需及时行脓肿切开引流。

一、护理评估

(一)术前评估

1.健康史

(1)个人情况:患者的年龄、生活习惯、居住环境、月经史、婚育史、哺乳情况。

(2)既往史:患者既往有无免疫缺陷性疾病,有无乳房手术史等。

2.身体状况

(1)乳房外形、大小、皮肤色泽有无异常,乳头是否内陷、有无破损。

(2)乳房局部有无红肿、发热及压痛性肿块。

(3)有无寒战、高热、脉搏加快等脓毒血症症状。

(4)实验室检查是否提示白细胞计数、中性粒细胞计数异常,脓液细菌培养是否为阳性,超声检查有无异常发现等。

3.心理社会状况

(1)患者是否了解乳腺炎的治疗方法。

(2)患者和家属是否知晓乳腺炎的预防方法。

(二)术后评估

(1)伤口引流是否通畅,引流液的量、颜色及性质。

(2)局部红、肿、热、痛有无减轻。

二、常见护理诊断/问题

(一)急性疼痛

疼痛与乳腺炎症、肿胀、乳汁淤积有关。

(二)体温过高

体温过高与乳腺炎症有关。

三、护理目标

(1)患者淤积的乳汁能够有效排出,乳房肿胀减轻,疼痛得到缓解。

(2)乳腺炎得到控制,体温恢复正常。

四、护理措施

(一)缓解疼痛

1.防止乳汁淤积

患乳暂停哺乳,定时用吸乳器吸净乳汁。

2.按摩、热敷

每天定时给予手法按摩、辅助热敷物理治疗,疏通阻塞的乳腺管,刺激乳窦,使乳汁流畅,淤积的硬块消散,预防乳腺脓肿发生。

3.托起乳房

用三角巾或宽松胸罩拖起患侧乳房,减轻疼痛和肿胀。

(二)控制体温和感染

1.控制感染

遵医嘱抽血培养和药敏试验,使用抗菌药物并观察疗效。

2.病情观察

定时测量体温、脉搏、呼吸,监测白细胞、中性粒细胞变化。

3.高热护理

发热期间予温水擦浴、冰袋降温等物理降温,必要时遵医嘱予药物降温;伴有畏寒、发抖等症状者,注意保暖;保持口腔和皮肤清洁。

(三)脓肿切开引流术后护理

保持引流通畅,观察引流液的量、性状、颜色及气味变化,及时更换敷料。

五、健康教育

(1)纠正乳头内陷:乳头平坦或凹陷者,在妊娠期或哺乳期采用提拉、挤捏或乳头伸展练习等方法进行矫正。必要时在妊娠 7 个月起可佩戴乳头罩,通过对乳头周围组织的恒定、柔和压力使内陷乳头外翻。

(2)注意哺乳卫生:每次哺乳前洗净双手,每次哺乳前、后用温水洗净乳头和乳晕。

(3)避免乳汁淤积:让婴儿早吸吮、勤吸吮,避免乳房过度充盈。按需哺乳,每次哺乳应尽量使乳汁排空,如有乳汁淤积,用吸奶器或手法按摩排空乳汁。

(4)正确哺乳:保持良好的哺乳姿势,不让婴儿含乳头睡觉。

(5)保持婴儿口腔卫生,及时治疗婴儿口腔炎症。

(6)及时处理乳头破损:乳头皲裂者应暂停哺乳,局部涂抗菌药物软膏,症状严重者及时就诊。

六、护理评价

(1)患者疼痛是否减轻。

(2)炎症是否得到控制,体温是否恢复正常。

第三节 阑 尾 炎

急性阑尾炎是外科最常见的急腹症,阑尾管腔阻塞为急性阑尾炎最常见的病因,此外,细菌入侵、阑尾先天畸形等也可导致阑尾炎发生。慢性阑尾炎多由急性阑尾炎转变而来,也可开始即呈慢性过程。急性阑尾炎根据其临床过程和病理解剖学变化,分为急性单纯性阑尾炎、急性化脓性阑尾炎、坏疽穿孔性阑尾炎及阑尾周围脓肿4种病理类型。典型表现为转移性右下腹痛,但部分患者发病初期即表现为右下腹痛。麦氏点压痛为急性阑尾炎最常见的重要体征,此外还可有腹肌紧张、压痛、反跳痛及肠鸣音减弱或消失等。阑尾炎一旦确诊,应早期手术治疗。有手术禁忌者选择有效的抗菌药物和补液治疗,并密切观察病情变化。

一、护理评估

(一)术前评估

1.健康史

(1)个人情况:患者的年龄、性别、饮食习惯及有无不洁饮食史等。

(2)既往史:既往有无阑尾炎急性发作、胃十二指肠溃疡穿孔、右侧输尿管结石或妇科疾病病史,有无手术史等。

2.身体状况

(1)腹痛的部位、性质,是否有转移性右下腹痛。

(2)麦氏点有无固定压痛,有无腹膜刺激征。

(3)腰大肌试验、结肠充气试验、闭孔内肌试验是否为阳性。

(4)直肠指诊有无直肠前壁触痛或肿块。

(5)是否伴有发热、恶心呕吐、腹泻、里急后重等症状。

(6)血常规、X线及B超检查有无异常。

3.心理-社会状况

(1)患者和家属是否了解疾病相关知识。

(2)患者和家属对手术的认知程度及心理承受能力。

(3)患者的家庭、社会支持情况等。

(二)术后评估

(1)麻醉及手术方式,术中情况。

(2)术后体温变化、生命体征是否正常及腹部症状体征有无改善。

(3)若留置有引流管,引流是否通畅有效,引流液的颜色、量及性状。

(4)有无腹腔脓肿、门静脉炎、出血、切口感染、粘连性肠梗阻等并发症发生。

二、常见护理诊断/问题

(一)急性疼痛

疼痛与阑尾炎症刺激壁腹膜或手术创伤有关。

(二)潜在并发症

腹腔脓肿、门静脉炎、出血、切口感染、粘连性肠梗阻等。

三、护理目标

(1)患者疼痛减轻或缓解。

(2)患者未发生并发症或并发症被及时发现与处理。

四、护理措施

(一)非手术治疗的护理

1.病情观察

定时测量生命体征,密切观察腹痛与腹部体征变化。若出现发热、右下腹痛加剧、血白细胞计数和中性粒细胞比值上升,应做好急诊手术准备。

2.缓解疼痛

予患者舒适卧位,如半卧位,可放松腹肌、减轻腹部张力,缓解疼痛;已明确诊断或决定行手术治疗者,疼痛剧烈时可给予解痉止痛剂。

3.控制感染

遵医嘱应用抗菌药物。

4.避免肠内压力升高

禁食,必要时胃肠减压,禁食期间给予肠外营养。

注意:禁用泻药和灌肠,避免肠蠕动加快,增高肠内压力导致炎症扩散或阑尾穿孔。

5.并发症的观察与护理

(1)腹腔脓肿。①观察:阑尾周围脓肿最常见。临床表现为压痛性肿块、腹胀、全身中毒症状等。②护理:在 B 超引导下穿刺抽出脓液、冲洗或放置引流管者,做好管道护理。必要时做好急诊手术前准备。

(2)门静脉炎。①观察:少见。临床表现为寒战、高热、轻度黄疸、肝大、剑突下压痛等,如进一步加重可引起全身性感染。②护理:遵医嘱应用大剂量抗菌药物,做好急诊手术前准备。

(二)手术治疗的护理

1.术前护理

协助做好术前检查,术前常规准备。

2.术后护理

(1)病情观察:监测生命体征特别是体温变化;观察腹部体征的变化,如有异常及时报告、处理。

(2)体位与活动:平卧位头偏向一侧;术后 6 小时,若血压、心率平稳,可取半卧位以减轻腹壁张力、缓解疼痛,利于呼吸和引流,促进炎症局限,从而预防膈下脓肿形成。如病情允许尽早下床活动,以促进肠蠕动恢复,减少肠粘连发生。

(3)管道护理:阑尾切除术后较少留置引流管,仅在局部有脓肿或残端包埋不满意及处理困难时采用。如留置有引流管,按引流管常规护理措施进行护理。

(4)防治感染:应用有效抗菌药物控制感染、预防并发症。

(5)饮食:肠蠕动恢复前暂禁食,予以静脉补液;待肛门排气后,逐步恢复饮食,避免油腻食物。进食后注意有无腹痛、腹泻,尤其是化脓性及坏疽穿孔阑尾炎患者。

(三)术后并发症的观察与护理

1.出血

观察:患者出现腹痛、腹胀,严重者出现失血性休克。

护理:严密监测生命体征,如有出血及时通知医师,遵医嘱应用止血药物、补液及输血等。需紧急手术止血者做好术前常规准备。

2.切口感染

观察:阑尾切除术后最常见并发症,表现为术后 2~3 天体温升高,切口红肿、胀痛,有压痛,甚至出现波动感。

护理:穿刺抽出脓液,或在波动处拆除缝线敞开引流,排出脓液,定期换药。

3.粘连性肠梗阻

观察:出现腹痛、呕吐、腹胀及肛门停止排气排便。

护理:不完全梗阻者可采用禁食、胃肠减压、积极抗感染及全身支持治疗;完全性梗阻者需手术治疗,应做好术前常规准备。

4.阑尾残株炎

观察:临床表现类似阑尾炎。

护理:症状严重者,需手术切除阑尾残株。应安慰患者,做好术前常规准备。

5.粪瘘

观察:很少见,常见术后数天内切口排出粪臭味分泌物。

护理:一般经切口敞开引流、使用抗菌药物、积极换药等非手术治疗多可自行闭合,但应注意加强对患者的心理疏导。

五、健康教育

(一)饮食指导

注意饮食卫生,进食低脂、低糖、高纤维素饮食。积极治疗消化性溃疡、慢性结肠炎等疾病。

(二)疾病相关知识

告知患者阑尾炎治疗、护理相关知识及配合要点。

(三)自我观察

出院后如出现腹痛、腹胀等不适,应及时就诊。阑尾周围脓肿非手术治疗治愈后 3 个月左右择期行阑尾切除术。

六、护理评价

(1)患者疼痛程度是否减轻或缓解。

(2)患者有无发生并发症或并发症是否被及时发现和处理。

第四节 胰 腺 炎

胰腺炎临床上分急性和慢性。急性胰腺炎是胰腺消化酶被激活后,对胰腺及其周围组织产生消化作用所引起的炎症性疾病。慢性胰腺炎是多种原因引起胰腺实质和胰管的不可逆慢性炎症,伴进行性胰腺内、外分泌功能减退或丧失。急、慢性胰腺炎有多种致病因素,最主要的是胆道疾病和酗酒。急性胰腺炎可分急性水肿性(轻症)和急性出血坏死性(重症)胰腺炎。以腹痛、腹胀为主要症状,伴恶心、呕吐、发热及黄疸,重症胰腺炎可出现休克和脏器功能障碍;腹膜刺激征和皮下出血是重要体征。慢性胰腺炎临床症状为上腹部剑突下或偏左持续性腹痛,可向腰背部放射,伴食欲减退、体重下降、脂肪泻及糖尿病症状。辅助检查:

血、尿淀粉酶和血脂肪酶明显升高,影像学检查如 B 超、计算机断层扫描(CT)、磁共振成像(MRI)、内镜逆行胰胆管造影等。处理原则:非手术治疗主要包括禁食、胃肠减压、补液、镇痛、解痉、抑制胰腺分泌、营养支持、预防感染、中药等;严重者需行手术治疗。

一、护理评估

(一)术前评估

1.健康史

(1)个人情况:患者年龄、性别、职业、生活及饮食习惯(发病前有无饮酒、暴饮暴食,有无嗜油腻饮食)。

(2)既往史:患者既往有无胆道疾病、高脂血症、高钙血症、甲状旁腺功能亢进、长期酗酒等病史;有无使用药物(磺胺类、噻嗪类药物、糖皮质激素)等情况。

2.身体状况

(1)有无生命体征、意识、皮肤黏膜及尿量改变。

(2)腹痛的性质、程度、时间及部位。

(3)呕吐次数、呕吐物的量及性状。

(4)有无腹部肿块、腹膜刺激征及移动性浊音。

(5)体重有无下降及消瘦。

(6)有无休克和重要器官、系统功能损害。

(7)实验室检查、影像学及腹腔穿刺结果有哪些异常发现。

3.心理社会状况

(1)患者及家属是否了解胰腺炎的治疗方法。

(2)患者是否担心胰腺炎的预后。

(3)患者和家属对疾病的接受程度、家庭社会对治疗支持程度。

(4)患者及家属是否知晓胰腺炎的预防方法。

(二)术后评估

(1)麻醉及手术方式,术中出血、补液、输血情况。

(2)评估患者的生命体征。

(3)评估患者腹部症状、体征,伤口情况及引流情况。

(4)评估患者全身营养情况、病情及恢复情况。

(5)有无术后出血、胰瘘、胆瘘、肠瘘,腹腔或胰腺脓肿、感染、休克、多器官功能障碍综合征等并发症发生。

二、常见护理诊断/问题

(一)疼痛

疼痛与胰腺及其周围组织炎症、胆道梗阻及狭窄有关。

(二)营养失调

营养失调,低于机体需要量与呕吐、禁食、胃肠减压及大量消耗有关。

(三)焦虑

焦虑与起病急、病情凶险、病程迁延,反复疼痛及腹泻有关。

(四)潜在并发症

出血、胰瘘、胆瘘、肠瘘、腹腔或胰腺脓肿、感染、休克、多器官功能障碍综合征。

三、护理目标

(1)患者自述疼痛减轻,舒适感增强。

(2)患者营养状况较好,无明显体重减轻及低蛋白血症发生。

(3)患者和家属焦虑情绪得以缓解,积极配合治疗。

(4)患者未发生并发症,或并发症发生后得到及时发现与处理。

四、护理措施

(一)非手术治疗的护理

1.缓解疼痛

(1)禁食、持续胃肠减压以减少胰液分泌,减轻消化液对胰腺和周围组织的刺激。

(2)疼痛剧烈时,遵医嘱给予解痉、镇痛药物,如山莨菪碱或阿托品加哌替啶肌内注射,还可肌内注射异丙嗪加强镇静效果。

(3)遵医嘱用抑肽酶、奥曲肽、生长抑素及西咪替丁等抑制胰液分泌及抗胰酶药物。

(4)用药期间注意观察腹痛缓解程度和药物不良反应。

(5)协助患者弯屈膝盖,靠近胸部以缓解疼痛;按摩背部,增加舒适感,减轻疼痛。

(6)注意:禁用吗啡止痛,以免引起奥迪括约肌痉挛。

2.维持水、电解质及酸碱平衡

(1)病情监测:严密观察生命体征、神志、皮肤黏膜温度和色泽;准确记录24小时出入量,必要时监测中心静脉压和每小时尿量;监测电解质、酸碱平衡。

(2)输液、补充血容量:遵医嘱给予静脉输液;若患者发生休克,迅速建立2条及以上静脉通路,补液扩容,必要时输注全血、血浆代用品、低分子右旋糖酐,应用升压药物等,尽快恢复有效循环血量。

(3)重症急性胰腺炎患者易发生低钾、低钙血症,应根据病情及时补充。

3.营养支持

急性胰腺炎患者禁食期间给予肠外营养支持。

(1)轻型急性胰腺炎:一般1周后可开始进食无脂低蛋白流质饮食,逐渐过渡至低脂饮食。

(2)重型急性胰腺炎:病情稳定、淀粉酶正常及肠麻痹消失后,可通过鼻空肠营养管或空肠造瘘管行肠内营养支持,逐步过渡至全肠内营养或经口进食。

(3)慢性胰腺炎:给予高蛋白、高维生素及低脂饮食,保证热量,控制糖的摄入,必要时给予肠外和肠内营养支持。

4.控制感染

遵医嘱使用敏感、能通过血-胰屏障的抗菌药物;做好基础护理,预防肺、口腔和尿路感染;发热患者给予物理降温,如冰敷、温水或乙醇擦浴,必要时给予药物降温。

5.心理护理

由于病情凶险、病程长、病情反复及费用等问题,患者易产生恐惧、悲观消极情绪。因此,应多关心患者,及时了解其需要,尽可能满足患者日常需求,帮助患者调整心态,使患者树立战胜疾病的信心,积极配合治疗。

(二)手术治疗的护理

急性胰腺炎最常用手术方法是行胰腺和胰周坏死组织清除引流术,若为胆源性胰腺炎,则应同时解除胆道梗阻,畅通引流。慢性胰腺炎手术包括胆道手术、胰空肠吻合术、胰腺切除术等,本章节主要介绍行胰腺和胰周坏死组织清除引流术的护理。

1.术前护理

协助做好术前检查,术前常规准备;缓解患者疼痛,维持水、电解质及酸碱平衡,给予营养支持,控制感染等。

2.术后护理

（1）病情观察：观察生命体征、面色、意识、尿量及腹部体征，敷料有无渗血、渗液，各引流管固定情况及引流液的性状和量；注意监测血糖有无异常。

（2）休息与体位：麻醉作用消失、生命体征平稳后取半坐卧位，以利呼吸和引流；重症患者卧床期间做好基础护理，勤翻身，促进有效排痰；进行肌肉和关节功能锻炼，减少并发症。

（3）引流管护理：主要包括胃管、腹腔双套管、T管、胰周引流管、空肠造瘘管、胃造瘘管及导尿管等。应在引流管上标注管道名称和放置时间，分清引流管放置部位及作用；各引流管与相应的引流装置正确连接并妥善固定，保持引流通畅，定期更换引流装置，观察和记录各引流液的性状和量。

（三）术后并发症的观察和护理

1.出血

观察：出血多为手术创面的活动性出血、感染坏死组织侵犯引起的消化道大出血、消化液腐蚀引起的腹腔大血管出血或应激性溃疡等。应密切观察血压、脉搏及其他生命体征变化；观察有无血性液体从胃管、腹腔引流管或手术切口流出，患者有无呕血、黑便或血便。

护理：安慰患者；保持引流通畅，准确记录引流液的颜色、量和性质；遵医嘱输血、使用止血和抑酸药物；必要时行急诊手术治疗。

2.胰瘘和胆瘘

观察：患者出现腹痛、持续腹胀、发热、腹腔引流管或伤口流出无色清亮液体或胆汁样液体时，警惕发生胰瘘或胆瘘。

护理：①患者取半坐卧位，保持引流通畅；②根据胰瘘或胆瘘程度，采取禁食、胃肠减压及静脉泵入生长抑素等措施，必要时做腹腔灌洗引流；③准确记录；④保护腹壁瘘口周围皮肤清洁干燥，用凡士林纱布覆盖或氧化锌软膏涂抹。

3.肠瘘

观察：出现明显腹膜刺激征，引出粪便样液体或肠内营养液时，应考虑肠瘘。

护理：持续灌洗，低负压吸引，保持引流通畅；纠正水、电解质紊乱，加强营养支持；指导患者正确使用造口袋，保护瘘口周围皮肤。

五、健康教育

（一）减少诱因

治疗胆道疾病，少量多餐，嘱患者低脂肪饮食，勿暴饮暴食，忌食刺激、辛辣及油腻食物,戒酒,预防感染。

(二)休息与活动

劳逸结合,保持良好心情,避免疲劳和情绪激动。

(三)控制血糖、血脂及体重

告知患者血糖、血脂及体重过高易诱发胰腺炎,注意检测血糖、血脂,必要时使用药物控制;控制体重,肥胖患者适度减肥。

(四)带 T 管出院者的自我护理与观察

1.自我护理

(1)穿宽松柔软的衣服,防止 T 管受压或扭曲。

(2)妥善固定管道,避免提举重物或过度活动。

(3)保持引流通畅。

(4)预防感染。

(5)禁止盆浴,淋浴时可用塑料薄膜覆盖引流管处,以免感染。

2.自我观察

若出现腹痛、发热、黄疸、引流液异常或管道脱出等情况,随时就诊。

(五)随访指导

告知患者来院复诊的时间,若出现腹部包块、腹痛、腹胀、呕吐及糖尿病症状等应及时就诊。

六、护理评价

(1)患者的疼痛程度是否减轻。

(2)患者的营养状况是否得到改善,无明显体重下降。

(3)患者的焦虑程度是否减轻,积极配合治疗与护理。

(4)患者是否出现并发症,若并发症发生是否得到及时发现和处理。

七、关键点

(1)及时治疗胆道疾病、避免暴饮暴食、戒酒是预防胰腺炎的有效措施。

(2)若病情允许,早期肠内营养对急性重症胰腺炎的治疗有重要作用,做好鼻空肠营养管或空肠造瘘管的护理十分重要。

(3)使用生长抑素注意首次负荷剂量,用药期间不要间断。

第五节 肝 脓 肿

肝脓肿是肝受感染后形成的脓肿。根据致病微生物不同分为细菌性肝脓肿和阿米巴性肝脓肿两种。临床上细菌性肝脓肿最多见,其中胆道感染是最常见的病因,细菌可经过胆道、肝动脉、门静脉、淋巴系统等侵入。主要症状是寒战、高热、肝区疼痛和肝大。体温可高达39~40 ℃,病情急骤严重,全身中毒症状明显。细菌性肝脓肿可引起急性化脓性腹膜炎、膈下脓肿、脓胸、化脓性心包炎等并发症,严重者可致心脏压塞。辅助检查包括实验室检查和影像学检查,B超是肝脓肿的首选检查方法。阿米巴性肝脓肿是肠道阿米巴感染的并发症,绝大多数是单发。处理原则:全身营养支持治疗,大剂量、联合应用抗菌药物,穿刺抽脓或置管引流,必要时行切开引流或肝叶切除。

一、常见护理诊断/问题

(一)体温过高

体温过高与肝脓肿及其产生的毒素吸收有关。

(二)疼痛

疼痛与脓肿导致肝包膜张力增加或穿刺、手术治疗有关。

(三)营养失调

营养失调,低于机体需要量与进食减少、感染、高热引起分解代谢增加有关。

(四)潜在并发症

腹膜炎、膈下脓肿、胸腔感染、出血及胆瘘。

二、护理措施

(一)非手术治疗的护理/术前护理

1.高热护理

密切监测体温变化,遵医嘱给予物理降温或药物降温,必要时做血培养;及时更换汗湿的衣裤和床单,保持舒适。

注意:降温过程中观察出汗情况,注意保暖等。鼓励患者多饮水,每天至少摄入 2 000 mL 液体,口服不足者应加强静脉补液、补钠,纠正体液失衡,防止患者因大量出汗引起虚脱。

2.用药护理

(1)遵医嘱早期使用大剂量抗菌药物以控制炎症,促使脓肿吸收自愈。注意把握用药间隔时间与药物配伍禁忌。

(2)阿米巴性肝脓肿使用抗阿米巴药物,如甲硝唑、氯喹等。甲硝唑为首选药物,一般用药 2 天后见效,6～9 天体温可降至正常。如"临床治愈"后脓腔仍存在者,可继续服用 1 个疗程甲硝唑。氯喹多用于对甲硝唑无效的病例,但对心血管有不良反应如心肌受损等,应特别注意。

(3)长期使用抗菌药物者,应警惕假膜性肠炎和继发双重感染。糖尿病患者免疫功能低下,长期应用抗菌药物,可能发生口腔、泌尿系统、皮肤黏膜、肠道的各种感染。

3.营养支持

肝脓肿是一种消耗性疾病,应鼓励患者多食高蛋白、高热量、富含维生素及膳食纤维的食物;进食困难、食欲缺乏、贫血、低蛋白血症、营养不良者应适当给予清蛋白、血浆、氨基酸等营养支持。

4.病情观察

加强对生命体征和胸腹部症状、体征的观察。观察患者体温变化;观察腹部和胸部症状与体征的变化,及早发现有无脓肿破溃引起的腹膜炎、膈下脓肿、胸腔感染等并发症。肝脓肿患者如继发脓毒血症、急性化脓性胆管炎或出现中毒性休克征象时,应立即通知医师并协助抢救。

(二)经皮肝穿刺抽脓或脓肿置管引流的护理

1.术前护理

(1)解释:向患者和家属解释经皮肝穿刺抽脓或脓肿置管引流的方法、效果及配合要求;嘱患者术中配合做好双手上举,平卧位或侧卧位,以利于穿刺操作。

(2)协助做好穿刺药物和物品准备。

2.术后护理

(1)穿刺后护理:每小时测量血压、脉搏、呼吸,平稳后可停止,如有异常及时汇报医师。观察穿刺点局部有无渗血、脓液渗出、血肿等。

(2)引流管护理:如脓液较稠、抽吸后脓腔不能消失、脓液难以抽净者,留置管道引流。

要点如下,①妥善固定,防止滑脱。②取半卧位,以利引流和呼吸。③保持引流管通畅,勿压迫、折叠管道。必要时协助医师每天用生理盐水或含抗菌药物盐水或持续冲洗脓腔,冲洗时严格无菌原则,注意出入量,观察和记录脓腔引流液的颜色、性状及量。④预防感染:适时换药,直至脓腔愈合。⑤拔管:B超复查脓腔基本消失或脓腔引流量少于 10 mL/d,可拔除引流管。

(3)病情观察:观察患者有无发热、肝区疼痛等,观察肝脓肿症状和改善情况,适时复查 B 超,了解脓肿好转情况。位置较高的肝脓肿,穿刺后应注意呼吸、胸痛及胸部体征,及时发现气胸、脓胸等并发症。

(三)手术治疗的护理

手术方式有切开引流和肝叶切除两种。

1.术前准备

协助做好术前检查,术前常规准备等。

2.术后护理

(1)疼痛护理:①评估疼痛的诱发因素、伴随症状,观察并记录疼痛程度、部位、性质及持续时间等;②遵医嘱给予镇痛药物,并观察药物效果和不良反应;③指导患者采取放松和分散注意力的方法应对疼痛。

(2)病情观察:行脓肿切开引流者观察患者生命体征、腹部体征,注意有无脓液流入患者腹腔而并发腹腔感染。观察肝脓肿症状和改善情况,适时复查 B 超,了解脓肿好转情况。

(3)肝叶切除护理:术后 24 小时内应卧床休息,避免剧烈咳嗽,以防出血。给予氧气吸入,保证血氧浓度,促进肝创面愈合。

(四)术后并发症的观察和护理

出血,胆汁漏等并发症。

三、健康教育

(一)预防复发

(1)有胆道感染等疾病者应积极治疗原发病灶。

(2)多饮水,进食高热量、高蛋白、富含维生素和纤维素、易消化的食物,增强体质,提高机体免疫力。

(3)注意劳逸结合,避免过度劳累。

(4)遵医嘱按时服药,不得擅自改变药物剂量或随意停药。

(5)合并糖尿病患者,让其了解控制血糖在本病治疗中的重要性,应注意维持血糖。嘱遵医嘱按时注射胰岛素或口服降糖药物,定时监测血糖,控制空腹血糖在 5.8～7.0 mmol/L,餐后 2 小时血糖 8～11 mmol/L。

(6)注意饮食卫生,不喝生水,不进食不卫生、未煮熟食物。

(二)自我观察与复查

遵医嘱定期复查。若出现发热、腹部疼痛等症状,警惕有复发的可能,应及时就诊。

第六节 胆 石 症

胆石症包括发生在胆囊和胆管内结石。胆囊结石与胆汁中胆固醇呈过饱和状态、继而沉淀析出有关,如肥胖、高脂肪饮食、糖尿病等因素。典型症状为胆绞痛,常发生于饱餐、进食油腻食物或睡眠中体位改变时,表现为右上腹或上腹部阵发性疼痛或持续性疼痛阵发性加剧,向右肩背部放射。胆管结石为发生在肝内、外胆管的结石,与胆囊结石排入胆总管、胆汁淤滞、胆道感染、胆道异物等有关。临床表现常不明显,或仅有上腹部不适;当胆管结石阻塞胆道并继发感染时,则表现为典型的夏洛特三联症(腹痛、寒战高热、黄疸)。B 超为诊断胆石症的首选检查。主要处理原则包括非手术治疗(抗炎、解痉止痛、护肝营养等)与手术治疗(胆囊切除、胆总管切开取石、T 管引流、胆肠吻合等)。

一、护理评估

(一)术前评估

1.健康史

(1)个人情况:患者的年龄、性别、居住地、劳动强度、饮食习惯等。

(2)既往史:既往有无胆绞痛、上腹隐痛;有无急性或慢性胆囊炎、胆囊结石;有无肥胖、高脂肪饮食、糖尿病、高脂血症等;有无反酸、嗳气、餐后饱胀等消化道症状。

2.身体状况

(1)腹痛的发作情况,有无右肩背部放射痛。

(2)有无饱胀不适、嗳气、呃逆等消化道症状。

(3)是否有寒战、发热及热型。

(4)黄疸的程度,是否有尿色变黄、大便颜色变浅、皮肤瘙痒等症状。

(5)B超和其他影像学检查是否提示有胆囊、胆道结石;实验室检查白细胞计数和中性粒细胞比例是否升高。

3.心理社会状况

(1)患者及家属对胆石症和治疗措施的了解程度。

(2)是否担心胆石症的预后。

(3)患者的社会支持情况、家庭经济状况如何等。

(4)患者是否知晓胆石症的预防方法。

(二)术后评估

(1)麻醉、手术方式及术中出血、补液、输血情况。

(2)结石排出情况。

(3)引流管的位置,引流液的情况。

(4)行腹腔镜胆囊切除者,术后是否出现呼吸抑制。

(5)有无出血、胆瘘、高碳酸血症等并发症发生。

二、常见护理诊断/问题

(一)急性疼痛

疼痛与胆囊强烈收缩、胆总管平滑肌或奥迪括约肌痉挛有关。

(二)体温过高

体温过高与胆管梗阻继发感染导致胆管炎有关。

(三)有皮肤完整性受损的危险

危险与胆汁酸盐淤积于皮下,刺激感觉神经末梢导致皮肤瘙痒有关。

(四)潜在并发症

出血、胆瘘、高碳酸血症等。

三、护理目标

(1)患者自述疼痛得到缓解,舒适感增强。

(2)患者感染得到控制,体温恢复正常。

(3)患者皮肤、黏膜无破损和感染。

(4)患者未发生并发症或并发症被及时发现与处理。

四、护理措施

(一)非手术治疗的护理

1.病情观察

观察患者生命体征,是否出现恶心、呕吐、寒战、腹痛、黄疸等急性胆囊炎或胆管炎症状。

2.合理饮食

急性期暂禁食;少食多餐,进食低脂、高蛋白、高碳水化合物、高维生素、富含膳食纤维的饮食,如胡萝卜、西红柿、白菜、水果、瘦肉、鱼等;少食富含胆固醇和脂肪的食物,如动物内脏、肥肉、花生、核桃、芝麻等。

3.缓解疼痛

嘱患者卧床休息,指导患者做深呼吸、放松以减轻疼痛。对诊断明确且剧烈疼痛者,可遵医嘱给予消炎利胆、解痉镇痛药物。

注意:胆管结石患者禁用吗啡,以免引起奥迪括约肌痉挛。

4.保护皮肤完整性

黄疸患者应着柔软的棉质衣裤;温水擦浴,保持皮肤清洁;修剪指甲,不可用手抓挠皮肤;剧烈瘙痒者,遵医嘱给予药物治疗。

(二)手术治疗的护理

1.术前护理

协助做好术前检查,术前常规准备;指导患者进行深呼吸及有效咳嗽练习。

2.术后护理

(1)病情观察:观察生命体征、腹部体征及引流液情况;术前有黄疸者,观察并记录大便颜色和血清胆红素变化。

(2)T管护理:胆总管切开取石术后常规放置T管,目的是引流残余结石和胆汁,降低胆总管内压,支撑胆道。

要点如下。①妥善固定:将T管妥善固定于腹壁,防止翻身、活动时牵拉造成管道脱出。平卧时,引流管应低于腋中线;坐位或立位时,应低于腹部手术切口,防胆汁逆流引起感染。②密切观察:观察并记录胆汁的颜色、量及性状。③保持通畅:T管一般不做冲洗;防止扭曲、折叠或受压。④预防感染:定期更换引流袋,更换时应夹闭T管,严格执行无菌操作。⑤皮肤护理:定期对T管周围皮肤进行消毒,如有胆汁渗漏应涂抹氧化锌软膏,防止胆汁损伤皮肤。⑥拔管:若T管引流胆汁色泽正常,引流量逐渐减少,患者体温正常,黄疸消退,可在术后10～14 天,试行夹管 1～2 天。夹管期间若无发热、腹痛、黄疸等,经 T 管行胆道造影,造影后持续开放 T 管 24 小时以上,以充分引流出造影剂。若造影显示胆道通畅无结石或其他病变,再次夹闭 T 管 24～48 小时,患者无不适可予以拔管。若胆道造影发现有结石残留,需保留 T 管 6 周以上,再做取石或其他处理。

注意:如 T 管引流胆汁混浊,应考虑结石残留或胆管炎症;如胆汁过多,常提示胆道下端梗阻;如 T 管无胆汁引出,应检查管道有无脱出或扭曲。

(三)术后并发症的观察与护理

1.出血

观察:①腹腔内出血,多发生于术后 24～48 小时内,若腹腔引流管引流出大量血性液体,超过 100 mL/h,持续 3 小时以上,或出血量超过 200 mL/h,并伴有心率增快、血压波动等,应警惕腹腔内出血;②胆管内出血,可发生在术后早期或后期,表现为 T 管引流出血性胆汁或鲜血,粪便呈柏油样,可伴心率增快、血压下降等休克表现。

护理:安慰患者,缓解其焦虑情绪;维持管道引流通畅;嘱患者卧床休息;监测血压、脉搏,观察腹部体征变化;及时报告医师,遵医嘱应用止血药、补充血容量、抗感染等,避免发生低血容量性休克,必要时开腹探查;切口出血时,及时更换敷料。

2.胆瘘

观察:如患者出现较剧烈的腹痛或腹腔引流液呈黄绿色胆汁样,常提示胆瘘。

护理:将漏出的胆汁充分引流至体外;维持水、电解质平衡;保护皮肤:及时更换敷料,防止胆汁刺激和损伤皮肤,给予氧化锌软膏涂抹局部皮肤。

3.高碳酸血症

观察:腹腔镜胆囊切除术后,若患者出现呼吸浅慢,动脉血二氧化碳分压升高,须警惕高碳酸血症。

护理:术后常规予低流量吸氧,鼓励患者深呼吸、有效咳嗽,促进 CO_2 排出。

4.肩背部酸痛护理

肩背部酸痛与腹腔镜下胆囊切除术后,CO_2 聚集膈下产生碳酸,刺激膈肌和胆囊创面有关。一般可自行缓解,不需要特殊处理。

5.恶心、呕吐

由麻醉药物刺激或气腹所致,可自行缓解,必要时遵医嘱药物治疗。

五、健康教育

(一)合理饮食

(1)注意饮食卫生,多饮水。

(2)少食多餐,定时定量,忌暴饮暴食,餐后不宜过量运动。

(3)术后1个月内宜低脂、清淡饮食,菜肴应以清蒸、炖煮、凉拌为主,待肠道功能恢复后,可逐步过渡到正常饮食,但应注意避免油腻、煎炸类食物。

(4)加强营养,术后多吃瘦肉、鱼、豆类等高蛋白食物。

(5)醋能增强胃消化能力,调节肠道酸碱度,促进脂肪类食物消化,烹调时可多食用。

(6)戒烟、戒酒,忌浓茶、咖啡,避免辛辣、刺激性食物,如辣椒、芥末等。

(二)合理作息

嘱患者出院后规律作息,保证充足的休息和睡眠。避免劳累,术后近期避免提举重物。

(三)切口自我护理

保持切口干燥;避免腹压增加,如剧烈咳嗽、便秘等,以免引起切口裂开;拆线后,如切口愈合良好,可淋浴,勿用力揉搓切口。

(四)T管的自我护理与观察

1.自我护理

(1)穿宽松柔软的衣服,防止T管受压或扭曲。

(2)妥善固定管道,避免提举重物或过度活动。

(3)保持引流通畅。

(4)预防感染。

(5)禁止盆浴,淋浴时可用塑料薄膜覆盖引流管处,以免感染。

2.自我观察

若出现腹痛、发热、黄疸、引流液异常或管道脱出等情况,随时就诊。

(五)定期复查

1.带T管出院者

遵医嘱按时回院复查,一般为4~6周。若T管造影正常可拔管;若造影发现结石残留,再次取石或其他处理。

注意:一般术后10~14天夹闭T管,耐受差者可间断夹闭。若患者在院外出现腹痛、腹胀、发热、黄疸等不适,可自行开放 T 管,引流胆汁,必要时回院复诊。

2.胆囊切除、T 管引流拔管者

遵医嘱定期行 B 超检查,若出现发热、腹痛、黄疸、陶土样大便等表现,应随时复诊。

3.非手术治疗者

无症状的胆石症一般不需手术治疗,应定期观察、随访,必要时行手术治疗。

六、护理评价

(1)患者疼痛是否减轻。

(2)患者感染是否得到控制,体温是否恢复正常。

(3)患者皮肤黏膜有无破损或感染。

(4)患者有无发生并发症或并发症是否被及时发现和处理。

第七节　深静脉血栓

一、疾病概述

(一)概念

深静脉血栓形成(deep venous thrombosis,DVT)是指血液在深静脉内不正常地凝结、阻塞管腔,导致静脉回流障碍。全身主干静脉均可发病,以下肢静脉多见,又以左下肢最为多见,男性略多于女性;人种与生活饮食习惯的不同,欧美国家发病率高于我国,但我国人口基数较大,每年新发患者数仍较多。若未予及时治疗,将造成程度不一的慢性深静脉功能不全,影响生活和工作,甚至致残。近年来,DVT 的发病率有增加的趋势,血栓形成后遗症严重影响患者的工作能力,甚至致残。

(二)相关病理生理

血栓形成后可向主干静脉近端和远端滋长蔓延;随后,可在纤溶酶的作用下溶解消散,或血栓与静脉壁粘连并逐渐机化;最终形成边缘毛糙、管径粗细不一的再通静脉。同时因静脉瓣膜的破坏,造成继发性深静脉瓣膜功能不全。

(三)病因

静脉壁损伤、血流缓慢和血液高凝状态是导致 DVT 的 3 大因素,但在上述 3 种因素中,任何一个单一因素往往都不足以致病,常常是两个以上因素综合作用的结果,其中血液高凝状态是最重要的因素。

1.静脉损伤

可因内膜下层及胶原裸露而启动内源性凝血系统,形成血栓。

2.血流缓慢

主要见于长期卧床、手术以及肢体制动的患者。

3.血液高凝状态

主要见于妊娠、产后、术后、创伤、肿瘤、长期服用避孕药等情况,可由于血小板数增高、凝血因子含量增加、抗凝血因子活性降低而造成血管内异常凝结形成血栓。

4.恶性肿瘤及其他病史

据报道,在 DVT 患者中 19%～30%并存恶性肿瘤,在普外科手术中,高达 29%的恶性肿瘤患者并发 DVT。恶性肿瘤患者发生 DVT 的机制是多源性的,因 90%的肿瘤患者凝血机制异常,可能是肿瘤释放的物质直接或间接地激活了凝血酶原系统致凝血机制异常。既往有静脉血栓形成史者,DVT 发病率为无既往史的 5 倍。

5.其他

女性、高龄、吸烟、糖尿病、肥胖、小腿水肿、尿毒症、下肢静脉曲张、心功能不全、凝血机制异常等均易发生 DVT。

(四)临床表现

因血栓形成的部位不同,临床表现各异。主要表现为血栓静脉远端回流障碍的症状。患肢疼痛、肿胀、浅静脉曲张、皮肤颜色的改变、水疱,并可有全身症状如发热、休克等。

1.上肢 DVT

(1)腋静脉血栓:主要表现为前臂和手部肿胀、疼痛,手指活动受限。

(2)腋-锁骨下静脉血栓:整个上肢肿胀,伴有上臂、肩部、锁骨上和患侧前胸壁等部位的浅静脉扩张。上肢下垂时,症状加重。

2.上、下腔静脉血栓形成

(1)上腔静脉血栓:在上肢静脉回流障碍的临床表现基础上,还有面颈部和眼睑肿胀、球结膜充血水肿；颈部、胸壁和肩部浅静脉扩张；常伴有头痛、头胀及其他精神系统和原发疾病的症状。常见于纵隔器官或肺的恶性肿瘤。

（2）下腔静脉血栓：表现为双下肢深静脉回流障碍和躯干的浅静脉扩张。主要是由于下肢深静脉血栓向上蔓延所致。

3.下肢DVT

最常见，根据血栓发生的部位、病程及临床分型不同而有不同的临床表现。

（1）中央型：血栓发生于髂-股静脉，左侧多于右侧。表现为起病急骤，患侧髂窝、股三角区有疼痛和压痛，浅静脉扩张，下肢肿胀明显，皮温及体温均升高。

（2）周围型：包括股静脉及小腿DVT。前者主要表现为大腿肿痛而下肢肿胀不严重；后者的特点为突然出现小腿剧痛，患足不能着地和踏平，行走时症状加重，小腿肿胀且有深压痛，距小腿关节过度背屈试验时小腿剧痛（霍曼斯征阳性）。

（3）混合型：为全下肢DVT。主要表现为全下肢明显肿胀、剧痛、苍白（股白肿）和压痛，常有体温升高和脉率加速；任何形式的活动都可使疼痛加重。若进一步发展，肢体极度肿胀而压迫下肢动脉并出现动脉痉挛，从而导致下肢血供障碍，足背和胫后动脉搏动消失，进而足背和小腿出现水疱，皮肤温度明显降低并呈青紫色（股青肿）；若处理不及时，可发生静脉性坏疽。

（五）辅助检查

1.一般检查

（1）血液D-二聚体浓度测定：在临床上有一定的实用价值，可有D-二聚体升高，表明有血栓形成而激发的继发性纤溶反应，可提示机体内有血栓形成。

（2）血常规检查：急性期常有白细胞总数和中性粒细胞轻度增加。

（3）血液黏稠度、血液凝固性、血液流变学和微循环检查。

2.专科检查

（1）超声多普勒检查：通过测定静脉最大流出率可判断下肢主干静脉是否有阻塞，可准确判断静脉内是否有血栓及血栓累及的范围，但对小静脉的血栓敏感性不高。

（2）静脉造影：可直接显示下肢静脉的形态、有无血栓存在、血栓的形态、位置、范围和侧支循环。

（3）放射性核素检查：新鲜血栓对^{125}I凝血因子I的摄取量远远大于等量血液的摄取量，基于此，若摄取量超过正常5倍，即提示早期血栓形成。

(4)CT静脉造影和肺动脉造影：可明确下肢深静脉、下腔静脉及肺动脉的情况，是诊断下肢深静脉血栓的重要方法，怀疑肺动脉栓塞时首选此方法。

(六)主要治疗原则

包括非手术治疗和手术取栓两类。急性期以血栓消融为主，中晚期则以减轻下肢静脉淤血和改善生活质量为主。

1.非手术治疗

包括一般处理、祛聚疗法和溶栓、抗凝。

(1)一般处理：卧床休息，抬高患肢，适当利用利尿剂，以减轻肢体肿胀。

(2)祛聚药物：如阿司匹林、右旋糖酐、双嘧达莫、丹参等，能扩充血容量、降低血黏度，防治血小板聚集。

(3)溶栓治疗：链激酶、尿激酶、组织型纤溶酶原激活剂等，能激活血浆中的纤溶酶原成为纤溶酶，使血栓中的纤维蛋白裂解，达到溶解血栓的目的。

(4)抗凝治疗：普通肝素或低分子肝素，降低机体血凝功能，预防血栓形成、防止血栓繁衍。

2.手术疗法

常用于下肢深静脉，尤其髂-股静脉血栓形成不超过48小时者。对已出现股青肿征象，即使病情较长者，亦应行手术取栓以挽救肢体。采用福格蒂取栓导管取栓，术后辅以抗凝、祛聚疗法，防止再发。

(七)药物治疗

(1)常用药物有尿激酶、重组链激酶、重组组织纤溶酶原激活物等药物，溶于液体中经静脉滴注，共7～10天。

尿激酶：为外源性纤溶酶原激活物。主要用于肺栓塞及其他血栓栓塞性疾病，是目前国内应用最广泛的溶栓药。不良反应较轻或无不良反应。

重组链激酶：能有效特异的溶解血栓或血块，能治疗以血栓形成为主要病例变化的疾病。

重组组织型纤溶酶原激活物：又名艾通立、爱通立，是用于急性心肌梗死的溶栓治疗、血流不稳定的急性大面积肺栓塞的溶栓疗法的药物。

(2)通过肝素和香豆素类抗凝剂预防血栓的繁衍和再生，促进血栓的消融。大多先用肝素，继以香豆素类药物，一般用华法林，维持3～6个月。

二、护理评估

保守治疗患者的护理评估。

（一）一般评估

一般评估包括血栓形成的诱因、局部和全身症状以及既往病史和生活史。

1.一般情况

患者的年龄、性别、婚姻和职业。

2.血栓形成的诱因

患者近期有无外伤、手术、妊娠分娩、感染史。

3.既往史

有无长期卧床、输液史、服用避孕药及肢体固定等，有无肿瘤或出血性疾病。

（二）身体评估

1.局部

(1)腘动脉搏动和足背动脉搏动是否正常。评估动脉搏动时应注意患侧与健侧对称部位的对比，若出现动脉搏动减弱或消失，提示动脉供血不足。

(2)下肢皮肤颜色是淡红、紫色，还是红色。

(3)霍曼斯征：当足背伸按压腓肠肌时出现疼痛为阳性，以"＋"表示；无疼痛为阴性，以"－"表示。

(4)疼痛评估：使用疼痛强度评估工具，如视觉模拟法、五指法等。

(5)肿胀程度评估。Ⅰ度肿胀：皮纹变浅；Ⅱ度肿胀：皮纹消失；Ⅲ度肿胀：出现水疱。

(6)皮肤温度：评估动脉搏动和皮肤温度时应注意患侧与健侧对称部位的对比，若出现动脉搏动减弱或消失，皮肤温度降低，提示动脉供血不足。

(7)主观感觉麻痹：有或无。

(8)测量小腿周径：小腿周径是指小腿最粗部位的周长。

(9)局部伤口情况：局部伤口有无红、肿、压痛等感染征象。

2.全身

(1)评估患者是否伴有头痛、头胀等其他症状。

(2)溶栓及抗凝治疗期间有无出血倾向：如皮下出血点，鼻、牙龈出血，穿刺点和伤口渗血，血尿和黑便等。

（三）心理-社会支持状况评估

(1)突发的下肢剧烈胀痛和肿胀有无引起患者的焦虑与恐惧。

(2)患者及家属对预防本病发生的有关知识的了解程度。

(四)辅助检查阳性结果评估

1.心电图

心律是否有改变;心电图 ST 段是否有洋地黄作用样改变;反应左、右心室肥厚的电压是否有改变。

2.电解质

心力衰竭可引起电解质紊乱常发生于心力衰竭治疗过程中,尤其多见于多次或长期应用利尿剂后,其中低血钾和失盐性低钠综合征最为多见,所以需要结合出入量与生化检查结果综合做动态的分析。

(五)常用药效果的评估

1.抗凝药物的评估要点

(1)每周定时监测凝血功能,如凝血酶原时间、部分激活凝血酶时间及国际标准化比值等。一般将国际标准化比值控制在 2～3。

(2)观察抗凝状况。①肝素:静脉注射 10 分钟后即产生抗凝作用,但作用时间短,一般维持 3～6 小时。维持凝血时间超过正常值(试管法,4～12 分钟)约 2 倍为宜。若测得凝血时间为20～25 分钟,应请示医师调整用药剂量。②香豆素类药物:一般在用药后 20～48 小时才开始起效。半衰期长,有药物积累作用,停药后 4～10 天药物作用才完全消失。用药期间应每天测定凝血酶原时间,测定结果应控制在正常值的20%～30%。

(3)观察出血倾向:应用抗凝药物最严重的并发症是出血。因此,在抗凝治疗时要严密观察有无全身性出血倾向和切口渗血情况。每次用药后在专用记录单上记录时间、药名、剂量、给药途径和凝血时间、凝血酶原时间的检查化验结果。如果出血是由于抗凝剂过量所致,应暂停或减量使用药物,必要时给予鱼精蛋白拮抗、静脉注射维生素 K$_1$、输新鲜血。

2.溶栓药物的评估要点

常用药物为纤溶酶,主要作用是水解血栓内的纤维蛋白而达到溶栓目的,维持 10～14 天。

3.祛聚药物的评估要点

药物包括低分子右旋糖酐、双嘧达莫和丹参等。能扩充血容量,稀释血液,降低黏稠度,又能防止血小板凝聚,常作为辅助疗法。

(六)易感因素的评估要点

赫尔等将患者的DVT易感因素分为低、中、高3种。

1.低危组患者

年龄<40岁,全麻下腹部或胸部手术时间在30分钟之内。这些患者发生DVT的机会<10%,其近心侧的DVT机会<1%,致命性肺动脉栓塞的机会<0.01%。

2.中危组患者

年龄>40岁,在全麻下手术>30分钟,还有以下几种因素,包括恶性肿瘤、肥胖、静脉曲张、瘫痪、长期卧床或心力衰竭。在没有预防措施的中危组患者中患小腿DVT的机会为10%~40%,下肢近心侧患DVT的机会为2%~10%,致命性肺动脉栓塞的机会为0.1%~0.7%。

3.高危组患者

有DVT或肺动脉栓塞病史,有严重外伤史,因恶性肿瘤需行腹部或盆腔的广泛手术,下肢(特别是髋关节)大手术的患者都属高危组。如果没有预防措施,这些患者患小腿DVT的机会为40%~80%,下肢近心侧DVT的机会为10%~20%,致命性肺动脉栓塞的机会为1%~5%。

手术治疗患者的护理评估。

(1)术前评估:同非手术治疗患者。

(2)术后评估:一般评估同非手术治疗患者。身体评估:①评估患者是否伴有头痛、头胀等其他症状。②溶栓及抗凝治疗期间有无出血倾向:如皮下出血点、鼻、牙龈出血,穿刺点和伤口渗血,血尿和黑便等。③手术情况:包括麻醉方式、手术方式和术中情况。

三、常见护理诊断/问题

(一)疼痛

疼痛与深静脉回流障碍或手术创伤有关。

(二)知识缺乏

缺乏预防本病发生的知识。

(三)潜在并发症

出血、血栓再形成。

四、主要护理措施

(一)缓解疼痛

1.加强皮肤护理

皮肤温度反映微循环情况,静脉栓塞的组织缺血、缺氧,皮肤温度逐渐由暖变冷,以肢端为重,并出现青紫斑花。此时应采取保暖措施,防止肢体过凉引起血管痉挛,从而加重疼痛,可采用室温保暖,使温度保持 20～22 ℃,受累肢体用 50％硫酸镁液湿热敷,温度38～40 ℃,以缓解血管痉挛,有利于侧支循环建立,起到减轻疼痛与促进炎性反应吸收的效果。

2.密切观察病情

(1)治疗 DVT 的关键是早期诊断、早期治疗。DVT 早期症状隐匿,症状和体征不明显,只有对高危人群仔细观察,才能发现病情变化。较易被忽视,一旦确诊,多伴有严重并发症。因此,护士要经常深入病房,密切观察患者下肢的颜色,按压局部,感觉其紧张度及温度,对高危人群认真观察,对比双下肢肤色、温度、肿胀程度及感觉,必要时测量双下肢同一平面的周径,发现异常,及时报告医师,才能提高对 DVT 的早期诊断率。

(2)对已经出现了 DVT 的患者,应严密观察全身情况,监测生命体征,注意神志、呼吸,如出现胸闷、胸痛、咳嗽、心悸、呼吸困难、高热、烦躁不安、进行性血压下降,要高度怀疑重要脏器栓塞。观察患肢皮肤色泽、温度、肿胀变化 1 次/小时,每 2 小时测量大腿中下 1/3 处及小腿肿胀处肢体周径,并与健侧比较,观察栓塞进展程度,做好记录。

3.体位护理

对已出现 DVT 症状的患者,血栓形成后 1～2 周内应卧床,抬高患肢 20°～30°,膝关节屈曲 15°,以促进血液回流。注意患肢保暖,室温保持在 25 ℃左右。患肢可穿弹力袜或用弹力绷带包扎,不能过紧,不得按摩或做剧烈运动,以免造成血栓脱落,严密观察患肢体温、脉搏及皮温变化,每天测量并记录患肢不同平面的周径,并与以前记录和健侧周径相比较,以判断疗效。

4.早期活动

抬高下肢,早期活动,促进静脉血液回流。鼓励患者深呼吸及咳嗽。对多种 DVT 高危因素或高凝状态的患者,最有效的预防方法是增加活动量,鼓励患者早期下床活动。床上活动时避免用力或动作过大,禁止患肢按摩,避免用力排便,以防血栓脱落致肺栓塞。待肢体肿胀基本消退(与健侧相应部位肢体周径

＜0.5 cm,患肢柔软)后,方可重新开始轻微活动。由于患肢血液循环差,受压后易引起压疮,应加强基础护理,可用厚约 10 cm 的软枕垫于患肢下。术后 24 小时就应开始做下肢抬高训练,不能下床者,应鼓励并督促患者在床上主动屈伸下肢做跖屈和背屈运动,内、外翻运动,足踝的环转运动。不能活动者,由护士或家属被动按摩下肢腿部比目鱼肌和腓肠肌。

5.心理护理

下肢静脉栓塞突发的下肢剧烈疼痛和肿胀易使患者产生恐惧和焦虑心理,患者会担心手术已失败,出现烦躁、失望,对治疗、手术产生疑问,心理压力重,护士要做好解释、安抚工作,应给予心理支持和安慰,帮助患者和家属了解疾病治疗的进展,分析致病的原因、治疗方法以及可能出现的并发症,消除其顾虑,取得其配合并接受治疗。

6.有效止痛

疼痛剧烈或术后切口疼痛的患者,可遵医嘱给予有效止痛措施,如口服镇痛药物、间断肌内注射哌替啶或术后应用镇痛泵等。

7.非药物性措施

分散患者注意力,如听音乐、默念数字等。

(二)加强相关知识的宣教

1.做好健康教育

对有高血压、高血脂、高龄、吸烟、糖尿病、肥胖、小腿水肿、尿毒症、下肢静脉曲张、心功能不全、凝血机制异常等需手术的高危患者加强评估,做好高危人群宣教。高危人群如果没有预防措施,患小腿 DVT 的机会为 $40\%\sim80\%$,下肢近侧 DVT 的机会为 $10\%\sim20\%$,致命性肺动脉栓塞的机会为 $1\%\sim5\%$。护理人员应对 DVT 加以重视,加强评估,做好高危人群的宣教。

(1)术前护士对患者及其家属加强卫生宣教,讲解手术后发生 DVT 的病因、危险因素及后果,提高患者的警惕性,配合护士做好自我防护。

(2)讲解 DVT 常见的症状,告知患者,如有不适,及时告诉医师、护士。

(3)劝其戒烟,避免高胆固醇饮食,给予低脂、富含纤维素饮食,多饮水,保持大便通畅。

(4)讲解术后早期活动的重要性,指导患者正确的活动方法。

2.饮食护理

向患者及其家属讲解食物与疾病的关系,主要保证食物中充分的水分和营养。避免高胆固醇饮食,给予高蛋白、高纤维、高维生素、易消化饮食,保障营养的充分补充。避免大便干燥、秘结,如患者已发生大便秘结,可服用缓泻剂处理。避免用力排便致使腹压升高。影响下肢静脉回流。同时也可喝果汁和水,使血液黏稠度降低,增加血流速度,从而预防 DVT 的形成。

(三)并发症的预防和处理

1.预防出血

药物预防即用肝素、华法林等抗凝药物降低血液黏滞性,预防血栓形成。低分子量肝素由于其抗凝作用强,很少引起出血,不需监测凝血酶原时间等优点,在预防 DVT 上取得了较好的效果。常用方法:低分子量肝素 0.4 mL 腹壁皮下注射,1 次/天,连续 7 天。在应用低分子量肝素时,应注射在腹壁前外侧,左右交替。对 DVT 高危患者,口服阿司匹林也可预防 DVT 的发生。在应用肝素时应同时监测凝血酶原时间,有严重肝肾功能不全者不能用。低分子量肝素应用时要注意观察有无不良反应。

(1)观察抗凝状况。①肝素:若测得凝血时间为 20～25 分钟,应请示医师调整用药剂量。②香豆素类药物:用药期间应每天测定凝血酶原时间,测定结果应控制在正常值的 20%～30%。

(2)观察出血倾向:在抗凝治疗时要严密观察有无全身性出血倾向和切口渗血情况,做好记录。

(3)紧急处理出血:若因肝素、香豆素类药物用量过多引起凝血时间延长或出血,应及时报告医师并协助处理,包括暂停或减量使用药物,必要时给予鱼精蛋白拮抗或静脉注射维生素 K1,必要时给予输新鲜血。

(4)机械预防:包括间歇或持续小腿气动压迫、分级压力袜、使用弹力绷带等。气动压迫是对套在肢体末端的袖套充气和放气来促进血液流动和深静脉血回流至心脏。分级压力袜是通过外部压力作用于静脉管壁来增加血液流速和促进血液回流,它能提供不同程度的外部压力(踝部可达 100%,小腿中部 70%,大腿中部 40%)。在普外科手术中,单独采用分级压力袜,血栓的发生率为 21%,如分级压力袜和小剂量肝素联合应用降为 4%。许多学者认为,联合应用分级压力袜和低分子量肝素的效果最佳。

2.预防血栓再形成

(1)卧床休息:急性期患者应绝对卧床休息 10～14 天,床上活动时避免动作幅度过大;禁止按摩患肢,以防血栓脱落和导致其他部位的栓塞。

(2)肺动脉栓塞:肺栓塞最常见的血栓来自下肢深静脉,约占 95%。肺栓塞实际上是 DVT 的并发症,严重者可造成猝死,大多数肺栓塞临床表现轻微,产生明显症状和体征时,又缺乏特异性,易与其他导致心肺功能异常的疾病混淆。注意观察高危人群肺栓塞的三联征表现:血痰、咳嗽、出汗,血痰、胸痛、呼吸困难,呼吸困难、胸痛、恐惧等。若患者出现以上情况,提示可能发生肺动脉栓塞,应给予紧急支持性护理,立即嘱患者平卧,避免做深呼吸、咳嗽、剧烈翻动,同时立即鼻导管或面罩吸氧,急性呼吸窘迫患者可给予气管插管或机械通气。遵医嘱静脉输液以维持和升高血压。尽量安慰患者,减轻患者的恐惧。如无溶栓禁忌证,立即给予溶栓联合抗凝治疗。

(四)抗凝及溶栓治疗的护理

1.抗凝

抗凝治疗可防止血栓发展和复发,并可溶解已存在的血栓。常用的抗凝药物为普通肝素及华法林。治疗过程中常见不良反应是出血,注意有无出血倾向,特别注意观察胃肠道、颅内、鼻腔、牙龈、皮下有无异常出血,有无血尿等,可及时调整或减少抗凝及溶栓药量。加强凝血功能监测,用药过程中需定期复查活化部分凝血活酶时间,使患者活化部分凝血活酶时间延长至正常的 1.5～2.5 倍,这样既能有效抗凝,也使出血并发症的危险降至最低。

2.溶栓

常用的溶栓药物是尿激酶,溶栓护理包括以下内容。

(1)疗效观察:用药后每 2 小时观察患肢色泽、温度、感觉和脉搏强度。注意有无消肿起皱,每天定时用皮尺精确测量并与健侧肢体对照,对病情加剧者,应立即向医师汇报。

(2)并发症观察:最常见的并发症为出血。多为牙龈出血、出血、注射部位出血、泌尿或消化道出血及手术切口的血肿和出血。用药后需严密观察出血倾向,每周查凝血酶原时间2次。沙克芳等在溶栓时采用静脉留置套管针穿刺后接三通,肝素盐水封管的方法,避免了反复穿刺抽血给患者造成的痛苦及对血管的损害,值得借鉴。

(3)溶栓后不宜过早下床活动,患肢不能过冷过热,以免部分溶解的血栓脱落,造成肺栓塞。

(4)加强宣教:应注意增强患者的自我预防意识,如刷牙时动作轻柔、防止跌伤、避免抠鼻、注意在饮食中添加蔬菜、防止便秘引起痔出血。

(五)手术疗法的护理

下肢深静脉栓塞可用手术治疗,尤其是髂股静脉血栓形成不超过 48 小时者,术前做好常规准备外,还应全面了解年老体弱患者心、脑、肺、肝、肾等重要器官功能,了解出、凝血系统的功能状态。实践证明,静脉取栓术加溶栓抗凝支持治疗效果优于非手术治疗。术后患肢用弹力绷带包扎并抬高,注意观察患肢远端的动脉搏动、血运、皮肤温度及肿胀消退情况。

(六)就诊指标

突然出现下肢剧烈胀痛、浅静脉曲张伴有发热等,应警惕下肢 DVT 的可能,及时就诊。

五、护理效果评估

(1)患者自述疼痛(下肢或手术切口)得到缓解或疼痛。

(2)绝对卧床期间,生理需求得到满足。

(3)患者的并发症能得到预防、及时发现和处理。

第八节　腹主动脉瘤

一、疾病概述

(一)病因与病理

引起腹主动脉瘤的主要病因是粥样硬化(欧美国家尤为突出)、创伤、感染、梅毒、结核、先天性发育不良、马方综合征、大动脉炎等。腹主动脉瘤根据其结构可分为真性动脉瘤及假性动脉瘤,前者由血管壁的全层构成,而后者则仅由纤维组织所构成。真性动脉瘤多为动脉粥样硬化所致,由于动脉壁血供障碍,使得管壁肌组织及弹力组织变薄、断裂,逐渐为纤维组织所取代。在血流压力的冲击下,局部扩张形成动脉瘤,其形态多为梭形。假性主动脉瘤多为创伤所致,动脉受伤后,血液在局部软组织内形成局限性血肿,该血肿与动脉直接相通。血肿表层逐渐机化成纤维组织包囊,囊内衬有从动脉壁裂口缘延伸出来的内皮细胞,这样就形成假性动脉瘤,其形态多为囊状。

(二)临床症状与体征

腹主动脉瘤多无症状,常为体检、腹部手术及影像学检查时偶然发现,少数有较明显的脐周或中上腹痛。腹痛累及腰背部时,提示瘤体压迫或侵蚀椎体,或后壁有较小破裂形成腹膜后间隙血肿之可能。腹主动脉瘤压迫邻近组织器官时,可出现相应症状。瘤体内附壁血栓脱落进入下肢动脉时,则发生下肢缺血。腹主动脉瘤破裂前多无先兆,若腹痛加剧或突然出现腹部剧痛,则应警惕破裂。破裂到腹腔致严重出血性休克,到肠道出现消化道大出血,入腹膜后间隙有腰肋部肿块及皮下瘀斑。

体征:脐周尤其是左上腹可扪及膨胀搏动性肿块,小至 3 cm,大至 20 cm 以上,不活动,多无触痛及压痛。偶可扪及震颤,并有收缩期杂音。腹主动脉瘤多在肾动脉以下,瘤体距左肋缘>3.5 cm。有时可伴狭窄性病变,为此应检查其他动脉,尤其是下肢动脉搏动情况。

(三)影像学检查

B超(尤其是彩色多普勒)、CT 及 MRI 检查可明确动脉瘤的诊断,尤其是后两者,可显示主动脉瘤的部位、大小、瘤腔内血栓情况及邻近组织器官与主动脉瘤的关系等。CT 三维重建及磁共振血管成像(MRA)可更清楚地显示整个腹主动脉瘤及邻近血管的情况。动脉造影可术前单独进行,更多的是与介入治疗同时进行。造影可显示主动脉瘤的部位、大小、范围,动脉壁情况,分支累及情况,侧支循环及与邻近组织器官的关系,是诊断及治疗的重要依据。但如瘤腔内有血栓时,则较难正确地显示瘤体大小。由此可见,综合应用多种影像检查,可在治疗前对动脉瘤有更正确的了解。

(四)适应证

经皮穿刺血管内支架置入术治疗腹主动脉瘤的原理,是把血管内支架固定在瘤体远近端颈部,并将支架两端与动脉内膜之间隙完全封闭,这便将动脉瘤排除在血液循环之外,使瘤腔内形成血栓以防止破裂。适应于肾动脉开口以下 2 cm、有较好瘤颈、瘤体无明显成角、伴肠系膜下动脉闭塞或狭窄者。

(五)禁忌证

(1)双侧髂动脉阻塞或狭窄,因内支架释放系统无法通过。

(2)动脉瘤近端颈部长度<1 cm,因内支架近端无法固定封闭,远端颈部的长短不限。

(3)肠系膜上动脉狭窄或肠系膜下动脉粗大,因可引起肠缺血坏死。

(4)严重心、肾功能障碍。

(5)有严重出血倾向者。

(6)腰动脉有脊髓动脉分支者。

(六)术前准备

1.物品准备

准备各种介入器材。

2.药品准备

利多卡因、对比剂、肝素、鱼精蛋白、地塞米松、硝酸甘油、地西泮、0.9%氯化钠注射液和急救药品等。

3.完善检查

内支架置入前一定要行 CT 血管成像、CT 三维重建及 MRA 检查,以准确测量瘤体大小及近端颈部长短,对瘤体长度的估计宁长勿短。

(七)操作技术

(1)患者仰卧位,其背后沿胸腹主动脉纵轴体表投影放置不透 X 线的尺子。皮肤消毒,铺无菌单。

(2)局麻或全麻下,选择髂总动脉扭曲不严重的一侧行腹股沟纵切口,暴露股动脉。

(3)直视下直接穿刺股动脉并送入软头导丝,其前端至胸主动脉远端。

(4)沿导丝送入猪尾导管,其前端至腹腔动脉干水平,行胸腹主动脉造影。确定腹主动脉瘤的口径和病变长度,明确肠系膜下动脉及腰动脉的血供情况。

(5)全身肝素化。

(6)沿导管送入超硬导丝,撤出导管。

(7)自穿刺部位切开股动脉。

(8)置入内支架。①置入直筒型内支架(适用于仅限于腹主动脉病变者):沿导丝送入内支架放送系统,其前端达肾动脉开口以下位置,固定推送杆,回撤外鞘管,释放内支架;充盈推送杆远端的球囊,逐段扩张内支架,使之充分膨胀后撤出内支架放送系统后,缝合股动脉、皮下组织及皮肤。②置入带肢体型内支架(适用于病变累及髂动脉者):支架置入方法及路径同上述方法,肢体支架需经另一侧股动脉穿刺送入,其前端与主支架重叠衔接。

(9)再次主动脉造影,观察内支架的位置及膨胀情况。

(10)撤出造影导管、鞘管。

(11)压迫穿刺部位,止血后加压包扎。

（12）术后常规应用抗凝药物。

(八)并发症与防治

1.微小栓塞

与操作有关的并发症主要是广泛微小栓塞,如下肢、内脏动脉栓塞等。常见于大而扭曲的腹主动脉瘤,并可致弥散性血管内凝血。多为导丝在通过瘤体时引起瘤内血栓脱落所致,操作越多,血栓脱落的危险性就越大。

2.预防措施

（1）对大动脉瘤患者使用软头导丝。

（2）准确估计瘤体长度,以减少不必要的操作。

二、护理评估

(一)术前评估

1.健康史

通过详细询问病史,初步判断发病原因。了解患者的发病情况及以往的诊治过程。有无高血压、动脉粥样硬化、心脏病、创伤等病史。有无颅脑外伤史,有无其他伴随疾病。对于先天畸形患者,了解其母在妊娠期间有无异常感染、放射线辐射及分娩过程中有无难产等。

2.身体状况

了解疾病特征、类型、重要脏器功能等。评估患者的生命体征、意识状态、瞳孔、肌力及肌张力、深浅反射、感觉功能、心脏功能、疼痛程度、自理能力等。评估各项检查结果,估计可能采取的介入治疗术方式及患者对介入治疗术的耐受力,以便在介入术前后提供针对性护理。

3.心理-社会支持状况

评估患者及家属的心理状况,患者及家属对疾病及其介入治疗术方式、目的和结果有无充分了解,其认知程度如何,对介入术的心理反应或对急诊手术有无思想准备,有何要求和顾虑。患者对接受介入治疗术、介入术可能导致的并发症、生理功能改变及预后的恐惧、焦虑程度和心理承受能力。

(二)术后评估

1.术后了解

了解介入治疗术方式、麻醉方式、穿刺入路及术中各系统的功能状况。

2.术后病情观察

(1)全麻患者是否清醒,清醒后躁动的原因,对疼痛的忍受程度。

(2)心、脑、呼吸功能的监测:意识恢复情况,有无昏迷迹象;术后心功能状况及心电监护指标的变化;有无缺氧表现,呼吸状态,观察有无并发症的发生。

(3)血液供应与微循环情况:皮肤色泽、温度、湿度,双侧足背动脉的搏动情况。

(4)穿刺点或血管切开处:敷料是否渗血,包扎松紧是否适宜。

(5)肾功能监测:观察尿量多少及颜色变化。

(6)心理状况与认知程度:患者及家属能否适应监护室的环境,心理状态如何,对介入术治疗后健康教育内容和出院后康复知识的掌握程度。

三、常见护理诊断/问题

(一)焦虑/恐惧/预感性悲哀

这些心理表现与先天畸形、动脉瘤的诊断、担心手术效果有关。

(二)疼痛

疼痛与动脉内膜剥离有关。

(三)身体移动障碍

身体移动障碍与医源性限制有关。

(四)知识缺乏

缺乏与所患疾病相关的防治和康复知识。

(五)潜在并发症

动脉瘤破裂出血、血栓形成/栓塞、感染、肾功能不全等。

四、预期目标

(1)患者及家属心态平稳,恐惧或焦虑状况减轻,能够接受疾病的现实,主动参与治疗与护理。

(2)患者能平稳渡过疼痛期,对止痛措施表示满意。

(3)患者卧床时的各项生理需要得到满足。

(4)患者及家属能掌握健康教育内容,主动进行自我护理。

(5)患者无并发症发生,或并发症发生后能及时发现和处理。

五、护理措施

(一)术前护理

1.心理护理

经皮穿刺血管内支架置入术同传统外科手术相比有其特殊的一面,从而使得患者的心理表现亦随之变化。主要表现在两方面。

(1)特定知识缺乏:由于对腹主动脉瘤的病情不了解,从而表现出一种满不在乎的、过于乐观的情绪,如逛病区、和其他患者聊天、接受过多访视等,除能坚持戒烟及控制血压外,对别的护理要求表现不热情。对此,首先要肯定其乐观情绪,同时也相应地增加患者术前的自我保护意识,委婉向患者讲明:①"微创"是相对的,经皮穿刺血管内支架移植物置放术只是相对传统手术而言系微创,由于介入术采用全身麻醉,术中机体又要承受 X 线照射,因此术前注意休息、增加机体储备、增加机体抵抗力,对术后顺利恢复是非常重要的。②过多的运动及情绪激动是危险的,可引起腹内压增高,易诱发瘤体破裂。③应正视全身其他部位病变的处理。感冒引起的剧烈咳嗽、打喷嚏、便秘、前列腺增生导致的用力排便均可引起腹压增高,使瘤体破裂,因此需认真对待。

(2)预感性悲哀:表现为情绪低落,对治疗信心不足,从而不太配合治疗。主要有以下原因:①过于担心腹主动脉瘤突然破裂致生命不保、置入支架后出现内瘘等并发症导致疗效不佳。②对腹主动脉瘤本身认识错误,认为腹主动脉瘤系"肿瘤",虽经劝说,但对治疗的后期效果心存疑虑;患者对相对较高的医疗费用带给家庭的负担产生内疚感,从而导致治疗态度犹豫不决。因此,首先应告知患者该治疗是微创手术,风险低、预后良好,应以乐观的态度对待疾病。而平常只要注意休息,瘤体破裂出血的可能性是非常小的。其次,指导患者正确认识本病,腹主动脉瘤是胸腹主动脉某一段的局部扩张,是良性病变,并非恶性肿瘤。另外,让患者家属协同做患者的思想工作,帮助患者消除后顾之忧。

2.术前指导

(1)饮食指导:给患者以高蛋白、高热量、高维生素、低脂、易消化饮食,术前3 天给予软食,从而提高患者的手术耐受力,保持大便通畅及防治便秘。

(2)体位指导:卧床休息,避免猛烈转身、腰腹过屈、碰撞、深蹲等不当的体位,避免剧烈咳嗽、打喷嚏等,以免引起腹内压增高,诱发瘤体破裂。

(3)戒烟:因手术需在全麻下进行,为保证术中、术后肺功能恢复,入院后吸烟患者全部戒烟,术前3 天雾化吸入,并指导患者呼吸训练。

3.血压的监测

动脉瘤破裂大出血是死亡的主要原因,任何因素引起的动脉压升高,都是引起动脉瘤破裂的诱因。入院后除严密观察血压外,高血压患者应给予降压药物,根据血压给予硝普钠微量泵静脉注射 $0.5\sim5\ \mu g/(kg\cdot min)$,并观察药物疗效,使血压控制在 $16.0\sim18.8/8.0\sim10.7\ kPa(120\sim135/60\sim80\ mmHg)$。应用硝普钠进行降压的同时,注意观察硝普钠的不良反应。杜绝一切外在引起血压升高的因素。

4.预防动脉瘤破裂

监测生命体征,尤其是血压、脉搏的监测。预防感冒,避免剧烈咳嗽、打喷嚏等;保证安全,避免体位不当、外伤等致瘤体破裂。动脉瘤濒于破裂时要绝对卧床休息,适当制动。监测破裂征兆,高度重视剧烈头痛、胸背部疼痛的主诉,若血压先升后降、脉搏增快,则提示破裂。应立即报告医师,迅速建立二路静脉通道(套管针),做好外科手术准备。

5.检验标本和其他资料的采集

了解患者的全身情况,紧凑合理地安排好各项检查,做好各项检查的护送,保证患者安全。采集大小便标本及血标本,除常规检查凝血功能、肝肾功能外,还应包括备血、血气分析,以防突然破裂患者的急用。血气分析一般要求避开股动脉和桡动脉,以保证术中该动脉插管的需要。

6.术前准备

术前常规备皮、药敏试验、测体重(便于掌握术中应用抗凝药物剂量),按医嘱备齐术中用药;术前 6 小时禁食、禁水;高血压患者术晨遵医嘱服用 1 次降压药。根据病情需要留置导尿管。昏迷患者给予留置胃管。记录患者血压、肢体肌力及足背动脉搏动情况,以便术后观察对照。

(二)术后护理

1.生命体征的观察

向术者及麻醉医师询问患者术中情况,了解介入治疗方式,有计划针对性地实施护理。监测生命体征,尤其是血压、中心静脉压和心率的变化。动脉瘤患者术后大部分表现为高动力状态,心率快,血压高,术后继续应用微量泵静脉注射硝普钠,维持收缩压 $12.0\sim14.7\ kPa(90\sim110\ mmHg)$、平均动脉压 $9.3\sim10.7\ kPa(70\sim80\ mmHg)$,并根据血压随时调整硝普钠浓度,待血压稳定后停止用药及检测。有效控制血压,有利于动脉夹层的稳定。

2.体位护理与活动

术后回监护室,因腹主动脉内有血管支架,搬运患者时需轻抬轻放,麻醉清醒后给予床头抬高位,尤其是腹膜后径路手术的患者,可减轻腹部张力。穿刺侧肢体平伸制动 12 小时,做好肢体制动期间患者的护理。术后当天床上做足背屈伸运动,若伤口无明显渗血,则鼓励患者早期下床活动,术后第 2~3 天在体力允许的情况下可下床在室内活动,这样既促进患者的肠蠕动,增加食欲,又增强其自信心,并促进体力恢复,但不可剧烈运动,应循序渐进。

3.穿刺或切开肢体护理

切开穿刺处绷带加压包扎 24 小时或沙袋压迫 6 小时,观察切开穿刺部位有无渗血、出血,有无血肿形成。观察切开穿刺侧肢体远端血液循环情况,经常触摸穿刺肢体的足背动脉和皮肤温度,双足同时触摸,以便对照;观察皮肤颜色,检查肌力的变化;询问患者有无疼痛及感觉异常,如有异常应警惕动脉血栓形成或动脉栓塞发生,及时报告医师,分析原因进行处理。

4.呼吸道护理

患者多为高龄,常伴心肺疾病,且是全麻术后,因此密切观察患者的心肺功能变化,监测血氧饱和度,随时听诊双肺呼吸音,给予吸氧、雾化吸入,协助患者翻身、叩背、咳痰,维持血氧饱和度在 98% 以上,但应避免患者剧烈咳嗽;有躁动时给予镇静药物。

5.抗凝治疗的护理

为了预防血栓及栓塞的形成,术中给予肝素化;另外置入体内的带膜支架材料也需小剂量抗凝,术后每天静脉滴注 2 万~3 万单位肝素,以使部分凝血酶原时间延长至 60 秒。然后口服阿司匹林每天100 mg,或其他抗凝剂 6 个月。使用抗凝药物期间应严密观察有无出血情况,密切观察切口处有无渗血及皮下血肿、牙龈出血、尿血、皮肤出血点等出血倾向。

6.常见并发症的观察及护理

(1)动脉栓塞:由于整个手术过程均在血管腔内操作,因此,如动脉壁硬化斑块脱落或损伤血管壁可导致急性动脉栓塞、血栓形成。动脉插管易损伤血管内膜,引起管壁发炎增厚、管腔狭小以及血液黏性改变,均可导致血栓形成。另外,与术中置管时间过长、抗凝药物用量不足、反复穿刺致局部血管广泛损伤和沙袋过度压迫有关。为严防血栓形成,除技术熟练及正确使用沙袋外,还应严密观察患侧足背动脉搏动是否减弱或消失,肢体有无麻木、肿胀、发凉、苍白、疼痛。发生上述情况应立即采取溶栓治疗。另外,由于血管内支架有可能阻塞肾动脉开口或脱落的附壁血栓引起肾动脉栓塞,将导致一侧或双侧肾衰竭,因此术后要注意观察尿量并做好记录,遵医嘱及时复查肾功能。

(2)内支架置入术后综合征:主要表现为发热、血小板下降。内支架置入体内与机体之间有免疫反应,术中导丝、导管以及移植物的鞘管对机体的刺激,使得术后可能有体温升高的吸收热现象。除给予抗炎、对症处理外,应主动向患者及家属做好解释,使他们放心。血小板下降考虑因素:①介入术后,被隔绝的瘤腔内血液停滞、形成血栓消耗大量血小板。②术中大量放射线照射对患者造血系统有影响。一般两周后逐渐恢复正常。

(三)健康教育

1.饮食方面

告知患者本病的发生与动脉粥样硬化有关,动脉粥样硬化的形成与饮食有很大关系,故嘱患者食清淡、低脂肪、低胆固醇、高蛋白的食物,多食水果、蔬菜等含维生素丰富的膳食。

2.保持良好的心理状态

避免情绪激动,避免剧烈活动,劳逸结合。

3.遵医嘱坚持服用降压药及抗凝药

并向患者详细讲解抗凝药物的服用方法及重要性。不能进入高磁场所(如磁共振检查、高压氧治疗等),因体内移植物为金属支架,避免干扰,造成不了影响。

4.其他

告知患者为观察支架是否移位、脱漏、栓塞等并发症,术后应遵医嘱定期复查。

第三章

妇产科护理

第一节　盆腔炎性疾病

盆腔炎性疾病指女性上生殖道的一组感染性疾病,主要包括子宫内膜炎、输卵管炎、输卵管卵巢脓肿、盆腔腹膜炎。炎症可局限于一个部位,也可同时累及几个部位,以输卵管炎、输卵管卵巢炎最常见。盆腔炎性疾病多发生在处于性活跃期、有月经的女性中,初潮前、无性生活和绝经后女性很少发生盆腔炎性疾病,即使发生也常常是邻近器官炎症的扩散。盆腔炎性疾病若未能得到及时、彻底治疗,可导致不孕、输卵管妊娠、慢性盆腔痛,炎症反复发作,从而严重影响女性的生殖健康,且增加家庭与社会经济负担。

一、临床表现

(一)不孕

输卵管粘连阻塞可致患者不孕。

(二)异位妊娠

盆腔炎性疾病后异位妊娠发生率是正常女性的8~10倍。

(三)急性盆腔炎

因炎症轻重及范围大小而有不同的临床表现。发病时下腹痛伴发热,重者可有寒战、高热、头痛、食欲缺乏。患者体温升高,心率加快,腹胀,下腹部有压痛、反跳痛及肌紧张,肠鸣音减弱或消失。妇科检查可见阴道充血,并有大量脓性分泌物从宫颈口流出;穹隆有明显触痛,宫颈充血、水肿、举痛明显;宫体增大,有压痛,活动受限;子宫两侧压痛明显,若有脓肿形成则可触及包块且压痛明显。

(四)慢性盆腔炎

全身症状多不明显,有时出现低热、乏力。慢性炎症形成的瘢痕粘连以及盆腔充血,常引起下腹部坠胀、隐痛及腰骶部酸痛。常在劳累、月经前后、性交后加重。

二、辅助检查

(一)妇科检查

若为输卵管病变,则在子宫一侧或双侧触及呈索条状增粗的输卵管,并有轻度压痛;若为盆腔结缔组织病变,子宫常呈后倾后屈,活动受限或粘连固定。

(二)实验室检查

白细胞总数及中性粒细胞数增高,血沉增快。高热时应做血培养,宫颈分泌物培养及药敏试验。

(三)后穹隆穿刺

在脓肿形成时,如抽出脓液即可确诊。

(四)超声检查

如果条件允许,还应给患者做超声检查以了解盆腔内有无包块。如有包块,看是否为脓肿。

三、评估与观察要点

(一)健康史

询问患者既往是否患有盆腔炎或邻近器官炎症(阑尾炎、腹膜炎)、是否有流产史及妇科手术史。评估患者经期卫生习惯、不洁性生活史、早年性交、多个性伴侣、性交过频等。评估患者的生命体征,是否有下腹痛、腰骶部疼痛,疼痛的性质及程度,阴道分泌物的量及性质。

(二)观察要点

妇科检查穹隆是否有明显触痛,宫颈充血、水肿、举痛明显;是否有宫体增大,有压痛,活动受限;子宫两侧压痛是否明显,若有脓肿形成则可触及包块且压痛明显。

(三)心理-社会状况

评估患者有无心理问题,对疾病及治疗方法的认识及接受情况。患者家人对疾病的态度。

四、护理措施

(一)病情观察

严密观察患者生命体征,高热患者给予物理降温,并及时通知医师,根据医嘱用药,并观察用药后反应和效果。观察患者腹痛情况及性质,如有病情变化及时报告医师,必要时根据医嘱给予镇静止痛药物。

(二)个人卫生

教会患者每天用流动温水清洗会阴2次,嘱其勤换会阴垫及内裤。

五、健康指导

(1)让患者坚持锻炼,增强抵抗力。避免过度劳累,预防慢性盆腔炎急性发作。

(2)纠正患者不良饮食习惯,注意饮食营养。饮食宜营养丰富,给予高热量、高蛋白、高维生素、易消化食物。忌食油腻、辛辣、生冷、寒凉的食物。鼓励患者多饮水。加强锻炼,增强体质。

第二节 子宫内膜异位症及子宫腺肌病

子宫内膜异位性疾病包括子宫内膜异位症及子宫腺肌病,两者均由具有生长功能的异位子宫内膜所致,临床上常可并存。

一、子宫内膜异位症

具有生长功能的子宫内膜组织(腺体和间质)出现在子宫体以外的部位时称为子宫内膜异位症。

(一)临床表现

子宫内膜异位症的临床表现多种多样,病变部位不同,临床表现也不相同。常有痛经、慢性盆腔痛、性交痛、月经异常和不孕。部分患者无任何症状。

1.痛经和慢性盆腔痛

此病最典型的症状为继发性痛经,呈进行性加重。典型的痛经常于月经开始前1~2天出现,月经第1天最剧烈,以后逐渐减轻并持续至整个月经期。疼痛部位多为下腹深部和腰骶部,并可向会阴、肛门、大腿放射。部分患者伴有直肠刺激症状,表现为稀便和大便次数增加。疼痛程度与病灶大小不一定成正比。偶有患者长期下腹痛,腹痛时间与月经不同步,形成慢性盆腔痛,至月经期加剧。

2.性交痛

一般表现为深部性交痛,月经来潮前性交痛更明显。多见于直肠子宫陷凹有子宫内膜异位病灶或因病变导致子宫后倾固定的患者。

3.月经异常

15%~30%患者有经量增多、经期延长或经前点滴出血。

4.不孕

患者不孕率高达40%。

5.急腹症

卵巢子宫内膜异位囊肿破裂,可引起突发性剧烈腹痛,伴恶心、呕吐和肛门坠胀。破裂多发生在经期前后或经期,部分也可能发生在排卵期。

6.其他症状

盆腔外组织有异位内膜种植和生长时,多在病变部位出现结节样肿块,并伴有周期性疼痛、出血或经期肿块明显增大,月经后又缩小。

较大的卵巢子宫内膜异位囊肿在腹部可扪及囊性包块,腹部瘢痕子宫内膜异位病灶可在切口瘢痕内触及结节状肿块,囊肿破裂时出现腹膜刺激征。盆腔检查典型者可发现子宫多后倾固定。

(二)辅助检查

1.影像学检查

腹部和阴道B超检查是鉴别卵巢子宫内膜异位囊肿和直肠阴道隔内异位症的重要手段。它可确定卵巢子宫内膜异位囊肿的位置、大小、形状和囊内容物,与周围脏器,特别是与子宫的关系等。

2.糖类抗原125值测定

糖类抗原125为卵巢癌相关抗原。轻度子宫内膜异位症患者血清糖类抗原125水平多正常,中至重度患者血清糖类抗原125值可能会升高,但一般均为轻度升高,多低于100 U/mL。

(三)评估与观察要点

1.健康史

询问年龄、婚姻状况等信息。了解患者月经情况,初潮年龄,月经周期长短及月经量。有无腹痛,腹痛的发作时间特点、程度以及对于日常生活的影响,缓解方式等。是否生育及将来生育计划。有无内膜异位症相关手术史。

2.观察要点

患者痛经时表现及主诉及疼痛程度、疼痛部位有无伴发症状,如疼痛时恶心、呕吐、排便异常等。

3.心理-社会状况

患者及其家人对患者的态度和对疾病的认知程度。评估患者情绪变化等。

(四)护理措施

1.术前护理

(1)肠道准备:术前一般禁食 12 小时、禁水 8 小时。根据患者子宫内膜异位症的盆腔粘连程度行肠道准备。

(2)阴道准备:需术中放置举宫器及做好涉及子宫腔、阴道操作的手术准备,术前行阴道冲洗或用碘伏棉球擦洗 1~2 次,术日晨再次擦洗阴道,尤其宫颈管的清洁。行腹腔镜手术的患者,备好腹部敷料,开腹手术的患者准备沙袋和腹带。

2.术后护理

(1)术后监测生命体征:全麻下手术的患者需监测血氧饱和度,并给予吸氧。

(2)术后观察:全麻手术的患者术后 6 小时内,观察患者意识及有无恶心、呕吐等表现,意识清楚无恶心、呕吐的患者可采取去枕卧位或头部枕薄枕使头部与肩部水平,患者可床上翻身。腰麻和硬膜外麻醉的患者术后 4~6 小时去枕平卧位,并使头偏向一侧,观察有无恶心、呕吐等症状。手术 6 小时后患者可着枕头,鼓励患者床上翻身和活动,促进肠蠕动,预防肠粘连。

(3)鼓励患者早下床活动:注意活动安全。卧床时取半卧位姿势,腹肌放松,以减轻疼痛,并使渗出液局限在盆腔。

(4)保持管路通畅:留置盆腔引流管者观察引流液颜色、性质、量,警惕腹腔内出血。

(5)观察伤口渗出情况:密切观察伤口有无渗出及时更换敷料等。

(6)评估患者疼痛程度,遵医嘱给予止痛药物。

(7)心理护理:子宫内膜异位症患者术后复发率较高,有时对于不孕症的患者容易出现负性心理情绪,应倾听患者主诉,了解其心理情况,提供心理支持。鼓励家属多关心患者,给予心理安慰。

(五)健康指导

(1)妊娠可缓解子宫内膜异位症,有生育需求的患者,术后应尽早妊娠。

(2)使用性激素进行假孕或假绝经治疗为子宫内膜异位症患者保守治疗或术后联合治疗的常用方法,但使用性激素替代治疗的患者注意药物不良反应,如使用雌激素的药物须警惕血栓风险,使用促性腺激素释放激素拮抗剂假绝经治疗的患者须注意骨质丢失的问题,注意补钙。

二、子宫腺肌病

当子宫内膜腺体及间质侵入子宫肌层时,称子宫腺肌病。

(一)临床表现和分类

1.临床表现

(1)月经量过多、经期延长,月经过多发生率为 40%～50%,表现为连续数个月经周期中月经期出血量多,一般>80 mL。

(2)逐渐加重的进行性痛经,疼痛位于下腹正中,常于经前 1 周开始,直至月经结束,子宫腺肌病痛经的发生率为 15%～30%。

(3)子宫呈均匀增大或有局限性结节隆起,质硬且有压痛,经期压痛更甚。

(4)妇科检查子宫均匀性增大或局限性结节隆起,质硬有压痛。

2.临床分类

(1)弥漫性:子宫均匀性增大,前后径增大明显,呈球形,一般不超过 12 周妊娠子宫大小。

(2)局限性:局限性生长形成结节或团块,似肌壁间肌瘤,称为子宫腺肌瘤。

(二)辅助检查

1.B超检查

可见子宫均匀增大或局限性隆起。

2.影像学检查

对诊断有一定的帮助,可酌情选择,疾病确诊取决于术后的病理学检查。

3.血清糖类抗原 125 测定

血清糖类抗原 125 水平增高。

4.腹腔镜检查

可见子宫均匀增大或局限性隆起、质硬,外观灰白或暗紫色,表面可见一些浆液性小泡或结节。

(三)评估与观察要点

1.健康史

患者的年龄、妊娠、分娩次数、手术史、月经史。

2.观察要点

经量有无增多、经期延长、逐渐加剧的痛经,患者是否贫血等。

3.心理-社会状况

评估患者对疼痛产生的恐惧,对月经改变产生焦虑,担心手术效果等。

(四)护理措施

1.缓解疼痛

主要通过药物和手术治疗使疼痛症状缓解或消失,但在治疗前可口服止痛药,注意不要形成止痛药物依赖。

2.心理护理

给予心理支持,减轻患者及家属的焦虑,由于患者多数因为病情长且逐渐加重而身心痛苦,护士应该做好心理护理,并要做好疾病的宣教工作,让患者了解相关的疾病及手术相关的知识,药物治疗和手术治疗的适应证与最佳时期,讲解手术方法和术后注意事项,鼓励患者建立治疗疾病的信心,与患者共同寻求最佳治疗方案。

3.治疗护理

(1)药物治疗:对于症状较轻、有生育要求者可使用活血化瘀型中成药、止痛药如吲哚美辛;近绝经期患者可使用口服避孕药、达那唑、孕三烯酮或促性腺激素释放激素拮抗剂治疗,均可缓解症状,但需要注意药物的不良反应,并且停药后症状可重复出现,在应用促性腺激素释放激素拮抗剂治疗时应注意患者骨质丢失风险,可以给予反向添加治疗和钙剂补充。

(2)年轻或希望生育的患者:除考虑药物治疗,还可手术治疗,行病灶挖除术、超声聚焦治疗(海扶刀),但术后有复发风险;对症状严重、无生育要求或药物治疗无效者,可行介入治疗、全子宫切除术。是否保留卵巢,取决于卵巢有无病变和患者年龄。

(3)治疗贫血:患者贫血严重时遵医嘱给予纠正贫血药物治疗,必要时输血。输血时注意速度,防止患者心力衰竭发生。患者贫血,需防范患者起床活动时发生跌倒。卧床治疗期间满足患者生活需要。

4.手术护理

(1)术前准备:遵医嘱完善术前各项检查。

（2）针对患者存在的心理问题做好情志护理。讲解有关疾病的知识、术前的注意事项等。

（3）术前晚间禁食、禁水，肠道准备，必要时遵医嘱予清洁灌肠。

（4）手术前一天清洁皮肤，行手术区备皮，并注意脐部清洁，做好护理记录。皮肤准备时，应注意动作轻柔，刀片勿划破患者皮肤引起感染。

（5）嘱患者取下义齿、贵重物品，并交家属保管。

（6）将病历、X线片、CT片及术中带药等手术用物带入手术室。

（7）再次核对患者姓名、床号、病案号及手术名称。

（8）根据手术要求准备麻醉床、氧气及监护仪等用物。

5．术后护理

全麻患者清醒前去枕平卧，头偏向一侧；硬膜外麻醉患者平卧6小时，头偏向一侧。

病情观察：①观察患者生命体征；②观察阴道出血及腹部切口有无渗血，发现异常报告医师，及时处理；③评估肠蠕动的恢复情况；④保持引流管、导尿管通畅，定时观察颜色、性质及量；⑤定时查看敷料，观察有无出血和分泌物，注意颜色、性质及量，及时更换；⑥评估伤口疼痛的性质、程度、持续时间，并分析疼痛的原因，遵医嘱使用镇痛药；⑦行腹壁手术患者为减轻伤口张力，体位应保持屈膝位；⑧行会阴部手术患者，应注意饮食管理及排便管理，防止大便干燥。同时，为预防伤口感染，术后应保持伤口处皮肤清洁干燥，每天做好会阴护理，做好护理记录。

（五）健康指导

（1）指导患者生活：告知患者经期避免过度或过强体育、舞蹈活动，以防剧烈的体位和腹压变化引起经血倒流。

（2）患者术后知道如何保持会阴和腹部伤口清洁，避免感染。

（3）指导贫血患者除加强营养促进康复，还应注意活动时防止跌倒。指导患者正确服用铁剂。

（4）预防该病发生：避免月经期及月经刚干净时性生活，以免脱落的子宫内膜经输卵管进入盆腔，减少发病因素。

（5）对实施保留生育功能手术的患者，应指导其术后6～12个月内受孕。

（6）对实施切除子宫保留卵巢的患者，应指导其术后服用3～6个月的孕激素，以防复发。

（7）告知患者术后复查时间，观察治疗效果和制订后续的治疗计划。

第三节 功能失调性子宫出血

由于生殖内分泌轴功能紊乱导致的异常子宫出血,称为功能失调性子宫出血。为妇科常见病,可发生在月经初潮至绝经间的任何年龄,分为有排卵性和无排卵性两大类。

一、临床表现

(一)无排卵性功能失调性子宫出血

最常见的临床表现是子宫不规则出血,月经周期紊乱,经期长短不一,经量不定或增多,甚至大量出血。出血期间一般无腹痛或其他不适,出血量多或时间长时可常继发贫血,大量出血可导致患者休克。

(二)排卵性功能失调性子宫出血

一般表现为月经周期规则、经期正常,但经量增多>80 mL。

二、辅助检查

(一)基础体温测定

基础体温测定呈单相型提示无排卵。

(二)实验室检查

血常规检查了解患者有无贫血及血小板计数减少;凝血功能检查了解患者有无凝血功能障碍,并排除凝血和出血功能障碍性疾病;尿妊娠试验或血人绒毛膜促性腺激素检测以排除外妊娠及妊娠相关疾病;血清性激素测定判断有无排卵及黄体功能。

(三)B超检查

了解子宫内膜厚度等,以明确有无宫腔占位病变等。

(四)子宫内膜取样

常进行诊断性刮宫,其目的是止血和明确子宫内膜病理诊断。也可采用子宫内膜活检或宫腔镜检查,明确子宫内膜病理诊断。

三、评估与观察要点

(一)健康史

患者年龄、月经史、生育史、既往疾病史,如患者不能提供,可向患者家属了解相关情况。

(二)观察要点

观察患者生命体征,尤其患者突然大量出血,应评估患者有无失血性休克表现和感染征象;观察阴道出血量,有无贫血及贫血程度。急性大量阴道出血或重度贫血患者应该评估其有无头晕、乏力等跌倒风险。

(三)心理-社会状况

阴道不规则出血,或短期内治疗效果不好的患者常会有焦虑等情绪,青春期少女因担心其以后生育,围绝经期女性担心是否为恶性肿瘤,也会有焦虑等情绪。

四、护理措施

(1)观察生命体征变化,急性大量阴道出血的患者应迅速建立静脉通道,遵医嘱输血和补液,并做好刮宫等手术止血准备。

(2)阴道出血量大的患者及时准确评估出血量,遵医嘱予输血或铁剂等纠正贫血。动态评估患者贫血程度及凝血功能。

(3)对于有跌倒风险的患者,采取相应预防措施。

(4)给予会阴擦洗,遵医嘱应用抗生素预防感染。

(5)提供心理支持,对于有严重心理反应的患者及时汇报医师,并寻求专业人员帮助给予干预。

五、健康指导

(一)饮食指导

进食蛋类、瘦肉、绿叶菜、动物肝脏等含铁丰富的食物,纠正贫血。

(二)用药指导

口服激素类药物治疗的患者应严格按照药物服药,避免漏服和多服。漏服因体内激素水平不足,可出现突破性阴道出血。多服则会有激素不良反应,如增加血栓发生的风险等。

(三)性生活指导

阴道出血期间禁止性生活,行宫腔镜或刮宫术的患者术后1月内应禁止性生活。

第四节 闭 经

闭经为常见的妇科症状,表现为无月经或月经停止。根据既往有无月经来潮,分为原发性闭经和继发性闭经两类。原发性闭经指年龄超过15岁、第二性征已发育、月经还未来潮,或年龄超过13岁尚无第二性征发育者。继发性闭经指正常月经建立后月经停止6个月,或按自身原有月经周期计算停止3个周期以上者。

世界卫生组织将闭经分为3型:Ⅰ型为无内源性雌激素产生,卵泡刺激素水平正常或低下,催乳素水平正常,无下丘脑-垂体器质性病变的证据;Ⅱ型为有内源性雌激素产生,卵泡刺激素及催乳素水平正常;Ⅲ型为卵泡刺激素水平升高,提示卵巢功能衰竭。

一、临床表现

(一)症状

无月经或月经停止,同时可出现疾病相关症状:嗅觉缺失综合征患者可有嗅觉减退或丧失,卵巢早衰有过早绝经并伴有绝经期综合征症状,神经性厌食伴有体重急剧下降。

(二)体征

临床评估可见疾病相关体征。嗅觉缺失综合征患者其内外生殖器均为幼稚型;多囊卵巢综合征患者有毛发增多、肥胖、双侧卵巢增大;先天性下生殖道发育异常可见处女膜闭锁或阴道横隔等。

二、辅助检查

(一)子宫功能检查

1.诊断性刮宫

适用于已婚女性,必要时可在宫腔镜直视下检查。

2.子宫输卵管碘油造影

了解子宫腔及输卵管情况。

3.药物撤退试验

(1)孕激素试验:评估内源性雌激素水平。黄体酮注射液,每天肌内注射20 mg,连续 5 天,停药后出现撤药性出血为阳性反应,提示子宫内膜已受一定水平雌激素影响;停药后无撤药性出血为阴性反应,提示患者体内雌激素水平低下,对孕激素无反应,应进一步行孕激素序贯试验。

(2)雌、孕激素序贯试验:适用于孕激素试验阴性的闭经者。每晚睡前服用妊马雌酮 1.25 mg,共 21 天,最后 10 天加用醋酸甲羟孕酮,每天口服 10 mg,停药后出现撤退性出血为阳性,提示子宫内膜功能正常,可排除子宫性闭经,引起闭经的原因是患者体内雌激素水平低落,应进一步寻找原因。无撤药性出血为阴性,可再重复试验 1 次,若两次试验均为阴性,提示子宫内膜有缺陷或被破坏,可诊断为子宫性闭经。

(二)卵巢功能检查

通过 B 超检查、基础体温测定、宫颈黏液结晶检查、阴道脱落细胞检查、血清激素测定、诊断性刮宫,了解排卵情况及体内性激素水平。

(三)垂体功能检查

通过检测血内催乳素、卵泡刺激素、黄体生成素水平、垂体对促性腺激素释放激素的反应性,了解垂体功能是否正常。

(四)其他检查

B 超检查、染色体检查及内分泌检查等。

三、评估与观察要点

(一)健康史

(1)了解患者年龄、既往健康状况、既往月经情况。

(2)评估患者的闭经类型、时间及伴随症状。①原发性闭经:较少见,常由于遗传性因素或先天性发育缺陷所致,应注意生殖器官和第二性征发育情况及家族史。②继发性闭经:了解闭经发生的时间、是否采取过治疗及治疗措施和用药;了解是否有导致闭经的诱因,如精神因素、体重增减、饮食习惯等。③闭经的发生与下丘脑-垂体-卵巢的神经内分泌调节,以及子宫内膜对性激素的周期性反应和下生殖道的通畅性有关,任何一个环节发生障碍均可导致闭经。

(二)身体状况

(1)观察精神状态、智力发育、营养与健康状况。

(2)检查全身发育及第二性征发育情况。

(3)妇科检查生殖器官有无发育异常、畸形和肿瘤。

(三)心理-社会状况

患者担心闭经对自己的健康、性生活及生育能力有影响,病程过长及治疗效果不佳会加重患者及家属的心理压力,产生情绪低落、焦虑,反过来又加重闭经。

四、护理措施

(一)心理护理

向患者讲解月经的生理知识,使患者了解闭经与女性特征、生育及健康的关系,减轻心理压力,避免闭经加重。对原发性闭经,特别是生殖器官畸形者进行心理疏导,保持心情舒畅,正确对待疾病,提高对自我形象的认识。

(二)一般护理

给予足够的营养,鼓励患者加强锻炼。

(三)用药护理

严格遵医嘱正确使用激素,不擅自停药、漏服,不随意更改药量,说明性激素的作用、不良反应、剂量、用药方法及注意事项。

五、健康指导

(一)生活指导

告知患者,精神紧张、过度劳累、体重下降等可使内分泌调节功能紊乱而发生闭经,鼓励患者保持心情舒畅,有利于疾病治疗。

注意适当增加营养,加强锻炼,保持标准体重,增强体质。

(二)用药指导

该疾病使用激素治疗,告知患者定时服药的重要性,治疗期间不可随意停药、药物加量或减量等,并定期随访。

第五节　多囊卵巢综合征

多囊卵巢综合征是一种复杂的、由内分泌及代谢异常所致的疾病,常见于育龄期女性,以慢性无排卵和高雄激素血症为特征。

一、临床表现

(一)月经紊乱

主要的临床表现为闭经、月经稀发和功能失调性子宫出血。

(二)高雄激素相关临床表现

1.多毛

毛发的多少与分布因性别和种族的不同而有差异,多毛是雄激素水平增高的重要表现之一。

2.高雄激素性痤疮

多为成年女性痤疮,伴有皮肤粗糙、毛孔粗大,与青春期痤疮不同,具有症状重、持续时间长、顽固难愈、治疗反应差的特点。

3.皮脂溢出

头面部油脂过多,毛孔增大,鼻唇沟两侧皮肤稍发红、油腻,头皮鳞屑多、头皮痒,胸、背部油脂分泌也增多。

4.男性化表现

主要表现为有男性型阴毛分布,一般不出现明显男性化表现,如阴蒂肥大、乳腺萎缩、声音低沉及其他外生殖器发育异常。

(三)其他

1.肥胖

表现为向心性肥胖。

2.不孕

由于排卵功能障碍使多囊卵巢综合征患者受孕率降低,且流产率增高。

二、辅助检查

(一)激素测定

黄体生成素与卵泡刺激素失常,卵泡刺激素处于低水平,黄体生成素偏高,形成黄体生成素/卵泡刺激素≥3,雄激素水平增高。

(二)诊断性刮宫

刮出的子宫内膜呈不同程度增殖改变,无分泌期变化。

(三)腹腔镜检查

可直接看见双侧卵巢呈多囊性增大,包膜增厚呈灰白色。

三、评估与观察要点

(一)健康史

评估患者的年龄、月经史、婚育史、既往病史。

(二)观察要点

观察患者是否有多毛、痤疮、油脂分泌过多、肥胖等。

(三)心理-社会状况

由于该疾病的临床表现具有特异性,如肥胖、多毛、痤疮等,常使患者对自身的形象不满,担心受到排斥、嘲笑,产生自卑的不良心理状态,该疾病还导致不孕,因此,患者心理压力较大,产生沮丧、抑郁等不良情绪。

四、护理措施

(一)心理护理

应用心理疏导的方法,让患者谈论对疾病的感受和看法,有的放矢地做好患者的心理护理,提高患者对疾病的心理承受能力,以积极的心态接受治疗。与患者的家属和朋友沟通,使其发挥社会支持系统的作用,给患者一个宽松的环境以调整自己的心态,消除心理障碍。

(二)饮食护理

对于肥胖和脂肪代谢异常患者,指导患者进食低脂、低热量饮食,多吃水果和蔬菜,减少晚餐的量。

(三)用药护理

对于服用性激素治疗的患者,要向患者介绍遵医嘱服药的重要性,必须严格掌握服药时间和剂量,否则易发生阴道不规则出血。告知药物的不良反应,如恶心、乏力等,劝告患者切勿擅自停药。

五、健康指导

(1)告知患者随访的时间、地点和联系方式,让患者遵医嘱按时随访。

（2）教会肥胖患者正确测量体重的方法，监测体重的变化。

（3）指导患者正确服用医师开具的药物，并观察药物不良反应，如有不适随时就诊。

第六节　妊娠高血压综合征

妊娠高血压综合征是妊娠与血压升高并存的一组疾病，包括妊娠期高血压、子痫前期、子痫、慢性高血压并发子痫前期以及慢性高血压合并妊娠。

一、临床表现

（一）妊娠期高血压

妊娠期首次出现收缩压≥18.7 kPa（140 mmHg）和（或）舒张压≥12.0 kPa（90 mmHg），于产后 12 周内恢复正常；尿蛋白（－）；产后方可确诊。少数患者可伴有上腹部不适或血小板计数减少。

（二）子痫前期

1.轻度

妊娠 20 周后出现收缩压≥18.7 kPa（140 mmHg）和（或）舒张压≥12.0 kPa（90 mmHg）伴尿蛋白≥0.3 g/24 h，或随机尿蛋白（＋），可伴有上腹部不适，头痛，视物模糊等症状。

2.重度

血压和尿蛋白持续升高，发生母体脏器功能不全或胎儿并发症。出现下述任一不良情况可诊断为重度子痫前期。①血压持续升高：收缩压≥21.3 kPa（160 mmHg）和（或）舒张压≥14.7 kPa（110 mmHg）；②尿蛋白≥2.0 g/24 h 或随机蛋白尿≥（＋＋）；③血肌酐＞106 μmol/L；④血小板计数＜100×10^9/L；⑤肝功能异常：谷丙转氨酶或谷草转氨酶水平升高；⑥持续性头痛或视觉障碍或其他脑神经症状；⑦持续性上腹部疼痛，肝包膜下血肿或肝破裂症状。

（三）子痫

在子痫前期的基础上出现抽搐发作，或伴昏迷，称为子痫。

(四)慢性高血压并发子痫前期

高血压孕妇于妊娠 20 周以前无蛋白尿,若孕 20 周后出现蛋白尿≥0.3 g/24 h;或妊娠 20 周后突然出现尿蛋白增加,血压进一步升高,或血小板计数减少(<$100×10^9$/L)。

(五)妊娠合并慢性高血压

妊娠前或妊娠 20 周前血压≥18.7/12.0 kPa(140/90 mmHg),但妊娠期无明显加重,或妊娠 20 周后首次诊断高血压并持续到产后 12 周以后。

二、辅助检查

(一)血、尿检查

检查红细胞计数、血红蛋白、血细胞比容、全血黏度,以了解血液有无浓缩。重症者应测定血小板计数、出凝血时间,必要时测定凝血酶原时间、纤维蛋白原和鱼精蛋白副凝试验(3P 试验)等,以了解有无凝血功能异常。电解质及 CO_2 结合力等测定,用于了解有无电解质紊乱及酸中毒。当尿蛋白≥2.0 g/24 h 提示病情严重,尿比重≥1.020 提示尿液及血液浓缩。

(二)肝、肾功能测定

丙氨酸氨基转移酶、血尿素氮、肌酐及尿酸等测定。必要时重复测定或做其他相关检查,以判断肝、肾功能情况。

(三)眼底检查

可反映本病严重程度,眼底的主要改变为视网膜动脉痉挛,动静脉管径比可由正常的 2∶3 变为 1∶2,甚至 1∶4。可见反光增强、絮状渗出物,严重时出现视网膜水肿、剥离,甚至出血,导致患者出现视物模糊、异物感,或突然失明。

(四)其他检查

心电图、超声心动图、脑血流图检查、脑 CT 或 MRI 检查,胎盘功能、胎儿成熟度检查等,可视病情而定。

三、评估与观察要点

(一)评估要点

1.健康史

详细询问患者于孕前及妊娠 20 周前有无高血压、蛋白尿和(或)水肿及抽搐等征象,既往病史中有无原发性高血压,慢性肾炎及糖尿病等,有无家族史。此次妊娠中出现的异常现象时间及治疗经过。特别应注意有无头痛、视力改变、上腹不适等症状。

2.身心状况

典型表现为妊娠20周后出现高血压、水肿、蛋白尿。根据病变程度不同,不同临床类型的患者有相应的临床表现。护士除评估患者一般健康状况外,需重点评估患者的血压、尿蛋白、水肿、自觉症状以及抽搐、昏迷等情况。

3.胎儿健康情况

通过B超检查、胎心监护了解胎儿大小、宫内储备情况。

4.孕妇心理状态

孕妇知道病情后常表现出担心和焦虑,因害怕胎儿受到损害而恐惧,一旦出现病情加重,家属会感到极为无助,要求医护人员确保母儿安全。孕妇及家属均需要不同程度的心理疏导。

(二)观察要点

(1)密切监测孕妇的血压、尿蛋白、水肿等情况。

(2)密切关注孕妇的自觉症状:当出现头晕、眼花、胸闷、恶心、呕吐等自觉症状时提示病情进一步发展,即进入子痫前期阶段,护士应高度重视并及时汇报医师。

(3)密切监测胎心、宫缩及阴道出血情况,及时发现胎儿窘迫并及时处理。

(4)抽搐与昏迷是子痫最严重的表现,护士应特别注意发作状态、频率、持续时间、间隔时间、神志情况以及有无唇舌咬伤、摔伤甚至骨折,窒息或吸入性肺炎等。

(5)密切观察硫酸镁、镇静剂的用药效果及不良反应。

(6)观察并发症的发生,重症孕妇须注意有无胎盘早剥,凝血功能障碍,肺水肿,急性肾衰竭等并发症的发生。

四、护理措施

(一)一般护理

1.创造清洁、安静的环境

保证充足睡眠(8～10 h/d)。嘱孕妇取左侧卧位,避免平卧位。此外,精神放松,心情愉悦,也有助于病情的好转。

2.调整饮食

指导孕妇食用富含蛋白质(100 g/d以上)、维生素、铁、钙及含锌等微量元素的食品。食盐不必严格控制,但全身水肿者应严格限制食盐摄入量。

3.加强产前保健

增加门诊产前检查次数,加强母儿监测措施,密切注意病情变化;向孕妇及家属讲解本病相关知识,并告知孕妇治疗的重要性,取得其理解和支持;督促孕妇孕 28 周后每天自数胎动,监测体重。

(二)心理护理

妊娠期指导孕妇保持心情愉快,有助于抑制病情的发展。讲解疾病知识和治疗方法,解除其思想的顾虑,增强信心,积极配合治疗。

(三)病情观察

(1)观察血压的变化:子痫前期孕妇每 4 小时测量血压一次或遵医嘱,特别注意舒张压的变化,如舒张压上升,提示病情加重;随时观察和询问孕妇有无头晕,头痛等征象。

(2)定时送检尿常规及 24 小时尿蛋白定量检查。

(3)每天或隔天测体重。

(4)定时检查眼底,直接评估小动脉的痉挛程度。

(5)注意并发症的发生,重症孕妇须注意有无胎盘早剥、凝血功能障碍、肺水肿、急性肾衰竭等并发症的发生。

(四)加强胎儿监护

(1)督促孕妇数胎动,注意听取胎心,及时发现胎儿窘迫,必要用胎心监护仪监测胎心变化有无异常。

(2)必要时间断给氧,给予 10% 的葡萄糖液加维生素 C 静脉滴注,增加胎儿对缺氧的耐受能力。

(五)用药护理

1.硫酸镁

注意观察有无硫酸镁中毒表现。发现后立即停止使用硫酸镁,并及时给予葡萄糖酸钙进行解毒治疗。

2.镇静剂

应用冬眠药物时,嘱孕妇绝对卧床休息,防止直立性低血压。

3.降压药

严密监测血压,大幅度降血压会引起脑出血及胎盘早剥;避免使用对胎儿有毒害作用的降压药;使用硝普钠时应注意避光。

4.利尿药

大量利尿药可导致电解质丢失及血液更加浓缩,应及时遵医嘱补钠、补钾等。

(六)分娩期护理

妊娠期高血压疾病孕妇的分娩方式应根据母儿情况而定。若决定经阴道分娩,在第一产程中,应密切监测产妇血压、脉搏、尿量、胎心及宫缩情况,发现血压升高或产妇出现头痛、视物模糊、上腹痛等征象时,应及时报告医师。在第二产程中,尽量缩短产程,避免产妇长时间用力,初产妇行阴道助产术。在第三产程中,应预防产后出血,在胎儿娩出后立即肌内注射缩宫素,及时娩出胎盘,注意观察血压变化,重视患者的主诉,产房观察 2 小时,待病情稳定后方可送进病房。

(七)产褥期的护理

分娩后 24 小时至 10 天内仍有发生子痫的可能,故不能放松治疗和护理;尽可能安排安静的休息环境,产后 24～48 小时内,每 4 小时测血压一次或遵医嘱,取得产妇家属的理解和配合,限制探视和陪护人员。使用大量硫酸镁的产妇,产后易发生子宫收缩乏力,恶露较多,应严密观察子宫复旧情况,注意观察子宫收缩和阴道流血量;加强会阴护理,防止感染。

(八)子痫患者的护理

(1)子痫孕妇应安排单间、暗室,保持绝对安静,以避免声、光等不良刺激诱发抽搐,一切治疗和护理操作尽量轻柔且相对集中,避免干扰孕妇。

(2)应专人护理,准备好抢救设备;加用床挡,防止坠床受伤;用开口器或于上、下白齿间放置一缠好纱布的压舌板,用舌钳固定舌头以防咬伤唇舌或发生舌后坠,有义齿者需取出,防止脱落、吞入。

(3)按医嘱立即给药:协助医师尽快控制抽搐,在抽搐时不宜先使用硫酸镁肌内注射,因为注射时的疼痛刺激即可诱发抽搐;用药时注意观察药物疗效及不良反应。

(4)子痫发生后,首先保持呼吸道通畅,并立即吸氧。孕妇取头低侧卧位,以防黏液吸入呼吸道或舌头阻塞呼吸道,也可避免发生低血压综合征。必要时,用吸痰器吸出喉部黏液或呕吐物,以免发生窒息。在孕妇昏迷或未完全清醒时,禁止给予一切饮食和口服药,防止误入呼吸道。

(5)严密监护:密切观察尿量,同时记 24 小时出入量,随时监测生命体征,及时按医嘱完成各项血、尿检验及特殊检查,及时发现脑出血、肺水肿、急性肾衰竭等并发症。

(6)终止妊娠:妊娠高血压综合征是孕妇特有的疾病,终止妊娠后病情可自行好转,故适时结束妊娠对母儿均有利。子痫发作者往往在抽搐时临产,应严密观察,及时发现产兆,并做好母婴抢救准备。

五、健康指导

(1)疾病知识教育:告知妊娠高血压综合征的知识及对母儿的危害,使孕妇和家属正确认识和重视,加强自我监护,定期产前检查。

(2)休息和饮食指导:孕妇宜在清洁、安静环境下休息,采取左侧卧位以增加胎盘供血量,精神放松,心情愉悦,有助于病情的好转。指导孕妇食用高蛋白质、高维生素的食品,全身水肿者应严格限制食盐摄入量。

(3)告知孕妇自我监测的方法:告知自我监测胎动的方法,告知子痫前期的临床症状,一旦出现及时告知医护人员。

(4)做好用药指导:告知解痉、镇静、降压药物的作用和不良反应。

(5)做好围生期的健康教育:包括产前指导、产程指导、产褥期护理、新生儿护理等。

(6)做好随访的健康教育,产后随访血压情况。

第七节 妊娠期糖尿病

妊娠合并糖尿病分两种,一种为原有糖尿病的基础上合并妊娠,另一种为妊娠前糖代谢正常,妊娠期才出现糖尿病,称为妊娠期糖尿病。

一、临床表现

孕妇妊娠期间出现三多症状,即多饮、多食、多尿,或外阴阴道假丝酵母感染反复发作,孕妇体重增加,超过 90 kg,妊娠并发羊水过多或胎儿体重过大——巨大儿,应警惕合并糖尿病。但大多数妊娠期糖尿病患者无明显临床表现。

二、辅助检查

(一)血糖测定

空腹血糖≥5.8 mmol/L,超过 2 次以上。

(二)糖筛查试验

目前在妊娠 24～28 周时,常规进行糖筛查试验。试验方法是将 50 g 葡萄糖粉溶于 200 mL 水中,孕妇 5 分钟内口服完,服后 1 小时血糖值≥7.8 mmol/L 为糖筛查阳性。需进一步做空腹血糖测定。空腹血糖值正常,则行葡萄糖耐量试验。

(三)葡萄糖耐量试验

孕妇禁食 12 小时后,口服葡萄糖 75 g。葡萄糖耐量试验诊断标准:空腹 5.1 mmol/L,1 小时 10.0 mmol/L,2 小时 8.5 mmol/L,其中任何一血糖值达到或超过上述标准即可诊断为妊娠期糖尿病。

(四)糖化血红蛋白检查

糖化血红蛋白与血糖控制的关系:糖化血红蛋白 4%～6%时血糖正常,6%～7%时为比较理想,7%～8%时控制一般,8%～9%时为血糖控制不理想。

三、评估与观察要点

(一)病史

了解孕妇有无糖尿病病史及病情发展情况,有无糖尿病的家族史。

(二)身体状况

询问本次妊娠经过是否顺利,有无糖代谢异常,了解有无反复发作的外阴阴道假丝酵母病,询问血糖控制和用药情况。

(三)产科检查情况

胎儿体重、是否有羊水过多、胎儿畸形等。

(四)心理状态

糖尿病母婴并发症多,了解孕妇及家属有无焦虑、恐惧以及他们对该疾病的认知情况。

四、护理措施

(一)妊娠期护理

加强孕期监测,增加产前检查次数。告知孕妇产前检查的重要性,并在孕 12 周之前每个月检查一次,孕中期每 2 周检查一次,孕晚期每周检查一次,增强孕妇依从性。

1.血糖及尿常规检查

监测孕妇血糖,确保血糖保持在接近正常水平。每次产前检查时做尿常规检查,监测尿中酮体及尿蛋白情况。

2.控制饮食

通过饮食控制,使孕妇的血糖控制在理想状态,并保证营养能提供孕妇和胎儿发育所需。

3.适度运动

保持体重控制在理想范围,如孕前为正常体重指数范围,孕期体重增加在10~12 kg 比较理想。孕妇孕期中不宜采用剧烈运动,以散步、快走、孕妇体操等为宜,如孕前有游泳、做瑜伽等习惯,可在孕期中继续进行。

4.合理用药

孕妇不宜口服降糖药物。使用胰岛素应遵医嘱给药,按时注射,使用后应观察患者对药物的不良反应、低血糖反应以及注射部位皮下组织情况。发现异常及时报告医师给予处理。

5.胎儿监测

监测孕妇宫高和腹围,根据超声检查了解胎儿发育情况,有无胎儿畸形、羊水量、胎盘成熟度等。

(二)分娩期护理

(1)分娩期间严密监测血糖、尿糖和酮体变化,防止低血糖,及时调整胰岛素用量,加强胎儿监护。计划剖宫产的孕妇,手术日晨胰岛素按医嘱减量。

(2)严密观察产程进展,并通过定时听诊胎心音监测胎儿情况,有异常应使用电子胎心监护仪持续监测胎心变化。

(3)待产期间,鼓励产妇进食糖尿病患者饮食,保证热量供应。每 2 小时监测血糖、尿糖和尿酮体情况,以便及时调整胰岛素的用量,使血糖不低于5.6 mmol/L。

(4)胎儿娩出后,遵医嘱给予缩宫素预防产后出血。

(三)产后护理

(1)严密观察产妇有无低血糖表现,如出汗、脉搏快等,如出现低血糖情况,应报告医师处理,并遵医嘱给予糖水口服或静脉注射 5% 葡萄糖。分娩后遵医嘱减少胰岛素的用量。

(2)观察子宫收缩、阴道流血情况。分娩后如母婴情况允许,应尽快实施母婴皮肤接触和早吸吮,促进宫缩和乳汁分泌,减少出血。同时应保持会阴部清洁,避免感染。

(四)新生儿护理

母亲患有糖尿病的新生儿,出生后均按高危儿护理。注意给新生儿保暖,密切观察是否有低血糖情况,并早开奶或给予葡萄糖,预防新生儿低血糖。有条件者,应留取脐带血,进行血糖、胰岛素、胆红素、血细胞比容、血红蛋白等测定。

(五)心理护理

向孕产妇讲解有关妊娠期糖尿病的相关知识和治疗方法以及血糖异常对母婴的影响,使孕妇配合治疗和护理。详细解答她们的疑问,解除顾虑,减缓紧张情绪。分娩结局异常时,如胎儿畸形或胎死宫内等,护士应及时给予安慰,鼓励家属陪伴产妇,减轻心理痛苦。

五、健康教育

给患者讲解妊娠期糖尿病的相关治疗和护理方法。

(一)饮食控制方法

理想的饮食控制目标是,空腹和餐前 30 分钟血糖控制在 3.3～5.3 mmol/L;餐后 2 小时和夜间血糖控制在 4.4～6.7 mmol/L。

(二)孕期运动

孕妇应根据自身状况选择运动方式,如孕期仅血糖异常,可采取适合自己的运动,如散步、快走、游泳、瑜伽等。散步因不受条件限制,各孕期孕妇都比较容易做到,可每天散步 1～2 次,每次 30 分钟左右或根据自己感觉情况控制时间,于餐后 1 小时进行,以孕妇不感觉特别劳累或不出现宫缩等异常情况为宜。

(三)教孕妇数胎动

孕 28 周之后进行,孕妇每天早、中、晚各 1 小时计数胎动次数,监测胎儿情况,有异常及时到医院就诊。

(四)注意个人卫生

勤换内裤,勤洗外阴,保持干燥清洁,避免阴部感染。

(五)母乳喂养相关知识

患者使用胰岛素期间不影响母乳喂养,并且母乳喂养可帮助产妇控制血糖和减少胰岛素的用药剂量。

(六)避孕知识

产后采取有效的避孕措施,宜使用避孕套避孕。

第八节 前置胎盘

正常妊娠时胎盘附着于子宫体部的前壁、后壁或侧壁。妊娠 28 周后,若胎盘附着于子宫下段、下缘达到或覆盖宫颈内口,位置低于胎先露部,称为前置胎盘。

一、前置胎盘的分类

(一)完全性前置胎盘

胎盘组织将子宫颈内口全部覆盖,又称中央性前置胎盘。

(二)部分性前置胎盘

胎盘组织部分覆盖子宫颈内口。

(三)边缘性前置胎盘

胎盘附着于子宫下段,胎盘边缘到达宫颈内口处,但未覆盖宫颈内口。

二、临床表现

(一)无痛性反复阴道流血

一般发生在妊娠晚期或临产时无诱因的阴道流血,是前置胎盘的典型症状。出现阴道流血的时间、反复发作的次数、流血量等与前置胎盘的类型有关。完全性前置胎盘阴道出血时间比较早,一般在 28 周左右,出血次数频繁,量较多。边缘性前置胎盘初次出血的时间较晚,多在妊娠 37 周以后或临产后,出血量较少。部分性前置胎盘的出血情况介于两者之间。

(二)贫血、休克

由于反复或大量的阴道流血,患者可出现贫血。患者一般情况与出血量有关,贫血与出血量呈正比,大量出血可造成患者面色苍白、脉搏加快、细弱,血压下降等休克表现。

(三)胎位异常

胎先露高浮,常并发胎方位异常,以臀先露多见。

三、辅助检查

(一)B超检查

可帮助明确子宫壁、胎盘、胎先露部及宫颈的位置关系,是诊断前置胎盘最有效的方法。因孕中期半数胎盘位置较低,孕晚期可随子宫下段的形成上移,因此B超检查诊断时要考虑孕妇的孕周。

(二)分娩后

部分可疑前置胎盘的病例,可在分娩后仔细检查胎盘与胎膜,结合产前阴道出血病史进行判断。前置胎盘出血时,有时可见胎盘母面附着有陈旧性血块;胎膜破口处距离胎盘边缘的长度≤7 cm。

四、评估与观察要点

(一)评估要点

1.健康史

询问孕妇生育史,是否有多次刮宫、分娩、子宫手术史等,若妊娠晚期出现无痛性、无诱因性出血者,提示可能为前置胎盘。根据末次月经日期,再次核对孕周。

2.一般情况

评估患者有无面色苍白、脉搏细速、血压下降等,有无因失血过多而出现的休克表现。

3.出血量

询问阴道流血情况,出血次数及每次的出血量;监测患者血红蛋白,了解是否贫血。

4.判断有无宫缩

如出现宫缩,注意宫缩的强度、间隔时间、持续时间有无异常。

5.胎儿情况

通过四步触诊了解胎先露入盆情况、胎方位是否异常,胎心听诊了解有无异常情况。

6.感染迹象

了解患者是否有体温升高、血常规白细胞计数及分类有无异常等感染表现。

7.心理情绪状态

患者是否因担心病情发展对自己和胎儿的生命威胁而恐惧、焦虑、紧张等，评估家属对患者和疾病的态度。

(二)观察要点

1.阴道出血

严密观察患者阴道出血次数、量，观察患者面色，注意倾听患者无头晕、心悸、胸闷等主诉。

2.监测患者生命体征

每天4次监测脉搏、血压、体温情况，及时发现休克、感染等征象。病情严重时可给予心电监护，持续监测患者心率、呼吸、血压、血氧饱和度情况，观察是否异常。

3.听诊胎心

监测胎儿情况，有异常时可以使用胎心监护仪动态监测胎心变化。

4.排泄

是否有便秘现象。

五、护理措施

(一)需要立即终止妊娠的护理

(1)立即给患者吸氧、开放静脉通路、配血，做好输血准备。

(2)做好术前准备，同时安抚患者，减少紧张和恐惧情绪，配合抢救。

(3)监测患者生命体征和胎心率。

(二)期待疗法的护理

1.一般护理

保持病室内环境空气清新和安静，孕妇绝对卧床休息，阴道流血未停止前禁止下床活动。禁止做肛查或阴道检查，以减少出血和感染。

2.测量生命体征

严密监测血压、脉搏、呼吸、体温等情况。每天4次测量孕妇脉搏、血压、呼吸、体温，如有异常可增加测量次数或心电监护，并通知医师处理，同时给予患者氧气吸入。

(三)用药护理

孕周不足月时，遵医嘱应用保胎药，争取延长孕周，以增加胎儿出生后的存活概率。遵医嘱口服补血药纠正贫血,必要时输血。有感染迹象或预防感染使用抗生素等,用药同时注意用药反应和效果。叮嘱孕妇及家属不能随意调节静脉输液滴速,避免发生心力衰竭和药物中毒。

(四)监测胎儿情况

定时听诊胎心;孕妇阴道流血多时,可使用胎心监护仪持续监测胎心情况;教会孕妇数胎动,自我监测胎儿情况。

(五)预防感染

分娩前和产后,应注意保持会阴清洁,及时更换会阴垫,保持会阴部清洁。禁止做阴道检查和肛查,以减少出血和感染机会;减少探视人数,家属和其他人禁止坐卧孕妇病床,保持床单位干净整洁。

(六)饮食与排泄

指导患者进食高蛋白、高维生素、高热量、富含铁的食物,纠正贫血,增加抵抗力,饮食中还要注意增加粗纤维的食物,防止便秘和腹泻,以免诱发宫缩。协助孕妇按照平时习惯定时排便,注意及时提供床上便器,患者排便时,其他人回避并注意遮挡和为其保暖。

(七)预防产后出血

胎儿娩出后,遵医嘱给予缩宫素并严密观察宫缩、阴道流血情况,发现异常及时报告医师处理。

(八)心理护理

倾听患者主诉,讲解前置胎盘的有关知识,耐心回答她们的问题,提供生活照顾,满足卧床期间需求。对贫血的患者,保证活动时安全,活动时有人陪伴、教会改变体位时避免晕厥和摔倒的技巧,避免发生意外情况。

六、健康指导

(一)健康教育卧床休息的重要性

患者卧床时知道采取左侧卧位,能够减少子宫对腹腔血管的压迫,减少胎儿缺血缺氧的发生。注意个人卫生,产妇能做到产前和产后保持会阴部清洁和干燥,经常清洗外阴、勤换卫生垫和内裤,保持清洁避免感染。

(二)预防晕厥和摔倒

贫血患者出血停止后,可以轻微活动。教会患者改变体位时的技巧,患者改变体位时能应用预防晕厥和摔倒的技巧,如起床时先慢慢坐起,无头晕、眼花、软弱等感觉后再慢慢起身走动,走动时扶着墙、桌、椅等做支撑物或有人搀扶。

(三)饮食指导

患者饮食中应多吃富含蛋白质和铁质的食物,保证孕妇和胎儿生长发育需要;同时,饮食也要均衡,防止便秘。

(四)自我监测胎动

孕妇可选择早、中、晚固定时间数胎动,每次 1 小时。将 3 次数得的胎动次数加在一起再乘以 4,就是胎儿 12 小时内胎动的大概次数。正常胎动 12 小时不少于 30 次,过频或低于 20 次都为异常,应做进一步检查。

(五)母乳喂养

产妇了解母乳喂养对母婴的好处以及母乳喂养的正确技能,在实施母乳喂养时知道如何预防乳房肿胀、乳头皲裂、乳腺炎等。

(六)避孕知识

产妇了解避孕知识,能够选择适合自己的避孕方法,采取有效的避孕措施,避免多次人工流产、刮宫等对子宫内膜损伤的手术;避免多产、引产、剖宫产等,预防感染。

第九节 胎盘早剥

妊娠 20 周后或分娩期,正常位置的胎盘在胎儿娩出之前,部分或全部从子宫壁剥离,称为胎盘早剥。

一、临床表现

(一)腹痛

妊娠晚期突发腹痛,疼痛为持续性。疼痛程度与胎盘剥离面积、胎盘后积血的多少有关,一般轻型胎盘早剥腹痛轻微或无腹痛。重型胎盘早剥者表现为突然发生的持续性腹痛,有的孕妇表现为腰酸或腰背痛,严重时孕妇可出现恶心、呕吐、面色苍白、四肢湿冷、脉搏细速、血压下降等休克症状。

(二)阴道流血

发生胎盘早剥时,阴道流血量与胎盘早剥的类型有关,孕妇贫血程度与阴道流血量不相符合。

(三)强直性子宫收缩

胎盘重型剥离时,孕妇可出现强直性子宫收缩,表现为子宫收缩硬如板状,子宫压痛明显,子宫收缩间歇期不能放松,致使从腹部不能摸清胎位。若为轻型胎盘剥离,孕妇子宫可有收缩间歇期,腹部压痛不明显或仅有局部压痛。

(四)出血倾向

重型胎盘早剥时,可发生弥散性血管内凝血。表现为阴道出血不凝,孕妇皮下、黏膜或注射部位出血,部分可出现血尿、咯血及消化道出血倾向。

(五)胎死宫内

由于胎盘供血、供氧障碍,胎心和胎动消失,发生胎死宫内。

二、辅助检查

(一)B超检查

可了解胎盘位置、胎盘剥离程度及类型,并可明确胎儿大小和是否存活。

(二)实验室检查

全血细胞及凝血功能检查。重者检查患者肾功能、CO_2结合力,进行弥散性血管内凝血筛选试验。

三、评估与观察要点

(一)评估要点

1.孕周

仔细核对孕周,观察子宫大小是否与孕周相符。

2.健康史

了解本次妊娠经过是否顺利,是否有妊娠高血压综合征或慢性高血压病史、慢性肾炎病史、胎盘早剥病史、外伤史等。

3.身体状况

评估孕妇妊娠晚期或临产时有无突发性持续性腹痛,有无恶心、呕吐、面色苍白、阴道流血等。

4.宫底高度

严密观察宫底高度变化,观察时可在腹部摸清宫底位置,用圆珠笔或签字笔在宫底处画线做标记,观察宫底高度是否有升高,如宫底高度逐渐升高预示有内出血加重。

5.白细胞计数及血红蛋白情况

监测评估有无急性贫血。

6.生命体征

孕妇有无呼吸增快、脉搏细速、血压下降等休克症状。

7.阴道流血

阴道有无流血,出血量,流出的血液是否凝结等。

8.腹部检查

是否有子宫收缩、子宫收缩间歇期放松情况,有无压痛,是否能扪清胎方位。

9.胎儿情况

听诊胎心,观察胎心是否异常。询问孕妇胎动情况,是否有胎动异常。

(二)观察要点

1.子宫收缩和阴道出血

用手放在子宫底部,观察子宫放松情况。观察阴道有无出血,如有出血,观察出血量和血液是否凝结。

2.孕妇主诉

注意倾听孕妇主诉,如对腹痛、恶心、眩晕等描述。

3.监测生命体征

临床表现严重时,应持续监测孕妇呼吸、脉搏、血压、血氧饱和度等,如出现异常可能预示着孕妇失血过多。症状轻者应遵医嘱定时检查生命体征。

4.胎心情况

使用胎心监护仪持续监测胎心变化,病情轻者应遵医嘱定时听胎心。

四、护理措施

(一)一般护理

孕妇要绝对卧床休息,保持环境安静、床单位整洁,取左侧卧位,给予氧气吸入。注意给孕妇保暖,医务人员应多陪伴孕妇,严密监测病情发展。

(二)治疗

开放静脉,遵医嘱补充血容量及凝血因子,必要时输血。病情危重者,一旦做出诊断,立即做好剖宫产手术前准备,抢救孕妇和胎儿生命。

(三)保持会阴清洁

由于孕妇腹痛无法做到及时更换会阴垫,护士应协助完成并保留会阴垫,以便充分评估出血量和预防感染。

(四)监测胎儿情况

定时听胎心或使用胎心监护仪持续监测胎心、胎动情况。

(五)安抚孕妇

由于持续和逐渐加重的腹痛,孕妇多会紧张和恐惧,护士或助产士给予孕妇安慰和陪伴,同时安抚孕妇家属。及时告知处理办法,取得孕妇配合,及早结束分娩,保证安全。

(六)预防产后出血

分娩后及时给予缩宫素,促进子宫收缩。没有发生产后出血者应严密观察宫缩和阴道出血情况以及生命体征等,预防晚期产后出血。

(七)产褥期护理

应注意营养,多食用有助于补血的食物。保持会阴部清洁,防止生殖道感染。

(八)母乳喂养

根据产妇的身体情况指导母乳喂养,如胎儿死亡,应帮助产妇回奶,并安抚产妇。

(九)心理护理

医务人员在给予孕妇护理、治疗、抢救过程的同时,给孕妇及家属讲解胎盘早剥的相关知识、治疗方法,安抚她们,缓解心理压力和不安情绪,使其能配合治疗和抢救。

五、健康指导

(1)指导和帮助产妇母乳喂养,如暂时不能实施母乳喂养,应让产妇学会自己挤奶和知道挤出的母乳保存方法,以便身体恢复后或新生儿吸吮能力达到时,实施母乳喂养。

(2)个人卫生:产妇掌握如何保持身体清洁和保暖的方法,尤其是会阴部清洁,预防感染。

（3）合理饮食：产妇能做到如何保持营养，进食富含铁、维生素等食物，通过饮食纠正贫血。

（4）指导避孕：产妇针对自己的情况，能够选择适合、有效的避孕方法，如胎儿或新生儿死亡，知道下次怀孕的适宜时间（至少间隔 6 个月以上，剖宫产者，应至少间隔 3 年以上）。

第四章

儿科护理

第一节 脊髓灰质炎

一、疾病概述

脊髓灰质炎是由脊髓灰质炎病毒引起的急性传染病。临床特点为发热、疼痛、肢体疼痛,少数病例出现肢体弛缓性瘫痪。因本病多发于小儿,故又称"小儿麻痹症"。口服脊髓灰质炎减毒活疫苗自广泛应用以来,本病发病率已明显降低。

(一)病因

脊髓灰质炎病毒是属于小核糖核酸病毒科的肠道病毒,病毒呈球形,直径为20~30 nm,核衣壳为立体对称20面体,有60个壳微粒,无包膜。根据抗原不同可分为Ⅰ、Ⅱ、Ⅲ型,Ⅰ型易引起瘫痪,各型间很少交叉免疫。脊髓灰质炎病毒对外界因素抵抗力较强,但加热至56 ℃以上、甲醛、2%碘酊、升汞和各种氧化剂如过氧化氢、漂白粉、高锰酸钾等,均能使其灭活。

(二)流行病学特点

人是脊髓灰质炎病毒唯一的自然宿主,本病通过直接接触传染,是一种传染性很强的接触性传染病。隐性感染(占99%以上)和轻症瘫痪型患者是本病的主要传染源,瘫痪型因症状明显而在传播上意义不大。隐性感染(最主要的传染源)在无免疫力的人群中常见,而明显发病者少见;即使在流行时,隐性感染与临床病例的比例仍然超过100∶1。一般认为,瘫痪性病变在发展中国家(主要是热带)少见,但近来对跛行残疾的调查发现这些地区的发病率达到美国接种疫苗以前的高峰发病年份。本病以粪-口感染为主要传播方式,发病前 3～5 天至发病后 1 周患儿鼻咽部分泌物及粪便内排出病毒,少数病例粪便带毒时间可长达 3～4 个月;密切生活接触、不良卫生习惯均可使之播散。

这些地区环境卫生和个人卫生都很差,病毒传播广泛,终年发病,因而小儿在生后几年内就获得感染和免疫,而不发生大流行。瘫痪病例中,90%以上发生于 5 岁以前。相比之下,环境卫生和个人卫生好的经济发达国家,感染的年龄往往推迟,许多年长儿和青年人仍然是易感者,夏季流行在年长小儿中越来越多。在工业化国家,由于疫苗的广泛使用,脊髓灰质炎目前已基本消灭。在全世界范围内,消灭脊髓灰质炎已经为时不远。人群具有普遍易感性,感染后获持久免疫力并具有特异性。<4 个月婴儿有来自母体的抗体,故很少发病,以后发病率逐渐增高,至 5 岁以后又降低。本病广泛分布于全世界,温带地区流行高峰在 5～10 月,热带地区终年可见。由于减毒活疫苗的应用,发病率已明显下降,但我国仍为流行地区。

(三)病理生理

病毒在神经系统中复制导致了病理改变,复制的速度是决定其神经毒力的重要因素。病变主要发生在脊髓前角、脑髓质、脑桥和中脑,开始是运动神经元的尼氏体变性,接着是核变化、细胞周围多形核及单核细胞浸润,最后被噬神经细胞破坏而消失。但并不是所有受累神经元都坏死,损伤是可逆性的,起病 3～4 周后,水肿、炎症消退,神经细胞功能可逐渐恢复。引起瘫痪的高危因素包括过度疲劳、剧烈运动、肌内注射、扁桃体摘除术和遗传因素等。

(四)发病机制

病毒通过宿主口咽部进入体内,因其耐酸故可在胃液中生存,并在肠黏膜上皮细胞和局部淋巴组织中增殖,同时向外排出病毒,此时如机体免疫反应强,病毒可被消除,为隐性感染;否则病毒经淋巴进入血循环,形成第一次病毒血症,进而扩散至全身淋巴组织中增殖,出现发热等症状,如果病毒未侵犯神经系统,机体免疫系统又能清除病毒,患儿不出现神经系统症状,即为顿挫型;病毒大量增殖后可再次入血,形成第二次病毒血症,此时病毒可突破血-脑屏障侵犯中枢神经系统,故约有 1%患儿有典型临床表现,其中轻者有神经系统症状而无瘫痪,重者发生瘫痪,称瘫痪型(图 4-1)。

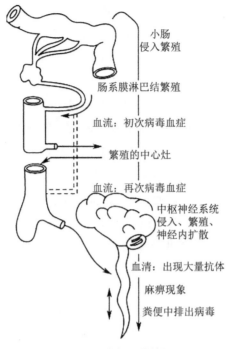

图 4-1　消化系统简图

(五)临床表现

本病潜伏期为 5～14 天,临床上可表现多种类型:隐性感染,顿挫型,无瘫痪型和瘫痪型。

1.前驱期

主要症状为发热、食欲缺乏、多汗、烦躁和全身感觉过敏;亦可见恶心、呕吐、头痛、咽喉痛、便秘、弥漫性腹痛、鼻炎、咳嗽、咽渗出物、腹泻等,持续 1～4 天。若病情不发展,即为顿挫型。

2.瘫痪前期

前驱期症状消失后 1～6 天,体温再次上升,头痛、恶心、呕吐严重,皮肤发红、有短暂膀胱括约肌障碍,颈后肌群、躯干及肢体强直灼痛,常有便秘。体检可见:①三脚架征,即患儿坐起时需用两手后撑在床上如三脚架,以支持体位。②吻膝试验阳性,即患儿坐起、弯颈时唇不能接触膝部。③出现头下垂征,即将手置患儿肩下,抬起其躯干时,可发现头向后下垂。如病情到此为止,3～5 天后热退,即为无瘫痪型,如病情继续发展,则常在瘫痪前 12～24 小时出现腱反射改变,最初是浅反射、以后是深腱反射抑制,因此早期发现反射改变有重要临床诊断价值。

3.瘫痪期

自瘫痪前期的第 3、4 天开始,大多在体温开始下降时出现瘫痪,并逐渐加重,当体温退至正常后,瘫痪停止发展,无感觉障碍。可分以下几型(图 4-2)。

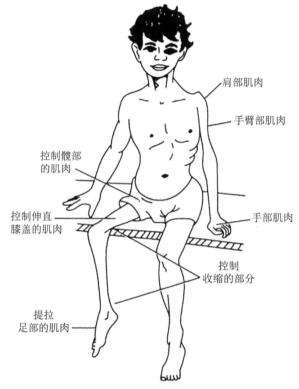

肩部肌肉

手臂部肌肉

控制髋部的肌肉

手部肌肉

控制伸直膝盖的肌肉

控制收缩的部分

提拉足部的肌肉

图 4-2　脊髓灰质炎导致肌肉软瘫

(1)脊髓型:此型最为常见。表现为弛缓性瘫痪,不对称,腱反射消失,肌张力减退,下肢及大肌群较上肢及小肌群更易受累,但也可仅出现单一肌群受累或四肢均有瘫痪,如累及颈背肌、膈肌、肋间肌时,则出现竖头及坐起困难、呼吸运动障碍、矛盾呼吸等表现。

(2)延髓型:又称球型,系颅神经的运动神经核和延髓的呼吸、循环中枢被侵犯所致。此型占瘫痪型的 5%～10%,呼吸中枢受损时出现呼吸不规则,呼吸暂停;血管运动中枢受损时可有血压和脉率的变化,两者均为致命性病变。颅神经受损时则出现相应的神经麻痹症状和体征,以面神经及第 X 对颅神经损伤多见。

(3)脑型:此型少见;表现为高热、烦躁不安、惊厥或嗜睡昏迷,有上运动神经元痉挛性瘫痪。

(4)混合型：以上几型同时存在的表现。

4.恢复期

瘫痪从肢体远端开始恢复，持续数周至数月，一般病例 8 个月内可完全恢复，严重者需 6～18 个月或更长时间。

5.后遗症期

严重者受累肌肉出现萎缩，神经功能不能恢复，造成受累肢体畸形。部分瘫痪型病例在感染后数十年，发生进行性神经肌肉软弱、疼痛，受累肢体瘫痪加重，称为"脊髓灰质炎后遗症"。

二、治疗概述

(一)一般治疗

卧床休息隔离，至少到起病后 40 天，避免劳累。肌痛处可局部湿热敷以减轻疼痛。瘫痪肢体应置于功能位置，以防止手、足下垂等畸形。注意营养及体液平衡，可口服大量维生素 C 及 B 族维生素。发热高、中毒症状重的早期患儿，可考虑肌内注射丙种球蛋白制剂，重症患儿可予泼尼松口服或氢化可的松静脉滴注，继发感染时加用抗菌药物。

(二)呼吸障碍的处理

(1)重症患儿常出现呼吸障碍，引起缺氧和 CO_2 潴留，往往是引起死亡的主因。首先要分清呼吸障碍的原因（表 4-1），积极抢救。必须保持呼吸道畅通，对缺氧而烦躁不安者慎用镇静剂，以免加重呼吸及吞咽困难。及早采用抗菌药物，防止肺部继发感染，密切注意血气变化和电解质紊乱，随时予以纠正。

(2)延髓麻痹发生吞咽困难时应将患儿头部放低，取右侧卧位，并抬高床尾，以利顺位引流；加强吸痰，保持呼吸道通畅；必要时及早做气管切开；纠正缺氧；饮食由胃管供应。单纯吞咽困难引起的呼吸障碍，忌用人工呼吸器。

(3)脊髓麻痹影响呼吸肌功能时，应采用人工呼吸器辅助呼吸。呼吸肌瘫痪和吞咽障碍同时存在时，应尽早行气管切开术，同时采用气管内加压人工呼吸。

(4)呼吸中枢麻痹时，应用人工呼吸器辅助呼吸，并给予呼吸兴奋剂。循环衰竭时应积极处理休克。

表 4-1 脊髓灰质炎时呼吸障碍原因

脊髓型麻痹	延髓型麻痹	肺部并发症	其他因素
由于颈胸脊髓神经细胞病变引起呼吸肌(主要为肋间肌及膈肌及胸廓辅助呼吸肌)瘫痪	(1)第Ⅸ～Ⅻ对脑神经病变,引起咽部及声带麻痹、喉肌麻痹、呛咳、吞咽困难、口腔分泌物积聚和吸入等 (2)呼吸中枢病变,引起呼吸浅弱而不规则,心血管功能紊乱(血管舒缩中枢损害),高热(致氧耗增加)等	肺炎、肺不张、肺水肿等	剧烈肌痛,胃扩张,过多应用镇静剂以及气管切开或人工呼吸器装置不当等

三、护理评估、诊断和措施

(一)家庭基本资料

1.个人病史

有无病毒感染史,有无免疫缺陷史。

2.家族史

有无遗传因素。

(二)健康管理

1.疼痛

疼痛与瘫痪前肢体常有感觉异常、肌肉疼痛有关。

(1)护理诊断:疼痛。

(2)护理措施:缓解疼痛。应避免刺激和受压,可用局部热敷改善血液循环;对已发生瘫痪的肢体,可用支架保持患肢于功能位,防止足下垂或足外翻;恢复期帮助患儿进行肢体的主动或被动功能锻炼,促进肌肉功能最大程度的恢复,防止挛缩畸形。

2.生活不能自理

生活不能自理与长期卧床有关。

(1)护理诊断:躯体移动障碍。

(2)护理措施主要包括以下几个方面。①饮食护理:发热期间给予营养丰富的流质或半流质饮食,热退后改用普食。耐心喂养,对吞咽困难患儿,予以鼻饲。②皮肤护理:患儿多汗长期卧床,须保持皮肤清洁,定时更换体位,防止压疮及坠积性肺炎的发生。③排泄的护理:观察大小便的情况,有便秘或尿潴留时,予以灌肠或导尿。

3.焦虑

焦虑与疾病的发展及预后有关。

（1）护理诊断：焦虑。

（2）护理措施：缓解焦虑情绪，有效沟通，做好心理护理。①长期卧床、肢体瘫痪，对患儿造成很大影响，应以满腔热情对待患儿，及时解除不适，尽量满足其日常生活需要。②对瘫痪肢体尚未完全恢复的患儿，应耐心指导家长做瘫痪肢体的按摩和被动运动。指导家长做好日常生活护理，注意安全，防止意外发生。③对后遗症患儿做好自我保健工作，坚持残肢的主动与被动锻炼，树立健康心理，做到人残志坚；坚持与社会正常交往，以获得更广泛的支持与帮助。

（三）预防感染的传播

1.管理传染源

隔离患儿至病后 40 天，密切接触者医学观察 20 天。

2.切断传播途径

患儿的分泌物、排泄物用漂白粉消毒，衣物、被褥阳光暴晒。

3.保护易感人群

5 岁以内未服过疫苗而与患儿亲密接触者，及时注射丙种球蛋白，每次 0.3～0.5 mL/kg，每天 1 次连用 2 次，可防止发病或减轻症状。普遍接种疫苗是降低发病率以至消灭本病的主要措施。我国现行口服疫苗程序为 2、3、4 月龄各服 1 次三价疫苗，4 岁时加服 1 次。

第二节　流行性腮腺炎

一、疾病概述

流行性腮腺炎是由腮腺炎病毒引起的小儿时期常见的急性呼吸道传染病。以腮腺肿大、疼痛为特征，各种唾液腺体及其他器官均可受累，系非化脓性炎症。

（一）病因

腮腺炎病毒为 RNA 病毒，人是病毒唯一宿主。

腮腺炎病毒属副黏病毒，仅一个血清型，存在于患者唾液、血液、尿液及脑脊液中。此病毒对理化因素抵抗力不强，加热至 56 ℃ 20 分钟或甲醛、紫外线等很容易使其灭活，但在低温条件下可存活较久。

(二)流行病学特点

1.传染源

早期患者和隐性感染者。病毒存在于患儿唾液中的时间较长,腮肿前 6 天至腮肿后 9 天均可自患者唾液中分离出病毒,因此在这两周内有高度传染性。感染腮腺炎病毒后,无腮腺炎表现,而有其他器官如脑或睾丸等症状者,则唾液及尿亦可检出病毒。在大流行时 30%～40%患儿仅有上呼吸道感染的亚临床感染,是重要传染源。

2.传播途径

本病毒在唾液中通过飞沫传播(唾液及污染的衣服亦可传染),其传染力较麻疹、水痘为弱。孕妇感染本病可通过胎盘传染胎儿,而导致胎儿畸形或死亡,流产的发生率也增加。

3.易感性

普遍易感,其易感性随年龄的增加而下降。青春期后发病男多于女。病后可有持久免疫力。

(三)发病机制

多认为该病毒首先侵入口腔黏膜和鼻黏膜,在上皮组织中大量增殖后进入血循环(第一次病毒血症),经血流累及腮腺及一些组织,并在其中增殖再次进入血循环(第二次病毒血症),并侵犯上次未受波及的一些脏器。病程早期时从口腔、呼吸道分泌物,血尿,乳汁,脑脊液及其他组织中可分离到腮腺炎病毒。有人分别从胎盘和胎儿体内分离出本病毒。根据本病患儿在病程中可始终无腮腺肿胀而脑膜脑炎、睾丸炎等可出现于腮腺肿胀之前等事实,也证明腮腺炎病毒首先侵入口鼻黏膜经血流累及各种器官组织的观点,也有人认为病毒对腮腺有特殊亲和性,因此入口腔后即经腮腺导管而侵入腮腺,在腺体内增殖后再进入血循环,形成病毒血症累及其他组织。各种腺组织如睾丸、卵巢、胰腺、肠浆液造酶腺、胸腺、甲状腺等均有受侵的机会,脑膜、肝及心肌也常被累及,因此流行性腮腺炎的临床表现变化多端,脑膜脑炎是病毒直接侵犯中枢神经系统的后果,自脑脊液中可能分离出病原体(图 4-3)。

腮腺的非化脓性炎症为本病的主要病变,腺体呈肿胀发红,有渗出物、出血性病灶和白细胞浸润;腮腺导管有卡他性炎症,导管周围及腺体间质中有浆液纤维蛋白性渗出及淋巴细胞浸润,管内充塞破碎细胞残余及少量中性粒细胞;腺上皮水肿、坏死;腺泡间血管有充血现象;腮腺周围显著水肿,附近淋巴结充血肿胀。唾液成分的改变不多,但分泌量则较正常减少。

由于腮腺导管的部分阻塞使唾液的排出受到阻碍,故摄食酸性饮食时可因唾液分泌增加、唾液潴留而感胀痛,唾液中含有的淀粉酶可经淋巴系统而进入血循环,导致血中淀粉酶增高,并从尿中排出。本病病毒易侵犯成熟的睾丸,幼年患者很少发生睾丸炎,睾丸曲精管的上皮显著充血,有出血斑点及淋巴细胞浸润,在间质中出现水肿及浆液纤维蛋白性渗出物。胰腺呈充血、水肿,胰岛有轻度退化及脂肪性坏死。

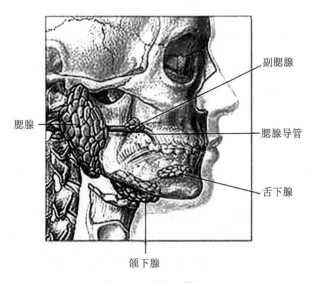

副腮腺

腮腺

腮腺导管

舌下腺

颌下腺

图 4-3 **腮腺位置**

(四)临床表现

典型病例临床上以腮腺炎为主要表现。潜伏期 14～25 天,平均 18 天(图 4-4)。

本病前驱期很短,可有发热、头痛、乏力、肌痛、厌食等。腮腺肿大常是疾病的首发体征。通常先起于一侧,2～3 天内波及对侧,也有两侧同时肿大或始终限于一侧者。肿胀以耳垂为中心,向前、后、下发展,局部不红,边缘不清,轻度压痛,咀嚼食物时疼痛加重,在上颌第 2 磨牙旁的颊黏膜处,可见腮腺管口。腮腺肿大 3～5 天达高峰,1 周左右逐渐消退。颌下腺和舌下腺也可同时受累。不典型病例可无腮腺肿胀而以单纯睾丸炎或脑膜脑炎的症状出现。

腮腺炎病毒有嗜腺体和嗜神经性,故病毒常侵入中枢神经系统、其他腺体或器官而产生下列症状。

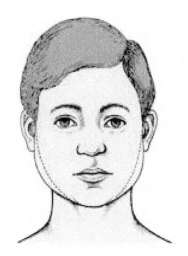

图 4-4　腮腺炎

1.脑膜脑炎

可在腮腺炎出现前、后或同时发生,也可发生在无腮腺炎时。表现为发热、头痛、呕吐、颈项强直,少见惊厥和昏迷。脑脊液呈无菌性脑膜炎样改变。大多预后良好,但也偶见死亡及留有神经系统后遗症。

2.睾丸炎

睾丸炎是男孩最常见的并发症,多为单侧受累,睾丸肿胀疼痛,约半数病例可发生萎缩,双侧萎缩者可导致不育症。

3.急性胰腺炎

较少见。常发生于腮腺肿胀数天后。出现中上腹剧痛,有压痛和肌紧张,伴发热、寒战、呕吐、腹胀、腹泻或便秘等。

4.其他

可有心肌炎、肾炎、肝炎等。

(五)诊断标准

1.疑似病例

发热,畏寒,疲倦,食欲缺乏,1～2天后单侧或双侧非化脓性腮腺肿痛或其他唾液腺肿痛。

2.确诊病例

(1)腮腺肿痛或其他唾液腺肿痛与压痛,吃酸性食物时胀痛更为明显。腮腺管口可见红肿。白细胞计数正常或稍低,后期淋巴细胞增加。

(2)发病前1～4周与腮腺炎患者有密切接触史。

二、治疗概述

隔离患儿使之卧床休息直至腮腺肿胀完全消退。注意口腔清洁,饮食以流质或软食为宜,避免酸性食物,保证液体摄入量。

三、护理评估、诊断和措施

(一)健康管理

1.疼痛

腮腺炎引起的腮腺肿大引起。

(1)护理诊断:疼痛。

(2)护理措施:缓解疼痛。

2.发热

发热与感染有关。

(1)护理诊断:体温升高。

(2)护理措施:降低体温。①保证休息,防止过劳,减少并发症的发生。高热者给予物理降温。鼓励患儿多饮水。发热伴有并发症者应卧床休息至热退。②保持口腔清洁,常用温盐水漱口,多饮水,以减少口腔内残余食物,防止继发感染。③给予富有营养、易消化的半流质或软食,忌酸、辣、干、硬食物,以免因唾液分泌及咀嚼使疼痛加剧。④局部冷敷,以减轻炎症充血及疼痛。亦可用中药湿敷。

3.焦虑

焦虑与患儿的疾病发展有关。

(1)护理诊断:焦虑。

(2)护理措施:缓解家长的焦虑,做好解释沟通。①注意有无脑膜脑炎、睾丸炎、急性胰腺炎等临床征象,并给以相应治疗和护理。发生睾丸炎时可用丁字带托起阴囊,局部间歇冷敷以减轻疼痛。②无并发症的患儿一般在家中隔离治疗,指导家长做好隔离、饮食、用药护理,学会病情观察,若有并发症表现,应及时送医院就诊。做好患儿和家长的心理护理,介绍减轻疼痛的方法,使患儿配合治疗。

(二)预防感染传播

发现腮腺炎患儿后立即采取呼吸道隔离措施,直至腮腺肿大消退后 3 天,有接触史的易感患儿应观察 3 周。流行期间应加强幼托机构的晨检。居室应空气流通,对患儿口、鼻分泌物及污染物应进行消毒。易感患儿可接种减毒腮腺炎活疫苗。

第三节 过敏性紫癜

一、疾病概述

过敏性紫癜,又称舒-亨综合征,是以小血管炎为主要病变的血管炎综合征。临床特点除皮肤紫癜外,有关节肿痛、腹痛、便血和血尿等。主要见于学龄儿,男孩多于女孩,四季均有发病,但冬、春季多见。

(一)病因及发病机制

病因尚不清楚,目前认为与某种致敏因素引起的自身免疫反应有关。发病机制可能是以病原体(细菌、病毒、寄生虫等)、药物(抗生素、磺胺药、解热镇痛剂等)、食物(鱼虾、蛋、牛奶等)及花粉、虫咬、疫苗注射等作为致敏因素,作用于具有遗传背景的个体,继发 B 细胞克隆扩增而导致免疫球蛋白 A 介导的系统性血管炎。

(二)病理生理

基本病变为毛细血管壁的炎性反应,毛细血管的通透性增加,血浆及血细胞渗出,引起水肿及出血。小动脉及小静脉也可受累,小血管的周围有中性粒细胞、单核细胞、淋巴细胞,也可有嗜酸粒细胞的浸润及不同程度的红细胞渗出,受累血管的周围还可有核的残余及肿胀的结缔组织,小血管的内膜增生,并出现透明变性及坏死,使血管腔变窄,甚至梗塞,并可见坏死性小动脉炎。皮肤及胃肠道都可见上述改变,关节腔内多见浆液及白细胞渗出,但无出血,输尿管、膀胱及尿道黏膜可有出血,并常累及肾脏,紫癜性肾炎的病理变化轻重不等。轻者为局灶性肾炎,比较多见,重者为增殖性肾炎伴新月形改变,免疫荧光检查可在肾小球上发现补体成分 3 和免疫球蛋白 G,还可见到纤维蛋白原沉积,在血管系膜上也发现有免疫球蛋白 A。

(三)临床表现

多为急性起病,病前1~3周常有上呼吸道感染史。约半数患儿伴有低热、乏力、精神萎靡、纳差等全身症状。

1.皮肤紫癜

常为首发症状,多见于四肢和臀部,分批出现,伸侧较多,对称分布,躯干和颜面少见。初起为紫红色斑丘疹,高出皮肤,压之不褪色,此后颜色加深呈暗紫色,最后呈棕褐色而消退。可伴有荨麻疹和血管神经性水肿。少数重症患儿紫癜可大片融合形成大疱伴出血性坏死(图4-5)。

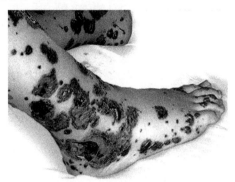

图 4-5　皮肤紫癜表现

2.消化道症状

约 2/3 患儿可出现消化道症状,常出现脐周或下腹部疼痛,伴恶心、呕吐或便血。偶可发生肠套叠、肠梗阻、肠穿孔及出血坏死性小肠炎。

3.关节症状

约 1/3 患儿出现关节肿痛,多累及膝、踝、肘、腕等关节,表现为关节肿胀、疼痛和活动受限,多在数天内消失而不遗留关节畸形。

4.肾脏症状

30%～60%患儿有肾脏损害的临床表现。多发生于起病 1 月内,症状轻重不一。多数患儿出现血尿、蛋白尿及管型,伴血压升高和水肿,称为紫癜性肾炎。少数呈肾病综合征表现。一般患儿肾损害较轻,大多数都能完全恢复。少数发展为慢性肾炎,死于慢性肾衰竭。

5.其他

偶因颅内出血导致失语、瘫痪、昏迷、惊厥。部分患儿有鼻出血、牙龈出血、咯血等。

(四)诊断要点

(1)多有感染、食物、药物、花粉、虫咬、疫苗接种等病史。

(2)有典型特征性皮肤紫癜,结合关节、胃肠或肾脏症状以及反复发作史。

(3)全血白细胞及嗜酸性粒细胞计数增高,出血严重时,红细胞计数及血红蛋白降低。

(4)血沉增快,C反应蛋白可呈阳性,血清免疫球蛋白A增高。

(5)有肾损害时,可见血尿及蛋白尿。

二、治疗概述

本病尚无特效疗法,主要采取支持和对症疗法。有荨麻疹或血管神经性水肿时,用抗组胺药和钙剂;腹痛时用解痉剂;消化道出血时禁食,静脉用西咪替丁,必要时输血。给予大剂量维生素C改善血管通透性;应用阿司匹林抗凝等;应用肾上腺皮质激素缓解腹痛和关节疼痛,重症可加用免疫抑制剂。

三、护理评估、诊断和措施

(一)皮肤完整性受损

皮肤完整性受损与皮肤紫癜有关。

1.护理诊断

皮肤完整性受损。

2.护理措施

恢复皮肤的正常形体和功能。

(1)观察皮疹的形态、颜色、数量、分布,有无反复出现等,每天详细记录皮疹变化。

(2)保持皮肤清洁,防擦伤和小儿抓伤,如有破溃及时处理,防止出血和感染。

(3)患儿衣着应宽松、柔软,保持清洁、干燥。

(4)避免接触可能的各种致敏原,同时按医嘱使用止血药、脱敏药等。

(二)疼痛

疼痛与关节肿胀和腹痛有关。

1.护理诊断

疼痛。

2.护理措施

减轻或消除关节肿痛与腹痛。观察患儿关节肿胀及疼痛情况,保持关节的功能位置。根据病情选择合适的理疗方法,并做好日常生活护理。按医嘱使用肾上腺皮质激素,以缓解关节疼痛和解除痉挛性腹痛。

(三)病情加重

病情加重与患儿疾病的发展有关。

1.护理诊断

潜在并发症:消化道出血、紫癜性肾炎。

2.护理措施

(1)观察有无腹痛、便血等情况,同时注意腹部体征并及时报告和处理。有消化道出血时,应卧床休息,限制饮食,给予无渣流质食,出血量多时禁食,经静脉补充营养。

(2)观察尿色、尿量,定时做尿常规检查,若有血尿和蛋白尿,提示紫癜性肾炎,按肾炎护理。

(四)焦虑

焦虑与患儿的病情和预后有关

1.护理诊断

焦虑。

2.护理措施

加强心理护理。过敏性紫癜可反复发作或并发肾损害,给患儿和家长带来不安和痛苦,故应针对具体情况予以解释,帮助其树立战胜疾病的信心。教会家长和患儿观察病情,合理调配饮食;指导其尽量避免接触各种可能变应原;指导患儿定期来院复查。

第四节　中毒性细菌性痢疾

一、疾病概述

中毒性细菌性痢疾,是急性细菌性痢疾的危重型。以起病急骤,突发高热,迅速出现惊厥、昏迷和休克、呼吸衰竭为特征,病死率高,必须积极抢救。

(一)病因

病原为志贺菌属(图 4-6),据其抗原性不同分为 4 个血清群:A 群,痢疾志贺菌;B 群,弗氏志贺菌;C 群,鲍氏志贺菌;D 群,宋氏志贺菌。我国以 B 群多见,在外界生存力强;在瓜果、蔬菜及污染物上可存活,但对理化因素的抵抗力较弱,对各种消毒剂均很敏感。各型志贺菌均产生内毒素,是引起全身毒血症的主要因素。

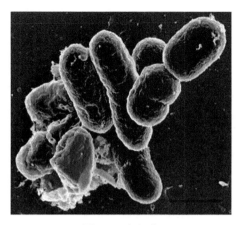

图 4-6　志贺菌

(二)流行病学特点

本病的传染源为患者及带菌者。主要通过消化道传播,亦可通过苍蝇污染食物传播,流行季节可因饮用污染的水和食物引起暴发流行。人群普遍易感,儿童发病率最高,由于细菌群型较多,患病后免疫力短暂且不稳定,易复发和重复感染。夏秋季高发。

(三)病理生理

中毒性痢疾发病机制尚不十分清楚,可能和集体对细菌毒素产生异常强烈的变态反应(全身炎症反应综合征)有关。志贺菌经口进入人体后,侵入结肠上皮细胞并生长繁殖,细菌裂解后可释放大量内毒素和外毒素。大量内毒素进入血循环,致发热、毒血症及全身微血管障碍。内毒素作用于肾上腺髓质及兴奋交感神经系统释放肾上腺素、去甲肾上腺素等,使小动脉和小静脉发生痉挛性收缩。内毒素直接作用或通过刺激单核-巨噬细胞系统,使组氨酸脱羧酶活性增加,或通过溶酶体释放,导致大量血管扩张物质释放,使血浆外渗,血液浓缩;还可使血小板聚集,释放血小板因子 3,促进血管内凝血,加重微循环障碍。

中毒性细菌性痢疾的上述病变在脑组织中最为显著。可发生脑水肿甚至脑疝,出现昏迷、抽搐及呼吸衰竭,是中毒性痢疾死亡的主要原因。

(四)临床表现

潜伏期多为 1～2 天,短者数小时。大多起病急骤,全身中毒症状严重,高热甚至超高热;少数体温不升,肠道症状不明显或无腹痛、腹泻;也有发热、脓血便。按其主要临床表现分型(表 4-2)。

表 4-2 分 型

休克型 （皮肤内脏微循环障碍型）	脑型 （脑微循环障碍型）	肺型 （肺微循环障碍型）	混合型
以循环衰竭为主要表现,面色苍白,精神萎靡,脉搏细数,四肢厥冷,皮肤发花,呼吸增快,血压下降或测不出。还可出现多系统功能障碍,休克等。此型较常见	以惊厥、昏迷为主要表现,反复惊厥,意识由烦躁、谵妄而进入昏迷,严重者因脑疝致呼吸衰竭	以颅内压升高、脑水肿、脑疝和呼吸衰竭为主。患儿有剧烈头痛、呕吐、血压升高,心率相对缓慢,肌张力增高,反复惊厥及昏迷。严重者可呈现呼吸节律不齐,瞳孔两侧大小不等,对光反应迟钝。此型较重,病死率高	同时具有上述表现,是最凶险类型,病死率很高,预后差

二、治疗概述

病情凶险,必须及时抢救。

(一)降温止惊

可综合使用物理、药物降温或亚冬眠疗法,惊厥不止者,可用地西泮肌内注射或静脉注射,用水合氯醛保留灌肠,或肌内注射苯巴比妥钠。

(二)治疗循环衰竭

(1)补充血容量,纠正酸中毒,维持水与电解质平衡。

(2)改善微循环:在充分扩容的基础上应用莨菪碱、酚妥拉明、多巴胺或间羟胺等血管活性药物改善微循环。

(3)其他:及早应用糖皮质激素抗休克;纳洛酮能有效提高血压和心肌收缩力,必要时可重复使用。

(三)防治脑水肿和呼吸衰竭

保持呼吸道通畅,给氧。首选 20%甘露醇降颅内压,或与利尿剂交替使用,可短期静脉推注地塞米松,剂量同上。若出现呼吸衰竭应及早使用呼吸机。

(四)抗菌治疗

为迅速控制感染,通常选用两种志贺菌敏感的抗生素静脉滴注。

三、护理评估、诊断和措施

(一)健康管理

1.发热

发热与感染有关。

（1）护理诊断：体温过高。

（2）护理措施：降低体温、控制惊厥。①保持室内空气流通新鲜，温度、相对湿度适宜。②监测患儿体温变化。高热时给予物理降温或药物降温，对持续高热不退甚至惊厥不止者采用亚冬眠疗法，控制体温在 37 ℃左右。

2.营养缺乏

营养缺乏与进食不足有关。

（1）护理诊断：营养失调，低于机体需要量。

（2）护理措施：保证营养供给，给予营养丰富、易消化的流质或半流质饮食，多饮水，促进毒素的排出。禁食易引起胀气、多渣等刺激性食物。

3.休克表现

休克表现与循环血量不足有关。

（1）护理诊断：组织灌注改变。

（2）护理措施：维持有效血液循环。对休克型患儿，适当保暖以改善周围循环；迅速建立并维持静脉通道，保证输液通畅和药物输入；遵医嘱进行抗休克治疗。

密切观察病情：①专人监护，密切观察神态、面色、体温、脉搏、瞳孔、血压、尿量、呼吸节律变化和抽搐情况，准确记录 24 小时出入量。②观察患儿排便次数和大便性状，准确采集大便标本送检，注意应取黏液脓血部分化验以提高阳性率。大便次数多时或病初水样泻时防止脱水的发生。遵医嘱给予抗生素。

4.预防并发症

防治脑水肿和呼吸衰竭，遵医嘱使用镇静剂、脱水剂、利尿剂等，控制惊厥，降低颅内压。保持呼吸道通畅做好人工呼吸、气管插管、气管切开的准备工作，必要时使用呼吸机治疗。

5.焦虑

焦虑与疾病的发展和预后有关。

（1）护理诊断：焦虑。

（2）护理措施：缓解焦虑，做好心理护理。①提供心理支持，减轻焦虑心情。②健康教育：指导家长与患儿注意饮食卫生，不吃生冷、不洁食物，养成饭前便后洗手的良好卫生习惯。向患儿及家长讲解细菌性痢疾的传播方式和预防知识。

（二）预防感染传播

对餐饮行业及幼托机构员工定期做大便培养，及早发现带菌者并给予治疗。加强对饮食、饮水、粪便的管理及消灭苍蝇。在细菌性痢疾流行期间口服痢疾减毒活菌苗。有密切接触者应医学观察 7 天。

第五节　多　动　症

一、疾病概述

多动症是儿童期常见的行为问题。本症有两大主要症状,即注意障碍和活动过度,可伴有行为冲动和学习困难。通常起病于 6 岁以前,学龄期症状明显,随年龄增大逐渐好转。部分病例可延续到成年。

由于诊断标准不一,各国对多动症发病率的统计结果也差异较大。美国报道儿童的发病率为 20%,而我国的统计结果是患病率不超出 10%,其中男孩大大多于女孩,两者比例约为 9∶1。

(一)病因

1.脑神经递质数量不足

如去甲肾上腺素、多巴胺等脑内神经递质浓度降低,削弱了中枢神经系统的抑制活动,使孩子动作增多。因此,多动症儿童首先必须考虑药物治疗。非母乳喂养的儿童,父母尤其应该注意这一原因。

2.脑组织器质性损害

母亲孕期患高血压、甲状腺肥大、肾炎、贫血、低热、先兆流产、感冒等;分娩过程异常;儿童出生后 1～2 年内,中枢神经系统有感染或外伤。这样的儿童易患多动症。

3.遗传因素

一部分观点认为,先天体质缺陷和器官异常、染色体异常、父母的精神病等遗传因素,会不同程度地影响孩子的脑功能,造成其先天体质缺陷,从而导致多动症。

4.其他因素

教育方法不当及早期智力开发过量,环境压力远远超过孩子心理的承受能力,导致孩子心理发育滞后,自控能力降低。另外,过量摄入食物中的人工色素、含铅量过度的食物,虽不一定达到铅中毒,但可能会导致多动症。

(二)临床表现

多动症儿童的心理行为特点见图 4-7。

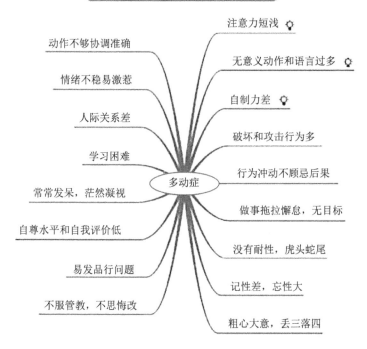

图 4-7 多动症儿童的心理行为特点

1.注意障碍

患儿注意力难以集中,干什么事情总是半途而废,即使是做游戏也不例外。环境中的任何视听刺激都可分散他们的注意力。患儿进小学后,在课堂上症状表现更为明显,坐在教室里总是东张西望,心不在焉,集中注意听讲的时间很短,他们无论是看连环画或看电视,都只能安坐片刻,便要站起来走动。

2.活动过度

患儿往往从小活动量就大,有的甚至在胎儿期就特别好动。随着出生后身体功能的发展更显得不安分。学会了走就不喜欢再坐,学会了爬楼梯后就上下爬个不停。进幼儿园后,这些儿童也不能按正常要求的时间坐在小凳上。到了学校,大部分孩子因受制约而增加了对自己活动的限制,多动症患儿过度活动则更为明显。上课时他们小动作不断,甚至站起来在教室里擅自走动。一放学便像利箭一般冲出学校。这样的儿童走路蹦蹦跳跳,到了家里翻箱倒柜,忙个不停,即使晚上睡觉也经常不停翻动身子、磨牙、说梦话。多动症儿童中约有一半会出现动作不协调,不能做系纽扣、系鞋带等精细动作,不会用剪刀。

3.感知觉障碍

表现为视-运动障碍、空间位置知觉障碍、左右辨别不能,经常反穿鞋子,听觉综合困难及视-听转换困难等。

4.情绪和行为障碍

多动症患儿情绪不稳,极易冲动,对自己欲望的克制力很薄弱,一兴奋就手舞足蹈,忘乎所以,稍受挫折就发脾气、哭闹。他们在学校会经常主动与同学争吵或打架,行为冲动而不顾及后果。如不顾危险从高处跳下;想喝水时不顾杯子里的水是凉是烫,抓起就喝。这些冲动有时会导致一些灾难性的行为结果。

5.社会适应不良

患儿常表现为个性倔强,不愿受别人制约或排斥小伙伴,所以很难与其他同龄儿童相处,不得不常找比自己年龄小的儿童游戏。

6.学习困难

虽然多动症儿童的智力大多正常或接近正常,但学习成绩却普遍很差。由于他们上课、做作业都不能集中注意,情绪容易波动,这就严重影响了学习效果。感知觉方面的一些障碍也会导致一些学习困难,如视-听转换障碍会使患儿阅读困难,而空间位置知觉障碍和左右辨别不能会使儿童在学习算式和一些算术符号时发生困难。写字、画画、手工等学习活动也会受到这些感知障碍的严重影响。

(1)婴儿期:约30%的多动症儿童出生后就显得多动,不安宁,易激惹,过分哭闹、叫喊,母子关系不协调。

(2)幼儿期:有50%～60%多动症儿童在2～3岁时就显得与其他小孩不一样,特别不听话,难管教,睡眠不安,常有遗尿,大多饮食差,培养排便、睡眠习惯均困难。

(3)学龄前期:症状渐明显,做事注意力不集中,注意时间短暂,活动过多,不能静坐,爱发脾气,不服管理,缺乏自控能力,参加集体活动困难,情绪不稳,破坏东西,玩具满地撒,不爱惜,不整理,对动物残忍,有攻击性、冲动性行为,常和小朋友打闹。

(4)学龄期:多动症的一切症状都显露出来,如注意力集中时间短暂,上课不专心听课,容易分散注意力,学习困难,不能完成作业,忍受挫折的耐受性差,对刺激的反应过强,冲动任性,情绪不稳,有攻击行为,与同伴相处困难,是班上的"小丑"。

(5)中学时期:活动过多可能逐渐减少,仍注意力集中困难,接受教育能力迟钝,缺乏自尊心和动力,办事不可靠,有攻击性、冲动性行为,对刺激反应过强,有过失行为,情绪波动,说谎,逃学,容易发生事故或少年犯罪。

(6)成年时期:多动明显减少,仍有半数以上的人和正常人有所不同。多数人注意力容易转移,冲动,情感爆发,易与人争执或打斗,与同事关系紧张,参加集体活动有困难,酗酒嗜赌,工作不能胜任,缺乏理想和毅力,事业上难有进展(图 4-8)。

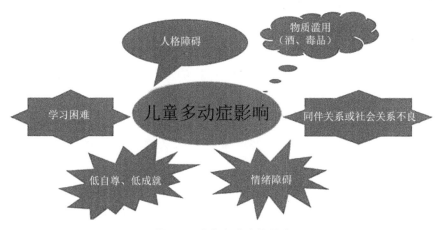

图 4-8　儿童多动症的影响

7.辅助检查

(1)脑电图:是人脑在静息状态下所记录到的自发脑电活动,对诊断神经、精神疾病有着重要意义。

(2)脑地形图:主要应用于精神分裂症、痴呆以及癫痫、脑肿瘤、脑外伤、脑血管疾病等的辅助诊断。

(3)CT 检查:在下列情况下应该考虑脑 CT 检查。①多动症的病因是轻度脑损伤,如有轻度产伤、窒息、脑震荡或有不典型的脑部感染史。②多动症患儿伴有癫痫时。

(三)诊断标准

1.多动症的最新临床诊断标准

多动症的最新临床诊断标准是 1989 年由美国精神医学会制定的。当与大多数同龄儿童相比,下列行为更为频繁,符合下面 14 条中的 8 项,并持续 6 个月的,诊断具有注意缺乏多动障碍。

(1)手或脚不停地动,或在座位上扭动(少年为坐立不安的主观感受)。

（2）即使必须坐好，也很难静坐在座位上。

（3）易受外界因素影响而分散注意力。

（4）在集体活动或游戏时，不能耐心地等待轮转。

（5）别人问话尚未结束，便立即抢着回答。

（6）不按他人指示做事情（并非故意违抗或不理解）。

（7）在做功课或玩耍时不能持久地集中注意力。

（8）一件事尚未做完，又做其他事情。有始无终。

（9）不能安安静静地玩耍。

（10）说话太多。

（11）常常打断他人的活动或干扰他人学习、工作。

（12）别人对他说话，他往往没有听进去。

（13）学习时的必需物品，如书本、作业本、铅笔等常常丢失在学校或家中。

（14）往往不顾可能发生的后果参加危险活动，例如，不加观察便跑到马路当中。

2.我国对注意缺乏多动障碍的诊断标准

1989 年，我国中华医学会神经病学分会通过的《中国精神疾病分类方案与诊断标准》（第二版）中，对注意缺乏多动障碍确定了以下诊断标准。起病于学龄前期，病程至少持续 6 个月，具备下列行为中的 4 项的诊断为注意缺乏多动障碍儿童。

（1）需要其静坐的场合下难以静坐，常常动个不停。

（2）容易兴奋和冲动。

（3）常干扰其他儿童的活动。

（4）做事常有始无终。

（5）注意难以保持集中，常易转移。

（6）要求必须立即得到满足，否则就产生情绪反应。

（7）经常多话，好插话或喧闹。

（8）难以遵守集体活动的秩序和纪律。

（9）学习成绩差，但不是由智力障碍引起。

（10）动作笨拙，精巧动作较差。

排除标准为不是由于精神发育迟滞、儿童期精神病、焦虑状态、品行障碍或神经系统疾病所引起。

二、治疗概述

对于多动症的治疗主要是采取教育引导、行为疗法和多动症药物治疗相结合。需要家长和老师的密切配合,针对患儿的特点耐心进行教育和管理,避免对患儿歧视、惩罚或其他不当的教育方法。可以恰当运用以表扬、鼓励为主的方法,使患儿提高学习的自觉性,克服注意力涣散和多动。合理安排日常作息时间,动静结合,培养良好的生活习惯。家庭健康生活、父母注意自我修养,为孩子树立良好的榜样,教养态度一致等均为综合治疗重要组成部分。

药物治疗:中枢兴奋剂是治疗多动症首选的药物,其有效率为 70%～80%。

三、预防

(一)小儿多动症的预防措施

(1)适龄结婚,勿早婚、早孕,也勿过于晚婚、晚孕,避免婴儿先天不足。有计划地生育,使家长可以精心抚养子女,有利于孩子的身心健康。

(2)要提倡婚前检查,避免近亲结婚。配偶的选择,要尽量注意有无癫痫病、精神分裂症等精神疾病。

(3)为了避免产伤,减少脑损伤的机会,应提倡自然顺产,因为临床中发现,多动症患儿中剖宫产者比例较高。

(4)孕妇应注意陶冶性情,保持心情愉快,精神安宁,谨避寒暑,预防疾病,慎用药物。

(5)创造温馨和谐的生活环境,使孩子在轻松愉快的心情中度过童年,切勿盲目望子成龙,剥夺孩子欢乐的童年,造成不必要的精神创伤。

(6)注意合理营养,使孩子养成良好的饮食习惯,不偏食、不挑食,保证充足的睡眠。加强体育锻炼,增强体质,防止疾病发生。

(7)尽量避免让孩子玩含铅的漆制玩具,尤其不能将这类玩具含在口中。

(二)家庭、教育护理要点

多动症儿童都有心理障碍存在,他们自控能力差、注意力无法集中、学习困难、易受外界不良影响和引诱导致成绩下降。

(1)要帮助他们树立治病的信心,使其发挥主观能动性,加强自制力。

(2)要注意饮食营养,合理安排作息时间,使其养成良好的生活习惯。

(3)家长和老师要多体谅、关心此类儿童,对其微小的进步及时予以表扬、鼓励,切忌简单、粗暴、歧视,否则会伤害儿童自尊心,造成精神创伤,使其产生敌对情绪。也不要过分迁就、纵容其任性;在治疗过程中,要密切观察患儿的反应,及时调整药物用量或决定停、换药,注意坚持治疗,不要让孩子擅自终止治疗和用药。

(三)饮食调节

孩子患了多动症,除进行正确引导和必要的药物治疗外,调理好孩子的饮食也是十分必要的。

(1)应少食含酪氨酸的食物,如挂面、糕点等。少食含甲基水杨酸的食物,如西红柿、苹果、橘子等。饮食中不要加入辛辣的调味品,如胡椒之类,也不宜食用酒石黄色素,如贝类、橄榄等食物。

(2)应多食含锌丰富的食物。因为锌是人体内的微量元素,与人体的生长发育密切有关。缺锌常使儿童食欲下降,发育迟缓,智力减退。研究发现,学习成绩优良的学生,大多数头发中锌含量较高。所以,常吃含锌丰富的食物,如蛋类、肝脏、豆类、花生等对提高智力有一定帮助。

(3)应多食含铁丰富的食物。因为铁是造血的原料,缺铁会使大脑的功能紊乱,影响儿童的情绪,加重多动症状。因此多动症孩子,应多食含铁丰富的食物,如肝脏、禽血、瘦肉等。

(4)应少食含铅食物。因为铅可使孩子视觉运动、记忆感觉、形象思维、行为等发生改变,出现多动,所以多动症患儿应少食含铅的皮蛋、贝类等食品。

(5)应少食含铝食物。因为铝是一种威胁人体健康的金属。食铝过多可致智力减退,记忆力下降,食欲下降,消化不良。多动症患儿应少吃油条,因为制作油条需要在面粉中加入明矾,而明矾的化学成分为硫酸钾铝。因此,吃油条对小儿的智力发育不利。

第五章

骨 科 护 理

第一节 锁 骨 骨 折

锁骨骨折是常见的骨折之一,占全身骨折的 6% 左右,常见于青少年及儿童。

一、病因及分类

锁骨骨折好发于中 1/3 处,多由间接暴力引起,如跌倒时手掌及肘部着地,传导暴力冲击锁骨发生骨折,多为横行或短斜行骨折。直接暴力亦可以从前方或上方作用于锁骨发生横形或粉碎性骨折,幼儿多为青枝骨折。

完全性骨折后,近骨折段因受胸锁乳突肌的牵拉而向上、向后移位。远骨折段因肢体重量作用向下移位,又因胸大肌、胸小肌、斜方肌、背阔肌的作用向前、向内移位而致断端重叠。

二、临床表现及诊断

有外伤史,伤后肩锁部疼痛,肩关节活动受限。因锁骨全长位于皮下,骨折后局部有明显肿胀、畸形、压痛,触诊可摸到移位的骨折端。其典型体征是痛苦表情、头偏向患侧使胸锁乳突肌松弛而减轻疼痛,同时健侧手支托患肢肘部以减轻因上肢重量牵拉所引起的疼痛。

婴幼儿不能诉说外伤经过和疼痛部位,多为青枝骨折。当局部畸形及肿胀不明显、但活动患肢及压迫锁骨患儿啼哭叫痛时,应考虑有锁骨骨折的可能,必要时拍摄锁骨正位 X 线片以协助诊断。

诊断骨折的同时,还应检查有无锁骨下动、静脉以及臂丛神经的损伤,是否合并有气胸。

三、治疗

(一)幼儿青枝骨折

可仅用三角巾悬吊 3 周。

(二)有移位的锁骨骨折

可行手法复位后以"8"字形绷带固定 4 周。复位时,患者取坐位,双手叉腰,挺胸,双肩后伸以使两骨折端接近,术者此时可复位骨折。然后,在双侧腋窝用棉垫保护后以宽绷带做 X 形固定双肩,经固定后要密切观察有无血管、神经压迫症状,卧床时应取仰卧位,在肩胛区垫枕使两肩后伸。

(三)切开复位内固定

对开放性骨折或合并血管神经损伤者可行内固定。血管损伤者以及不愈合的病例,可行切开复位克氏针内固定。

锁骨骨折绝大多数皆可采用非手术治疗,虽然多数骨折复位并不理想,但一般都可达到骨折愈合。畸形愈合并不影响功能,儿童锁骨骨折日久后,甚至外观可不残留畸形,因此不必为追求解剖复位而反复整复及行手术治疗。

四、护理问题

(一)有体液不足的危险

危险与创伤后出血有关。

(二)疼痛

疼痛与损伤、牵引有关。

(三)有周围组织灌注异常的危险

危险与神经血管损伤有关。

(四)有感染的危险

危险与损伤有关。

(五)躯体移动障碍

躯体移动障碍与骨折脱位、制动、固定有关。

(六)潜在并发症

脂肪栓塞综合征、骨-筋膜室综合征、关节僵硬等。

(七)知识缺乏

缺乏康复锻炼知识。

(八)焦虑

焦虑与担忧骨折预后有关。

五、护理目标

(1)患者生命体征稳定。

(2)患者疼痛缓解或减轻,舒适感增加。

(3)能维持有效的组织灌注。

(4)未发生感染或感染得到控制。

(5)保证骨折固定效果,患者在允许的限度内保持最大的活动量。

(6)预防并发症的发生或及早发现及时处理。

(7)患者了解功能锻炼知识。

(8)患者焦虑程度减轻。

六、护理措施

(一)非手术治疗及术前护理

1.心理护理

青少年及儿童锁骨骨折后,因担心肩部、胸部畸形及影响发育和美观,常会产生焦虑、烦躁心理。应告知其锁骨骨折只要不伴有锁骨下神经、血管损伤,即使是在叠位愈合,也不会影响患侧上肢的功能,局部畸形会随着时间的推移而减轻甚至消失,治疗效果较好,以消除患者心理障碍。

2.饮食

给予高蛋白、高维生素、高钙及粗纤维饮食。

3.体位

局部固定后,宜睡硬板床,取半卧位或平卧位,避免侧卧位,以防外固定松动。平卧时不用枕头,可在两肩胛间垫上一个窄枕,使两肩后伸外展;在患侧胸壁侧方垫枕,以免悬吊的患肢肘部及上臂下坠。患者初期对垫枕不习惯,有时甚至自行改变卧位,应向其讲清治疗卧位的意义,使其接受并积极配合。告诉患者日间活动不要过多,尽量卧床休息,离床活动时用三角巾或前臂吊带将患肢悬吊于胸前,双手叉腰,保持挺胸、提肩姿势,可缓解对腋下神经、血管的压迫。

4.病情观察

观察上肢皮肤颜色是否发白或青紫,温度是否降低,感觉是否麻木。如有上述现象,可能系"8"字绷带包扎过紧所致。应指导患者双手叉腰,尽量使双肩外展后伸,如症状仍不缓解,应报告医师适当调整绷带,直至症状消失。"8"字绷带包扎时禁忌做肩关节前屈、内收动作,以免腋部血管神经受压。

5.功能锻炼

(1)早、中期:骨折急性损伤经处理后 2～3 天,损伤反应开始消退,肿胀和疼痛减轻,在无其他不宜活动的前提下,即可开始功能锻炼。

准备:仰卧于床上,两肩之间垫高,保持肩外展后伸位。

第 1 周,做伤肢近端与远端未被固定的关节所有轴位上的运动,如握拳、伸指、分指、屈伸、腕绕环、肘屈伸,前臂旋前、旋后等主动练习,幅度尽量大,逐渐增大力度。

第 2 周,增加肌肉的收缩练习,如捏小球、抗阻腕屈伸运动。

第 3 周,增加抗阻的肘屈伸与前臂旋前、旋后运动。

(2)晚期:骨折基本愈合,外固定物去除后进入此期。此期锻炼的目的是恢复肩关节活动度,常用的方法有主动运动、被动运动、助力运动和关节主动牵伸运动。

第 1～2 天,患肢用三角巾或前臂吊带悬挂胸前站立位,身体向患侧侧屈,做肩前后摆动;身体向患侧侧屈并略向前倾,做肩内外摆动。应努力增大外展与后伸的运动幅度。

第 3～7 天,开始做肩关节各方向和各轴位的主动运动、助力运动和肩带肌的抗阻练习,如双手握体操棒或小哑铃,左右上肢互助做肩的前上举、侧后举和体后上举,每个动作 5～20 次。

第 2 周,增加肩外展和后伸主动牵伸:双手持棒上举,将棍棒放颈后,使肩外展、外旋,避免做大幅度和用大力的肩内收与前屈练习。

第 3 周,增加肩前屈主动牵伸、肩内外旋牵伸:双手持棒体后下垂将棍棒向上提,使肩内旋。

(3)练习的幅度和运动量以不引起疼痛为宜。

(二)术后护理

1.体位

患侧上肢用前臂吊带或三角巾悬吊于胸前,卧位时去枕,在肩胛区垫枕使两肩后伸,同时在患侧胸壁侧方垫枕,防止患侧上肢下坠,保持上臂及肘部与胸部处于平行位。

2.症状护理

(1)疼痛:影响睡眠时,适当给予止痛、镇静剂。

(2)伤口:观察伤口有无渗血、渗液情况。

3.一般护理

协助患者洗漱、进食及排泄等,指导并鼓励患者做些力所能及的自理活动。

4.功能锻炼

在术后固定期间,应主动进行手指握拳,腕关节的屈伸,肘关节屈伸及肩关节外展、外旋和后伸运动,不宜做肩前屈、内收的动作。

七、健康指导

(一)休息

早期卧床休息为主,可间断下床活动。

(二)饮食

多食高蛋白、高维生素、含钙丰富、刺激性小的食物。

(三)固定

保持患侧肩部及上肢于有效固定位,并维持 3 周。

(四)功能锻炼

外固定的患者需保持正确的体位,以维持有效固定,进行早、中期的锻炼,避免肩前屈、内收动作。解除外固定后则加强锻炼,着重练习肩的前屈、肩旋转活动,如两臂做划船动作。

值得注意的是应防止两种倾向:①放任自流,不进行锻炼;②过于急躁,活动幅度过大,力量过猛,造成软组织损伤。

(五)复查时间及指征

术后 1 个月、3 个月、6 个月需进行 X 线片复查,了解骨折愈合情况。有内固定者,于骨折完全愈合后取出。对于手法复位外固定患者,如出现下列情况须随时复查:骨折处疼痛加剧,患肢麻木,手指颜色改变,温度低于或高于正常等。

第二节　肱骨干骨折

肱骨干骨折指肱骨髁上与胸大肌止点之间的骨折。

一、解剖概要

肱骨干中段后外侧有桡神经沟，桡神经在其内紧贴。当肱骨中、下 1/3 交界处骨折时，易合并桡神经损伤。上臂有多个肌肉附着点，故不同平面骨折所致骨折移位也不同。

二、病因及移位

(1)直接暴力多致中、上 1/3 骨折，多为横行或粉碎骨折。

(2)传导暴力多见于中、下 1/3 段骨折，多为斜行或螺旋形。

(3)旋转暴力多可引起肱骨中、下 1/3 交界处骨折，所引起的肱骨骨折多为典型螺旋形骨折。

如骨折平面在三角肌止点上者，近折端受胸大肌、大圆肌、背阔肌牵拉向内移位，远折端因三角肌、肱二头肌、肱三头肌做外上移位。如骨折平面在三角肌止点以下，近折端受三角肌和喙肱肌牵拉向外前移位，远折端受肱二头肌、肱三头肌作用向上重叠移位。

三、临床表现及诊断

此种骨折均有明显的外伤史。若有局部肿胀、压痛、畸形、反常活动及骨擦音，均可诊断骨折。X 线检查可确诊骨折，明确骨折部位、类型及移位情况，以供治疗参考。如合并神经损伤者，可出现典型垂腕、伸拇及伸掌指关节功能丧失以及手背桡侧皮肤有大小不等的感觉麻木区。

四、治疗

肱骨被丰厚的肌肉包绕，轻度的成角短缩畸形在外观不明显，对功能也无影响。因此无须为追求良好的复位而滥用手术治疗。

(一)对横行、斜行或粉碎性骨折

可于复位后用夹板或石膏固定，练习肩关节活动时应弯腰 90°，做钟摆样活动。因为直立位练习易引起骨折部位成角畸形。

(二)对螺旋形或长斜行骨折

可采用小夹板固定,亦可采用悬垂石膏固定,通过石膏重量牵引使骨折复位,但患者不能平卧,睡觉时需取半卧位。

(三)对肱骨开放性骨折

(1)断端嵌入软组织或手法复位失败的闭合骨折,同一肢体多发骨折或合并神经血管损伤需手术探查者,可行切开复位内固定。

(2)闭合性肱骨干骨折合并桡神经损伤时,一般采用非手术方法治疗。观察2~3个月后,若桡神经仍无神经功能恢复的表现,可再行手术探查。在观察期间将腕关节置于功能位,多做伤侧手指伸直活动以防畸形或僵硬。

五、护理问题

(一)有体液不足的危险

危险与创伤后出血有关。

(二)疼痛

疼痛与损伤、牵引有关。

(三)有周围组织灌注异常的危险

危险与神经血管损伤有关。

(四)有感染的危险

危险与损伤有关。

(五)躯体移动障碍

躯体移动障碍与骨折脱位、制动、固定有关。

(六)潜在并发症

脂肪栓塞综合征、骨-筋膜室综合征、关节僵硬等。

(七)知识缺乏

缺乏康复锻炼知识。

(八)焦虑

焦虑与担忧骨折预后有关。

六、护理目标

(1)患者生命体征稳定。

(2)患者疼痛缓解或减轻,舒适感增加。

(3)能维持有效的组织灌注。

(4)未发生感染或感染得到控制。

(5)保证骨折固定效果,患者在允许的限度内保持最大的活动量。

(6)预防并发症的发生或及早发现及时处理。

(7)患者了解功能锻炼知识。

(8)患者焦虑程度减轻。

七、护理措施

(一)手术治疗及术前护理

1.心理护理

肱骨干骨折,特别是伴有桡神经损伤时,患肢伸腕、伸指功能障碍,皮肤感觉减退,患者心理压力大,易产生悲观情绪。应向患者介绍神经损伤修复的特殊性,告知骨折端将按 1 mm/d 的速度由近端向远端生长,治疗周期长,短期内症状改善不明显,使患者有充分的思想准备。关注患者感觉和运动恢复的微小变化,并以此激励患者,使其看到希望。

2.饮食

给予高蛋白、高热量、高维生素、含钙丰富的饮食,以利于骨折愈合。

3.体位

U形石膏托固定时可平卧,患侧肢体以枕垫起,保持复位的骨折不移动。悬垂石膏固定 2 周内只能取坐位或半卧位,以维持其下垂牵引作用。但下垂位或过度牵引,易引起骨折端分离,特别是中、下 1/3 处横行骨折,其远折端血供差,可致骨折延迟愈合或不愈合,需予以注意。

4.皮肤护理

桡神经损伤后,引起支配区域皮肤营养改变,使皮肤萎缩干燥,弹性下降,容易受伤,而且损伤后伤口易形成溃疡。预防:①每天用温水擦洗患肢,保持清洁,促进血液循环;②定时变换体位,避免皮肤受压引起压疮;③禁用热水袋,防止烫伤。

5.观察病情

(1)夹板或石膏固定者,观察伤口及患肢的血运情况,如出现患肢青紫、肿胀、剧痛等,应立即报告医师处理。

(2)伴有桡神经损伤者,应观察其感觉和运动功能恢复情况。通过检查汗腺功能,可了解自主神经恢复情况。

（3）如骨折后远端皮肤苍白、皮温低，且摸不到动脉搏动，在排除夹板、石膏固定过紧的因素外，应考虑有肱动脉损伤的可能；如前臂肿胀严重，皮肤发绀、湿冷，则可能有肱静脉损伤。出现上述情况应及时报告医师处理。

6.功能锻炼

（1）早、中期：骨折固定后立即进行上臂肌肉的早期舒缩活动，可加强两骨折端在纵轴上的压力，以利于愈合。握拳、腕屈伸及主动耸肩等动作每天 3 次，并根据骨折的部位，选择相应的锻炼方法。

肱骨干上 1/3 段骨折，骨折远端向外上移位。①第 8 天站立位，上身向健侧侧屈并前倾 30°，患肢在三角巾或前臂吊带支持下，自由下垂 10～20 秒，做 5～10 次；②第 15 天增加肩前后摆动 8～20 次，做伸肘的静力性收缩练习 5～10 次，抗阻肌力练习，指屈伸、握拳和腕屈伸练习，前臂旋前、旋后运动；③第 22 天增加身体上身向患侧侧屈，患肢在三角巾或吊带支持下左右摆动 8～20 次。

肱骨干中 1/3 段骨折，骨折远端向上、向内移位。①第 8 天站立位上身向患侧侧屈并前倾约 30°，患肢在三角巾或吊带支持下，自由下垂 10～20 秒，做 5～10 次；②第 15 天增加肩前后摆动练习，做屈伸肘的静力性收缩练习 5～10 次。伴有桡神经损伤者，用弹性牵引装置固定腕关节功能位，用橡皮筋将掌指关节牵拉，进行手指的主动屈曲运动。在健肢的帮助下进行肩、肘关节的运动，健手握住患侧腕部，使患肢向前伸展，再屈肘后伸上臂。

肱骨干下 1/3 段骨折，此型骨折易造成骨折不愈合，更应重视早期锻炼。①第 3 天患肢三角巾胸前悬吊位，上身向患侧侧屈并前倾约 30°，做患肢前后、左右摆动各 8～20 次；②第 15 天增加旋转肩关节运动，即身体向患侧倾斜，屈肘 90°，使上臂与地面垂直，以健手握患侧腕部：做画圆圈动作。双臂上举运动，即两手置于胸前，十指相扣，屈肘 45°，用健肢带动患肢，先使肘屈曲 120°，双上臂同时上举，再缓慢放回原处。

（2）晚期：去除固定后第 1 周可进行肩摆动练习，站立位上身向患侧侧屈并略前倾，患肢做前后、左右摆动，垂直轴做绕环运动；第 2 周用体操棒协助进行肩屈、伸、内收、外展、内旋、外旋练习，并做手爬墙练习，用拉橡皮带做肩屈、伸、内收、外展及肘屈等练习，以充分恢复肩带肌力。

（二）术后护理

1.体位

内固定术后，使用外展架固定者，以半卧位为宜。平卧位时，可于患肢下垫一软枕，使之与身体平行，并减轻肿胀。

2.疼痛的护理

(1)找出引起疼痛的原因:手术切口疼痛在术后 3 天内较剧烈,以后逐天递减。组织缺血引起的疼痛表现为剧烈疼痛且呈进行性,肢体远端有缺血体征。手术 3 天后,如疼痛呈进行性加重或搏动性疼痛,伴皮肤红、肿、热、伤口有脓液渗出或有臭味,则多为继发感染引起。

(2)手术切口疼痛可用镇痛药;缺血性疼痛须及时解除压迫,松解外固定物;如发生骨-筋膜室综合征须及时切开减压;发现感染时报告医师处理伤口,并应用有效抗生素。

(3)移动患者时,对损伤部位要重点托扶保护,缓慢移至舒适体位,以免引起或加重疼痛。

3.预防血管痉挛

行神经修复和血管重建术后,可能出现血管痉挛。

(1)避免一切不良刺激:严格卧床休息,石膏固定患肢 2 周;患肢保暖,保持室温 25 ℃左右。不在患肢测量血压、镇痛,禁止吸烟与饮酒。

(2)1 周内应用扩血管、抗凝药,保持血管的扩张状态。

(3)密切观察患肢血液循环的变化:检查皮肤颜色、温度、毛细血管回流反应、肿胀或干瘪、伤口渗血等。

4.功能锻炼

详见术前护理相关内容。

八、健康指导

(一)饮食

多食高蛋白、高维生素、含钙丰富的饮食。

(二)体位

对桡神经损伤后行外固定者,应确保外固定的稳定,以保持神经断端于松弛状态,有利于恢复。

(三)药物

对伴有神经损伤者,遵医嘱口服营养神经药物。

(四)进行功能锻炼

防止肩、肘关节僵硬或强直而影响患肢功能。骨折 4 周内,严禁做上臂旋转活动。

（五）复查指征及时间

U 形石膏固定的患者,在肿胀消退后,石膏固定会松动,应复诊;悬吊石膏固定 2 周后,更换长臂石膏托,继续维持固定 6 周左右。伴桡神经损伤者,定期复查肌电图,了解神经功能恢复情况。

第三节 手 部 损 伤

手部损伤临床多见,处理是否及时正确,关系到患者的生活、工作和学习能力,故应注意手部损伤的治疗和护理。

一、损伤原因

(一)刺伤

如钉、针、竹尖、小木片、小玻璃片所致。特点是伤口小而深,异物易存留或致组织感染。

(二)锐器伤

日常生活中刀、玻璃、罐头等切割所致。特点是伤口较整齐,但深浅不一,可造成神经、肌腱、血管的损伤。

(三)钝器伤

钝性重物,高速旋转的叶片等引起组织损伤或挫伤,包括皮肤裂伤撕脱,肌腱、神经损伤和骨折,重者全手或手指毁损。

(四)挤压伤

多为门窗、车轮、机器滚轴等挤压所致,如甲下血肿、甲床破裂、皮肤撕脱、骨折和关节脱位等。

(五)火器伤

烟花、爆竹、雷管炸伤等引起。伤口多不整齐,范围广,污染重,坏死组织多,可有组织缺损和骨折。

二、检查与诊断

手部损伤有时合并全身其他部位损伤,检查时加以注意。局部可进行以下检查。

(一)手部伤口检查

了解伤口部位、大小、损伤性质和皮肤缺损情况、残余皮肤能否存活、是否需要植皮,伤口深部组织、肌腱、神经、骨与关节损伤情况。疑有骨折或脱位者摄X线片。

(二)神经损伤的检查

了解伤后手部感觉功能和手内肌功能是否有障碍,有无正中神经、尺神经及桡神经损害的表现。正中神经损伤表现为拇指对掌功能障碍及拇、示指捏物功能障碍,手掌桡侧三个半手指感觉障碍。尺神经损伤表现为环、小指爪形手畸形或 Froment 征。桡神经损伤表现为手背桡侧及桡侧三个半手指近侧指间关节近端的感觉障碍。

(三)血管损伤的检查

了解手部血管有无损伤、损伤的性质和程度。注意桡、尺动脉搏动是否减弱或消失。观察手指末梢血循环情况,有无苍白、皮温降低、青紫、肿胀等,有无活动性出血,判断是否需做血管吻合。

(四)肌腱损伤的检查

注意各种肌腱断裂的特征。

1.拇长屈肌腱断裂

固定拇指近节,指间关节不能主动屈曲。

2.指深屈肌腱断裂

当固定患指中节,则远侧指间关节不能主动屈曲。

3.指浅屈肌腱断裂

除患指外,将其他 3 个手指固定于伸直位,让患者屈患指,近侧指间关节不能主动屈曲。

4.指浅、深屈肌腱同时断裂

用上述两法检查,患指各关节均不能做主动屈曲运动。

(五)骨与关节损伤的检查

骨折者除局部疼痛、肿胀、功能障碍外,尚有手指明显缩短、旋转、成角畸形及异常活动,即可诊断。若疑有骨折者应摄 X 线片,了解骨折的部位、类型和移位情况。

三、治疗原则

(一)现场急救

目的是止血,减少伤口污染,防止再损伤和迅速转运。采用止血、伤口加压包扎止血和局部固定方法,以争取时间早期治疗。一般不用止血带止血,若有大血管损伤引起大出血采用止血带止血,应用充气止血带于上臂上 1/3 部位,局部有衬垫,记录时间,每隔 1 小时放松止血带 5～10 分钟,以免引起肢体缺血性肌挛缩或坏死。切忌将止血带缚于上臂中下段,以防压迫桡动脉。

(二)早期彻底清创

手部伤口清创最好在伤后 6～8 小时内进行。清创时彻底清除失去活力的组织,尽可能修复肌腱、神经。有骨折或脱位者必须复位固定,以恢复手部骨支架。受伤超过 12 小时,或修复技术困难者,可行清创,闭合伤口,再行二期修复。清创最好在充气止血带控制下进行。

(三)早期闭合伤口

伤口整齐皮肤无明显缺损者采用直接缝合。但伤口纵行越过关节、与指蹼边缘平行或与皮纹垂直者采用"Z"字成形术改变切口方向,避免日后瘢痕挛缩,影响手部功能。对张力过大或有皮肤缺损的伤口,可采用皮瓣移植。对受伤时间过长或污染严重的伤口,清创后切开引流,观察 3～5 天后再行延期缝合或植皮。

(四)术后处理

清创后用石膏托将手固定于功能位上,指端外露,便于观察患指血液循环、感觉与运动情况。抬高患指,减轻肿胀。术后 10～14 天拆除伤口缝线,带蒂皮瓣移植后 3～4 周断蒂。及早解除外固定,行患肢功能恢复锻炼。石膏固定时间依修复组织的性质而定,如吻合血管后固定 2 周,肌腱缝合后固定 3～4 周,神经修复后固定 4～6 周,关节脱位固定 3 周,骨折 4～6 周。深部组织未予修复者,应根据创面愈合和局部情况 1～3 个月内行二期手术。

四、护理评估

(一)术前评估

1.健康史

尽快了解患者的外伤史,现场急救情况及有无其他部位损伤。

2.症状和体征

伤口部位、大小、损伤性质及皮肤缺损情况。手部感觉、掌指功能是否有障碍及血液循环状况。

(二)术后评估

(1)了解手术过程、手术方式,伤口愈合及功能恢复程度。

(2)患者及家属对意外损伤的心理反应,认知状况和康复知识的掌握程度。

五、护理诊断/问题

(一)知识缺乏

缺乏石膏固定和功能锻炼的有关知识。

(二)潜在并发症

关节僵硬。

六、护理目标

(1)患者了解或掌握石膏护理及功能锻炼的知识。

(2)无并发症的发生。

七、护理要点

(一)急救护理

迅速监测患者生命体征,观察患者全身状况。对出血较多的患者,及时输血、输液。急做各项药敏试验,如青霉素、普鲁卡因、破伤风抗毒素等。术前肌内注射破伤风抗毒素。

(二)皮肤准备

伤口用无菌纱布覆盖。伤口以外的周围皮肤用软毛刷蘸肥皂水擦洗,并剃毛。备皮范围需超过肘关节或包括整个上肢,并剃腋毛,剪指甲。若需植皮或做皮瓣移植者,尚需准备供区皮肤。

(三)观察局部血液循环

定期巡视病房,密切观察指端皮肤温度、色泽、感觉及血液循环状况。同时将桡骨茎突部位的敷料剪开,定时观察桡动脉搏动。如发现皮肤苍白或发绀,皮纹变浅或指腹萎缩,应立即报告医师,配合处置。抬高患肢,略高于心脏水平。当患者坐位或站位时将患肢悬吊于胸前而不要下垂,以利于静脉回流,减轻肿胀和疼痛。

(四)有效固定并保持其功能位

即保持腕关节背伸 20°～30°,掌指关节屈曲 45°,指间关节微曲和拇指对掌位。但是有些损伤修复后,固定时以组织无张力为原则,如掌侧神经、肌腱缝合后,关节保持最大限度的屈曲位,以利于肌腱愈合和神经再生。在固定石膏托未干时,保护好石膏勿断裂或变形;石膏托包扎不要过紧以免影响血液循环,不利于伤口愈合;患手消肿后如石膏松动,应及时更换石膏托,以免影响治疗效果。严格遵守限定石膏固定时限。

八、健康教育

(一)功能锻炼

按计划指导或帮助患者进行早期的主动和被动功能锻炼,避免发生关节僵硬、肌肉萎缩,影响手的功能恢复。在石膏固定期间,积极活动未固定的手指及上肢各关节,固定部位亦可做肌肉静力收缩练习。去除固定后,应继续进行积极的功能锻炼。鼓励患者日常生活中积极运用患手,如拿筷子、扣纽扣以及使用钳子和螺丝刀等工具进行手的功能锻炼。

(二)日常生活注意安全

由于部分手部损伤患者存在不同程度皮肤感觉丧失,对外界冷、热、创伤等刺激反应迟钝,容易造成感觉丧失区的皮肤擦伤、烫伤和冻伤。告知患者日常生活中注意保护感觉丧失区的皮肤,避免发生擦伤、烫伤和冻伤。

第四节　股骨干骨折

股骨干骨折多发于青壮年,一般多由于外界强大直接的暴力所致。

一、临床表现及诊断

股骨干骨折可分为上 1/3 骨折、中 1/3 骨折、下 1/3 骨折。上 1/3 骨折后,近端受髂腰肌、臀中肌、臀小肌及其他外旋肌群的牵引而有屈曲、外旋、外展移位,远端因受内收肌群牵拉而向上、内移位,造成成角短缩畸形。中 1/3 骨折常随暴力作用方向而变化。下 1/3 骨折因远端受腓肠肌牵拉而向后倾斜,可压迫或刺激腘窝部的神经血管。患者有外伤史,患肢有剧烈疼痛、肿胀、缩短、畸形,完全骨折时出现骨擦音、假关节活动。X线片可显示骨折类型。

二、治疗

大多数人可用非手术疗法,应注意防治失血性或创伤性休克。

(一)非手术法

产伤引起者,可将伤肢用绷带固定于胸部或做垂直悬吊牵引2周。3岁以内儿童一般采用垂直悬吊牵引3～4周。对成人股骨干骨折,可用固定持续牵引或平衡持续牵引治疗,一般牵引8～10周,牵引期间应加强大腿肌肉特别是股四头肌的锻炼。

(二)手术治疗

股骨干上、中1/3横行骨折,髓内钉内固定已取代钢板内固定成为首选。但应严格掌握手术指征,现多主张采用闭合插针。开放伤口污染严重和软组织损伤严重的情况下,多采用外固定架固定。手术指征参考如下。

(1)非手术治疗失败。

(2)伴多发性损伤者或多发骨折者。

(3)骨折不愈合或畸形愈合,影响功能者。

(4)伴股部血管、神经损伤者。

(5)老年患者不宜长久卧床者。

三、护理问题

(一)有体液不足的危险

危险与创伤后出血有关。

(二)疼痛

疼痛与损伤、牵引有关。

(三)有周围组织灌注异常的危险

危险与神经血管损伤有关。

(四)有感染的危险

危险与损伤有关。

(五)躯体移动障碍

躯体移动障碍与骨折脱位、制动、固定有关。

(六)潜在并发症

脂肪栓塞综合征、骨-筋膜室综合征、关节僵硬等。

(七)知识缺乏

缺乏康复锻炼知识。

(八)焦虑

焦虑与担忧骨折预后有关。

四、护理目标

(1)患者生命体征稳定。

(2)患者疼痛缓解或减轻,舒适感增加。

(3)能维持有效的组织灌注。

(4)未发生感染或感染得到控制。

(5)保证骨折固定效果,患者在允许的限度内保持最大的活动量。

(6)预防并发症的发生或及早发现及时处理。

(7)患者了解功能锻炼知识。

(8)患者焦虑程度减轻。

五、护理措施

(一)非手术治疗及术前护理

1.心理护理

由于股骨干骨折多由强大的暴力所致,骨折时常伴有严重软组织损伤,大量出血、内脏损伤、颅脑损伤等可危及生命安全,患者多恐惧不安。应稳定患者的情绪,配合医师采取有效的抢救措施。

2.饮食

高蛋白、高钙、高维生素饮食,需急诊手术者则禁食。

3.体位

抬高患肢。

4.保持牵引有效效能

不能随意增、减牵引重量,以免导致过度牵引或达不到牵引效果。小儿悬吊牵引时,牵引重量以能使臀部稍稍悬离床面为宜,且应适当约束躯干,防止牵引装置滑脱至膝下而压迫腓总神经。在牵引过程中,要定时测量肢体长度和进行床旁 X 线检查,了解牵引重量是否合适。

5.病情观察

(1)全身情况:包括神志、瞳孔、脉搏、呼吸、腹部情况以及失血征象。创伤初期应警惕颅脑、内脏损伤及休克发生。

(2)肢体情况:观察患肢末梢血液循环、感觉和运动情况,尤其对于股骨下1/3骨折的患者,应注意有无刺伤或压迫腘动脉、静脉和神经征象。

6.指导、督促患者进行功能锻炼

(1)伤后1~2周内应练习患肢股四头肌等长收缩;同时被动活动髌骨(左右推动髌骨);还应练习踝关节和足部其他小关节,乃至全身其他关节活动。

(2)第3周健足踩床,双手撑床或吊架抬臀练习髋、膝关节活动,防止股间肌和膝关节粘连。

(二)术后护理

1.饮食

鼓励进食促进骨折愈合的饮食,如排骨汤、牛奶、鸡蛋等。

2.体位

抬高患肢。

3.病情观察

监测生命体征、患肢及伤口局部情况。

4.功能锻炼

方法参见术前。

六、健康指导

(一)体位

股骨中段以上骨折患者下床活动时,应始终保持患肢的外展位,以免因负重和内收肌的作用而发生继发性向外成角突起畸形。

(二)扶拐锻炼

由于股骨干骨折后的愈合及重塑时间延长,因此需较长时间扶拐锻炼。扶拐方法的正确与否与发生继发性畸形、再损伤甚至臂丛神经损伤等有密切关系。因此,应教会患者正确使用双拐。

拐杖是辅助步行的一种工具,常用的有前臂拐和腋拐。前臂拐轻便,使用方便,拐的把手位置可依患者上肢长短调节;腋拐靠腋下支撑,应用普遍。用拐注意事项如下。①拐杖下端必须安装橡皮头,以免拐杖压在地上滑动而致不稳;拐杖上端的横梁上须垫软垫,以免使用时压迫腋下软组织。②腋拐高度:以患者直立时,拐从腋窝到地面并向身体两侧分开,橡皮头距足 20 cm 为宜。过高,行走时拐杖将撑至腋下,引起疼痛不适,甚至难以行走;过低,则可发生驼背,感到疲劳。③单拐与双拐的选择与使用:腋拐可用单拐也可用双拐。单拐适用于因手术后恢复期、患肢不能完全负重,而需借助单拐来增加健侧对整个身体重量的支撑,大部分置于健侧。当一侧下肢完全不能负重时,必须使用双拐,这样可增加行走时的平衡,且省力。双腋拐使用方法:先将两拐同时稳放在两腿前方,然后提起健肢移到两拐的前方,再将两拐同时向前方移到健肢前方,如此反复,保持两拐及一健肢形成一个等边三角形。④防跌倒:患者初次下地时,应有护理人员在旁扶助,并及时给予帮助与鼓励,指导用拐,防止患者因不习惯而失去重心而跌倒及出现情绪低落。初次下地时间不可过长,以后逐渐延长下地时间。

(三)复查

2～3 个月后行 X 线片复查。若骨折已骨性愈合,可酌情使用单拐而后弃拐行走。

第五节 髌 骨 骨 折

髌骨是人体最大的籽骨,在膝关节、股四头肌的伸膝运动中起重要作用。间接暴力多引起横形骨折,而直接暴力往往引起粉碎性骨折。

一、临床表现

外伤后膝部疼痛、肿胀、血肿及功能障碍,横行骨折在受伤后不久有明显的横行凹陷。X 线检查可以明确骨折类型和移位程度。

二、治疗

(一)非手术疗法

抽尽膝关节内积血,保持于伸直位,加压包扎 3～4 周。

(二)手术疗法

1.切开复位髌骨周围缝合固定(髌骨环扎术)

适合于粉碎性骨折或横行骨折移位较大且后关节面平整者。

2.张力带钢丝固定术

适用于横断移位＞1 cm 的横行骨折。

3.髌骨部分切除

对髌骨上半或下半粉碎性骨折,予以复位固定完整部分大于髌骨一半者,注意缝合股四头肌扩张部筋膜。

4.髌骨全切术

严重粉碎性骨折、年龄较大者,可做髌骨全切除术,同时修补股四头肌扩张部分和关节囊。重叠缝合伸膝装置,防止软组织松弛。

三、护理问题

(一)有体液不足的危险

危险与外伤后出血有关。

(二)疼痛

疼痛与损伤、牵引有关。

(三)有周围组织灌注异常的危险

危险与神经血管损伤有关。

(四)有感染的危险

危险与损伤有关。

(五)躯体移动障碍

躯体移动障碍与骨折脱位、制动、固定有关。

(六)潜在并发症

脂肪栓塞综合征、骨-筋膜室综合征、关节僵硬等。

(七)知识缺乏

缺乏康复锻炼知识。

(八)焦虑

焦虑与担忧骨折预后有关。

四、护理目标

(1)患者生命体征稳定。

(2)患者疼痛缓解或减轻,舒适感增加。

(3)能维持有效的组织灌注。

(4)未发生感染或感染得到控制。

(5)保证骨折固定效果,患者在允许的限度内保持最大的活动量。

(6)预防并发症的发生或及早发现及时处理。

(7)患者了解功能锻炼知识。

(8)患者焦虑程度减轻。

五、护理措施

(一)心理护理

给予患者生活上的照顾,及时解决患者的困难,给患者以精神安慰,减轻其焦虑心理。

(二)观察病情

(1)注意观察局部的情况。

(2)手术后应观察伤口的渗出情况。

(三)疾病护理

(1)抬高患肢,保持功能位置,以利静脉回流,减轻肿胀。

(2)疼痛时遵医嘱给予止痛剂。

(3)手术者按骨科手术前、后护理常规护理。

(4)石膏固定者按石膏固定护理常规护理。

(5)石膏固定3～4周开始功能锻炼。

六、健康指导

(一)环境

环境应安静舒适,并为生活不能自理的患者提供方便。

(二)心理指导

(1)讲解疼痛的原因及解决的方法。

(2)说明外固定的意义,抬高患肢的目的。

(3)固定3～4周后开始功能锻炼,介绍功能锻炼的意义,以取得配合,并教会其正确的方法。

(三)饮食

做好饮食指导。

第六节　骨质疏松症

一、概述

骨质疏松症是在骨的一个单位容积内骨组织总量的减少,骨的微结构破损导致全身性骨组织总量减少,骨的脆性增加,是以骨痛、易发生骨折为主要临床表现的一种全身性骨骼疾病。其形态学的特点是骨小梁变细,皮质变薄和髓腔增宽,骨的化学成分正常。骨质疏松症涉及内分泌、老年医学、骨科学、妇产科学、放射学、药学、营养学和康复医学科,是一个跨学科性疾病,也是当前国际上研究最活跃的话题之一。

2003 年美国国立卫生研究院专家会议强调,骨质疏松症是以骨强度减弱、骨折危险增加为特点的骨骼疾病。主要表现为老年人不明原因的疼痛、脊柱弯曲、驼背、四肢长骨及肌肉无规律的酸痛、钙沉积、骨质退行性病变、肌肉萎缩、骨折以及骨折后并发症。目前全世界约有 2 亿人患骨质疏松症,其发病率已跃居常见病的第 6 位。我国 60 岁以上患病率女性为 40%～60%,男性约为 20%,已成为公共健康的严重问题之一。骨质疏松症作为一种隐匿进展的流行病,正慢慢威胁着人们的生存质量和寿命,并被称为"无声杀手""静悄悄的流行病"。在其较轻时无任何明显症状,它无声无息地发生、发展,常常在拍 X 线片时偶然被发现或直到出现明显的驼背、骨折才被发现,严重危害中老年人群的健康。

(一)流行病学

骨质疏松症在世界多发病中列第 6 位,据流行病学调查估计,欧美和日本约有 7 500 万人患骨质疏松症。绝经后白人女性分别有 54% 和 30% 患骨量减少和骨质疏松,>50 岁的男性有 3%～6% 患骨质疏松,28%～47% 患骨量减少。2004 年我国女性潜在骨质疏松症危险人群占女性人口总数的 11.31%,占总人口数的 5.41%。男性骨量减少人群(64～72 岁)3 201 万人,占男性人口总数的 4.89%,占总人口数的 2.48%。男女合计骨量减少人群 6 381 万人,占总人口数的 4.94%。据调查数据显示,我国已成为世界上拥有骨质疏松症患者最多的国家,男女性骨质疏松患者 9 054 万人,占总人口数的 7.01%,并且呈上升趋势。

（二）危险因素

1.原发性骨质疏松症的危险因素

（1）骨密度峰值：指人的一生中所获得的最高骨密度值。人体骨密度随年龄而不断变化。通常 20～30 岁时骨密度值达到最高。低骨密度峰值者由于骨量低，会较早达到骨质疏松的低骨量水平而发生骨质疏松，而高骨密度峰值者较晚甚至不出现骨质疏松的低骨量水平。骨量峰值的个体差异 80% 是由多基因共同决定的，20% 由环境因素、锻炼、饮食和青春期决定的。到目前为止还没有发现直接调节骨密度或骨量峰值的基因。

（2）性别：男性患病率较女性低，女性骨密度峰值较男性低 10%～20%，是Ⅰ型骨质疏松症发生的主要危险因素。骨质疏松常发生在老年女性，而无症状的脊柱压缩性骨折较常见。女性年过 45 岁每增加 5 岁，股骨颈骨折发生率增加近一倍。

（3）年龄：年龄是影响骨量的重要因素，一般 20～40 岁骨量达峰值，此后开始下降。女性绝经后加速下降，较男性快 2～3 倍，70 岁峰值骨量减少约 1/3。

（4）体型、体重：个高、肥胖者骨量高于个低、瘦弱者，所以身体瘦小者更容易发生骨质疏松症。

（5）家族史：骨质疏松症阳性家族史者患病率明显增高。原发性骨质疏松症的发生与发展很大程度取决于遗传因素，与多种基因有关，遗传因素占 80%，后天因素的影响仅占 20%～30%。白种人相比于黑种人和黄种人更易发生骨质疏松症。

（6）缺乏运动：研究发现，在诸多因素中，运动对骨质疏松的影响极大，它对骨强度的影响比重占 40%，远远超过了骨代谢相关激素、钙及维生素 D 对骨强度的影响（3%～10%）。

2.继发性骨质疏松症的危险因素

（1）药物：长期使用糖皮质激素、免疫抑制剂、肝素等抗凝剂或利尿剂等都已被证实是骨质疏松的危险因素。临床上应用最广泛的糖皮质激素，如泼尼松、氢化可的松和地塞米松等是诱发骨质疏松的常见药物。

（2）内分泌疾病：如原发性甲状旁腺功能亢进症、甲状腺功能亢进、库欣病及糖尿病等。

（3）慢性肾病：由于磷排泄障碍，多伴有低钙血症，发生继发性甲状旁腺功能障碍，同时活性维生素 D 产生减少，因此导致肾性骨营养不良。

（4）肿瘤：恶性肿瘤的骨转移、骨髓瘤均可引起骨代谢活动增加，肿瘤细胞可以转移至骨骼直接浸润破坏骨组织。

3.骨质疏松性骨折的危险因素

如既往有易跌跤史、全身衰弱、肌力差、平衡功能差等都是导致骨质疏松骨折的危险因素。

(三)分类

骨质疏松症可分为下列三大类。

1.原发性骨质疏松症

它是随年龄增大逐渐发生的一种骨的退行性改变,又分为绝经后骨质疏松症(Ⅰ型)和老年性骨质疏松症(Ⅱ型)。

2.继发性骨质疏松症

这是由于其他疾病或药物和不良嗜好等诱发的骨质疏松症。

3.特发性骨质疏松症

多发生于8~14岁青少年或成年人,原发性妊娠及哺乳期女性所发生的骨质疏松。

二、临床表现

疼痛是原发性骨质疏松症的最常见症状,以腰背痛多见,可沿脊柱向两侧扩散,仰卧或坐位时疼痛稍微减轻,但直立时后伸或久立、久坐后疼痛加剧。身长缩短,驼背。骨折是退行性骨质疏松症最常见和最严重的并发症。呼吸功能降低,肺功能随年龄增加而下降,若再加骨质疏松症所致胸廓畸形,可出现胸闷、气短、呼吸困难等表现。

(一)骨痛

骨痛是骨质疏松患者的主要临床表现,约60%骨质疏松患者存在不同程度骨痛。骨痛可发生在不同部位、不同程度。以不明原因的脊柱酸痛为主。疼痛多呈胀痛、酸痛、持续性疼痛,有突发性加剧。

(二)肌痉挛

部分患者可出现腓肠肌阵发性痉挛,俗称"小腿抽筋"。

(三)骨折

多数骨质疏松患者无明显特征性或自觉性症状和体征,骨折往往是骨质疏松症的首发症状或就医原因。骨质疏松症患者发生骨折的概率为20%左右。最常见的是椎体压缩性骨折、髋部骨折、桡骨远端及少数肱骨近端骨折。

(四)体征

1.压痛

在胸腰椎棘突、骨关节外侧和髂骨及骶骨部有压痛。绝经后骨质疏松症常引起全身性骨压痛。

2.脊柱变形

如驼背,呈弧形,又称老年圆背,并渐进性加重。身体变矮等。

3.体位

呈前倾状态,以缓解腰背疼痛,并使其负重力减弱。

以上症状体征,不同程度的影响患者的生活质量,如步行能力与其他生活自理能力的障碍。

三、主要功能障碍

(一)负重能力下降

多数骨质疏松患者表现为负重能力下降(约 2/3),甚至不能负担自己的体重。因此,骨质疏松症患者躯干活动时,腰背肌必须进行超常的活动,经常处于紧张状态,逐渐导致肌肉疲劳,出现肌痉挛,从而产生肌肉及肌膜性腰背疼痛。

(二)关节活动范围受限,腰背肌活动障碍

骨质疏松性骨折特别是椎体骨折、髋部骨折、桡骨远端和肱骨近端骨折患者,其骨折部位的关节活动范围常常严重受限,而关节活动的受限又进一步加重了患者的日常活动、社交活动和职业活动障碍的程度。腰背肌活动障碍表现为腰椎屈、伸、侧屈、旋转等能力下降。

(三)站立与行走受限

久坐或久站后腰背部和下肢负重关节疼痛而导致站立与行走受限。主要表现为坐、站立、行走和个人护理功能障碍。

(四)日常生活活动或职业活动能力受限

由于骨质疏松症患者常有全身乏力、体力下降、精力不足等从而导致其持续进行日常生活活动或职业活动的能力下降。腰背肌活动障碍主要表现为不能翻身、侧转及仰卧位、从床上坐起。髋部骨折的患者中,有 1/4 需要长期卧床,其日常功能活动受到严重影响。其骨质疏松的程度不同对活动能力的影响不同。

(五)心理障碍

由于长期的骨痛和反复的就医治疗可能导致心理的改变。如沮丧感、抑郁

甚至怀疑自己患了癌症。骨折后,患者的日常生活活动能力受到严重限制,同时面对自己能力的下降给家庭带来经济和生活上的沉重负担,患者常常产生痛苦、脾气暴躁、悲观甚至绝望等情绪。

四、康复评定

(一)骨密度测定

对骨质疏松患者进行骨密度测定,确诊骨质疏松程度;双能 X 线吸收法:双光子骨密度仪能测量全身任何部位的骨密度和脂肪的百分比,测量速度快、精确度高、空间分辨率高、散射线,是目前诊断骨质疏松症的重要标准,能明确诊断轻、中、重骨质疏松。

世界卫生组织对于骨质疏松症的定义基于骨密度水平,具体如下。

(1)正常:骨密度在年轻人平均值的 1 个标准差内。

(2)低骨密度:骨密度低于年轻人平均值 1～2.5 个标准差。

(3)骨质疏松症:骨密度低于年轻人平均值 2.5 个标准差。

(4)严重骨质疏松症:骨密度低于年轻人平均值 2.5 个标准差,伴有一处或多处骨质疏松性骨折。

(二)生化指标检测

1.骨代谢指标

主要检测血清钙、磷。原发性骨质疏松血清钙、磷一般在正常范围。

2.骨形成指标

碱性磷酸酶、骨钙素与Ⅰ型胶原羧基末端。

3.骨的吸收指标

主要是检测抗酒石酸酸性磷酸酶,尿羟脯氨酸。但骨质疏松症受诸多因素的影响,其敏感性和特异性较低。近年来把尿中吡啶啉和脱氧吡啶啉作为骨中吸收敏感性和特异性生化标志物,有条件可检测吡啶啉和脱氧吡啶啉。

4.钙调节激素

活性维生素 D、甲状旁腺激素、降钙素等。

(三)骨痛、腰背痛评定

(1)视觉模拟评分法(目测类比定级法):无痛为 0 分,剧痛为 10 分,估计疼痛的程度。

(2)腰部活动的评定(肌力、耐力的评定)。

(四)平衡功能的评定

评定方法包括仪器评定、非仪器评定,内容包括对平衡的功能、能力及心理状况全面的评定。需特别指出的是,通过平衡的评定预测被试者跌倒风险。

(五)其他

日常功能及生活质量的评定。

五、康复治疗

康复治疗对骨质疏松症的治疗作用在于发挥肌肉质量对骨质代谢所起的调节促进作用;纠正这类患者常见的驼背畸形;通过康复治疗,防止或减少由于肌力不足而导致的容易跌倒;对已经发生的骨折进行及时的康复治疗;改善症状,增强全身体力,提高生活质量等。

(一)药物治疗

1.钙制剂

如果饮食摄入钙量不足,可补充钙剂。中国营养学会推荐成人每天钙摄入量为 800 mg,绝经后女性和老人可增至 1 000 mg。通常在维生素 D 的参与下,钙在小肠前端被吸收,直接进入血液。目前临床常用的药物种类繁多,但多数临床观察者认为,防治骨质疏松的药物主要有以下几种。

(1)骨吸收抑制剂:替勃龙,由雌、孕、雄激素合成。孕激素与雌激素有协同作用,可抑制骨的吸收,增强骨形成和骨重建。

(2)雷洛昔芬:是选择性雌激素受体调节剂。雷洛昔芬是人工合成的类似雌激素的化合物,它们共同的特点是不引起子宫内膜和乳腺细胞增生,不增加致癌的危险,表现出雌激素的拮抗作用;而对骨骼肌和心血管系统则表现出雌激素的激动效应。有资料证明,绝经后骨质疏松症女性服用雷洛昔芬使诱发乳腺癌的危险下降了76%。还有资料显示,服用雷洛昔芬组骨密度明显增加,且随剂量加大而增加,且未出现子宫内膜增厚。

(3)降钙素:是瑞士生产的常用的降钙素。降钙素是由甲状腺 C 细胞分泌,现已能人工合成。降钙素与受体结合后,抑制破骨细胞的活性和增殖,降低骨转换率,减少骨吸收,促进成骨细胞增生,增加骨密度。并有抗炎、抗应激的功能,发挥外周性止痛作用。

2.维生素 D

维生素 D 不足在我国普遍存在,作为一种补充疗法,常需较长时间应用。

(二)物理治疗

1.日光浴

太阳中含有大量的中、长波紫外线,其穿透深度为 0.1～1 mm,可以达到表皮深层,毛细血管,神经末梢和部分真皮毛细血管层。

2.紫外线照射法

紫外线照射治疗骨质疏松症是一种病因治疗,贵在长期坚持,不但可以使骨密度增加,同时也缓解了骨质疏松症的疼痛症状。

3.物理因子治疗

磁疗、高频、蜡疗、水疗。具有较好的止痛效果。此外,物理治疗还能减少组织粘连、改善肢体功能活动、改善局部血液循环、促进骨折愈合、预防深静血栓形成、增加局部应力负荷、促进钙磷沉积、增强肌力、防止肌肉萎缩、促进神经功能修复、防止继发性骨质疏松症。

(三)运动疗法

运动疗法是骨质疏松症的一项主要预防和治疗措施,能增强肌肉力量,预防骨量丢失。运动时可引起体内激素分泌改变,可促进物质和能量代谢,同时骨钙的代谢同样也受运动的影响。

1.增强肌力练习

提高肌肉质量的最佳康复治疗方法为增强骨力练习。肌力增强后,不仅骨的强度提高,同时坚强的肌力可以保护关节免受损伤,而过分的负荷又可通过骨周围肌群的收缩得以缓解,从而避免骨折的发生。

2.纠正畸形的练习

骨质疏松症患者常出现驼背畸形,在无脊椎骨折时,主要由因疼痛而出现的保护性体位所致,即在直立位下以弯曲腰背部来减轻重力的影响以减轻疼痛,在卧位下常以体屈位来减弱背伸肌的张力,缓解腰背部疼痛,时间久后即会出现驼背畸形。驼背畸形身材明显变矮者,上腹部可见横跨的水平褶皱,下部肋骨低降至骨盆边缘,可引起明显不适,包括进食后饱胀等症状。

纠正方法:做背伸肌肌力练习,以增强背伸肌对脊椎的保护并分散脊椎所承受过多的应力,而且可以牵伸挛缩,缓解部分症状。同时还应该对屈肌群进行牵张练习,包括扩胸,牵张上肢、腹肌和下肢肌群,宜注意循序渐进,一次不应牵张次数过多,时间过长,以免发生损伤。除此之外,还应在日常生活中注意保持正确的姿势,对疼痛明显者应适当应用止痛。另外,水中的练习可以利用水的浮力消除部分重力的影响,同时还有利于松弛挛缩的肌群,对纠正畸形有很好的帮助。

3.骨折的康复治疗

对于脊椎骨折的患者首先应卧床休息并给予必要的止痛药物,卧床休息两周后做翻身和背肌增强练习。

对骨质疏松患者的脊椎骨折治疗没有必要用石膏腰围固定,以免加重骨质疏松。可短期应用腰围支具,但不宜长期应用。几乎所有的骨质疏松脊椎压缩性骨折的患者,即使不加用其他治疗,也能得到恢复。对于桡骨远端骨折的患者宜立即进行复位,石膏固定,然后即可做肩部大幅度主动运动,以及屈肘伸握拳,拇指对指等练习,逐步增加用力程度。骨折愈合后即可进行腕屈伸和前臂旋转活动练习,1~2周后增加腕掌支撑练习。

(四)支具、矫形器技术

骨质疏松最常出现的问题是椎体压缩性骨折、脊柱畸形、股骨颈骨折、桡骨骨折、桡骨远端骨折和肱骨近端骨折。因此在治疗中应用康复工程原理,为患者制作适合的支具、矫形器和保护器是固定制动、减重助行、缓解疼痛、矫正畸形、预防骨折发生、配合治疗顺利进行的重要措施之一。

六、康复护理

对骨质疏松症患者,康复护理可以在病房、门诊、家庭和社区等地实施,以减轻疼痛、增强肌力、促进协调功能、改善上肢活动、增进转移和职业技能等。针对骨折后骨质疏松症患者,康复护理包括生理、心理和社会功能多方面,健康教育包括疾病症状、危险因素、先兆、预防和治疗等疾病相关知识,实施时间应在骨质疏松症确诊后或骨折手术后 24~48 小时内参与,直到患者生活基本自理。

骨质疏松症是骨骼发育、成长、衰老的基本规律,但受着激素的调控、营养状况、物理因素、免疫状况、遗传基因、生活方式、经济文化水平、医疗保障 8 个方面的影响,早期康复治疗、康复护理及早期加强自我保健意识的教育,提高自我保健水平,积极进行科学干预,骨质疏松症是可以延缓和预防的,这对提高中老年人的身心健康及生活质量具有重要的社会和经济效益。

(一)疼痛的康复护理

疼痛是原发性骨质疏松症最常见的症状之一。可以通过将注意力集中到其他的事件活动上,这些活动包括手工艺品的制作,分步骤、分阶段地让患者通过个体和集体的康复护理完成所选的手工业品的制作。成功的康复护理可以使患者获得满足感,降低疼痛对他们的困扰。同时由于骨质疏松症后患者疼痛导致的活动减少,均可以导致患者的运动功能障碍。

鼓励患者参加户外的活动。户外的活动可以接受充分的阳光照射,有助于皮肤合成更多的维生素 D,提高人体对钙的吸收能力;经常参加活动可以提高人体内分泌系统的功能状态,促进钙在体内的转化;活动可以改善人体骨骼的强度,有助于承受较大的外力作用,可以预防骨折,减轻疼痛。

(二)安全预防康复护理

1.预防骨折

骨质疏松症患者由于容易导致肌肉负重能力的低下和诱发骨折,故如何在日常生活中加强自我保护,是治疗中的医患双方应该注重的问题。骨折同肌肉负重能力减弱一样,是骨质疏松症严重的并发症之一。不仅为患者带来巨大的痛苦,而且极大地限制了患者的活动,可以加重骨质疏松症病情的发展,缩短患者的寿命。临床研究发现,骨质疏松症患者的骨折可以在轻微外力,或者无明显外力的情况下发生。临床上尚无对骨质疏松症骨折治疗满意的解决方案,因而日常生活中对自身的保护则显得越发重要。

2.防止跌倒

跌倒是引起骨折的最常见原因。防止跌倒的方法主要有以下几种。

(1)多做增强下肢肌力的练习,指导患者进行脊椎灵活性练习和增强平衡协调性的练习。脊椎灵活性练习对防止跌倒有很好的预防作用,由于中轴线灵活性的增强,常使四肢的活动也得以改善,从而使姿势反射完成得更为及时,可以避免很多可能发生的跌倒。

(2)增强平稳协调性练习通常是从重心较低位,支持基底较大(如坐位),活动幅度较小,支持基底较平整稳定开始练习,逐步达到重心较高位,缩小支持基底面积,增加活动幅度和复杂程度。开始时要求视力协调调节平衡,其后则要求无须在视力协调下保持平衡。

(3)按预防跌倒风险评估,做好预防跌倒护理。应定期进行平衡训练,包括单腿站立、正走、倒走、下蹲起立、在限定宽度的区域内直线行走练习等。避免过度肥胖,改善功能,冬季户外活动应穿防滑鞋,防止跌倒,降低骨折的发生率。

3.安全预防教育

(1)日常生活中正确的姿势。

(2)适当地使用护理自助器具。

(3)家庭环境的适当改造。

（4）正确的防止跌倒方式。

（5）家人的配合方式。

（6）工作性质和环境的调整。

（三）指导患者正确的功能训练

（1）骨质疏松症患者进行运动疗法时,应注意合理的运动量,运动强度以低、中等强度为宜,即靶心率从（150－年龄数）至（170－年龄数）,循序渐进,逐步增大运动强度,运动时间以 20～40 分钟不等,频度为每周 4～6 天,贵在坚持。

（2）根据个体情况,制定出合适强度和时间的训练方案,选择合适的运动方式,运动可分为两种:一种是少量高强度的运动,可增加瞬时的肌力和肌肉量,给骨施加更大的负荷力,以保持骨强度区域高于正常水平。另一种是反复低强度的肌肉收缩,直至肌力耗尽。这种运动可增加耐力,减少或停止骨的吸收,但不增加瞬间的肌力和肌肉量。如慢跑、打太极拳、登山、快走、游泳、举哑铃等。

改善症状和增强全身健康状态的练习通常采取有氧训练法,鼓励多做医疗步行,提倡每天步行半小时,做"健骨操""太极拳""八段锦"等简单易行的运动方式增进骨骼的健康。同时进行呼吸练习和各种文娱活动,以提高整体健康水平。

（四）良好生活习惯及合理饮食的指导

1.改变生活方式

养成不挑食的习惯,经常摄入含钙高的食物,如骨头汤、海产品、豆类、动物肝脏、牛奶、鸡蛋等。同时补充维生素 D,以促进吸收。避免过度饮酒,吸烟,饮用浓茶、咖啡。控制骨质疏松危险因素,缓解症状。

2.选择合适的娱乐活动

由于骨质疏松症患者疼痛、活动能力下降及容易在外力作用下导致骨折等因素的存在,在选择娱乐活动时应该更加注重安全性原则。娱乐活动是集参与性、运动性、趣味性和艺术性于一体的治疗方式,不仅可以提高患者的运动功能,达到强筋壮骨的作用,还有调节情绪、舒畅心情、减少孤独空虚、陶冶情操和养生益寿等功效。

（五）日常生活活动康复护理

日常生活能力训练。患者由于肌力、耐力、心肺功能的下降,特别是骨折后,均可以导致患者日常生活能力的下降。日常生活能力训练项目包括大便控制、小便控制、修饰、如厕、进餐、转移（床←→椅）、活动（步行,在家庭及其周围社区）、穿衣、上下楼梯、洗澡等。

(六)心理康复护理

骨质疏松症患者,因常表现为关节不明原因的疼痛,骨骼变形、骨折等,患者易出现焦虑、紧张、郁闷等心理反应。加之女性绝经后由于激素水平的变化,其本身也易出现精神、情绪方面的改变,如易怒、抑郁等。应及时了解患者的心理问题,正确引导,给患者讲解疾病相关的知识,指导其预防与治疗的方法。减轻患者思想负担,增强信心,积极配合治疗。心理护理在关注患者疼痛的同时,还注重通过护理的小组活动缓解患者由于骨质疏松症所致的焦虑、抑郁等不利情绪。鼓励患者去想象那些与快乐回忆有关的地方和活动,把自己过去快乐的经历和时间通过故事的形式编排出来,或者准备成诗歌的形式朗读出来供大家分享。让患者将在疼痛、焦虑、抑郁等感觉和情绪中的注意力转移开来,从而实现全身放松。

七、社区家庭康复指导

骨质疏松症一旦发生,目前尚无有效的方法使之恢复到病前的状态,因此预防重于治疗。

(一)掌握相关知识

预防骨质疏松,向患者讲解引起骨质疏松症的因素,如身材瘦小、运动少(卧床或制动)、肌肉不发达、有骨质疏松家族史、骨量分值较小、摄入钙量少、绝经提前或曾施行卵巢切除术者、吸烟、酗酒、素食、服用过量咖啡等。为此,应减少卧床或制动时间,有规律而积极的锻炼,避免过度吸烟饮酒。

(二)鼓励患者加强户外运动

多晒太阳。老年人宜选择太极拳健身法,运动强度可大可小,动作较为舒缓,又有平衡动作,既能锻炼肌力,也可提高下肢本体感受能力,对于预防跌倒也有较好的作用。补充钙剂时注意最好在饭后 1～1.5 小时服用,并同时宜食用含蛋白丰富的食物,宜多食食醋,可使肠道软化,有利于钙电离被人体吸收。

(三)骨折发生后的正确处理

骨质疏松症患者跌倒造成骨折的可能性较大,严重威胁患者的生活质量。对于股骨颈骨折的患者立即进行骨科急诊治疗,因为其发生股骨头无菌性坏死的概率极高。可做股骨头置换,争取早日下床,以此来减少失健的影响。对于桡骨远端骨折的患者宜立即进行复位,石膏固定,然后即可做肩部大幅度主动运动,以及屈肘伸握拳、拇指对指等练习,逐步增加用力程度。骨折愈合后即可进行腕屈伸和前臂旋转活动练习,1~2周后增加腕掌支撑练习。

(四)家庭环境的改进

为了减少及预防骨质疏松症患者发生骨折,患者的家庭环境可以做一定的调整。其原则是减少活动场所中容易导致患者摔倒的障碍物,同时可以增加一定的防护设备,减少发生意外的可能,如扶手的安装、门槛的改进、厕所及浴室地面的改进、便器的改进、照明的改进和家具的摆放等。

第七节 腰椎间盘突出症

一、概述

腰椎间盘突出症主要指腰椎间盘纤维环及软骨板的不全或完全断(破)裂,致使髓核向裂隙方向突出,对周围的关节、脊髓、神经根产生压迫而引起的一系列症状、体征。临床上 $L_4 \sim L_5$,$L_5 \sim S_1$ 突出占 90％以上,年龄增大与发病率成正比关系。

(一)流行病学

腰椎间盘突出症为临床上最常见的疾病之一,占门诊下腰痛患者的 10％～15％,占骨科腰痛住院患者的 25％～40％。该病多见于青壮年,多见于 20～40 岁,约占 70％,但亦可见于 16 岁以下年幼者,70 岁以上高龄者也可出现,但高龄者多伴有椎管狭窄或神经根管狭窄;在男女性别间的发病率差异较大,男性多于女性,男女比例约为 4∶1,推测其与男性患者劳动强度过大有关。

(二)病因

(1)椎间盘退行性变性是本病发生的最基本因素,无退变的椎间盘可承受 6 865 kPa(51 491.7 mmHg)压力,而已退变的椎间盘仅需 294 kPa(2 205.2 mmHg)压力即可破裂。随着年龄的增长,纤维环和髓核含水量、透明质酸及角化硫酸盐逐渐减少,低分子量糖蛋白增加,原纤维变性和胶原纤维沉积增多,使髓核张力下降,失去弹性,椎间盘松弛、变薄,软骨板囊性变。

(2)损伤慢性劳损是加速椎间盘变性的主要原因,也是椎间盘突出的诱因。一次性暴力多引起椎骨骨折,反复弯腰、扭腰则易导致椎间盘损伤。

(3)局部环境的改变。妊娠女性因盆腔、下腰部充血,结构相对松弛,腰骶部承受了较大的重力,故易出现椎间盘损伤;有脊柱滑脱症、脊柱骨折或脊柱融合术等病史者也易出现椎间盘突出症。

(三)分型

1.按病变程度分

根据病变程度,临床上按 CT 的表现分为以下几种。

(1)椎间盘膨出:移位的髓核仍在纤维环内,但因纤维环张力减弱,髓核向外膨大。

(2)椎间盘突出:纤维环已破裂,移位的髓核已从裂隙突出,对相邻组织造成压迫。

(3)椎间盘脱出:髓核离开突出的纤维环裂口,在椎管内下沉或贴附于神经或其他组织。

2.按突出部位分

(1)中央型:突出发生在椎体后中线,压迫硬膜囊,如体积大时还可压迫两侧神经或马尾,而出现相应区域的感觉减退或麻木。

(2)偏侧型:最多见的突出物移向后外侧,体积大时甚至发生侧隐窝或椎间管的狭窄,压迫神经,引起一系列症状。

(3)外侧型:突出发生在小关节外侧,就诊时常被忽略。

二、临床表现

(一)症状

1.下腰痛

下腰痛是最早出现的症状。但也有的患者起始即为腰痛并腿痛或先出现腿痛后出现腰痛,这主要是由于疝出物压迫的神经不同所致疼痛,也可影响到臀部。常因咳嗽、喷嚏、体位改变、弯腰、久坐、久站和久行而加剧。

2.下肢放射痛或牵涉性痛

坐骨神经受到刺激,疼痛可放射到患侧及拇指过电样痛。牵涉性痛则为受损神经支配区的肌肉、关节同时出现疼痛。

3.感觉异常

突出的椎间盘压迫本体感觉和触觉纤维。患者可自觉下肢发凉,无汗或水肿。如压迫马尾神经可出现会阴麻木、刺痛,排便及排尿障碍,男性阳痿。严重者踇趾背屈肌力减弱,常出现患侧下肢肌萎缩。

4.运动障碍

由于腰和下肢僵硬、抽搐、无力,不能做某个动作,如坐时不能盘腿,行走时患肢不能像健侧一样足尖向前。

(二)体征

1.姿势异常

典型者表现为身体向前、向一侧倾斜,同时臀部向一侧突出。

2.腰部形态改变

患者站立时可见脊柱有侧弯,俯卧时可见到或触及腰肌紧张、腰部两侧形态不对称、腰部生理弧度减小或消失,甚至出现反弓。

3.压痛、叩击痛、放射痛

病变部位、棘突间隙及椎旁约 1 cm 处常有压痛,并可向同侧下肢放射,压痛不明显时,可用拳叩击患侧腰部,有时也可出现腰痛和放射痛。

4.直腿抬高试验阳性

患者仰卧,两膝伸直,徐徐抬高患肢,若在 60° 以内就有腰腿痛则称为直腿抬高试验阳性,本症患者阳性率约 90%。当抬腿到引起疼痛的位置时再使踝关节被动背伸,疼痛加重者称为直腿抬高加强试验阳性。

5.感觉异常

80% 患者有感觉异常,L_5 神经根受累时小腿前外侧和足内侧的痛、触觉减退;S_1 神经根受压时外踝附近和足外侧痛、触觉减退。

6.肌力下降

70%~75% 患者有肌力下降,L_5 神经根受压时踝和趾背伸肌力下降,S_1 神经根受压时踝和趾跖屈肌力下降。

7.反射异常

约 71% 患者有反射异常,膝反射减弱多提示腰 3/4 椎间盘突出。

三、主要功能障碍

(一)躯体活动受限

由于腰痛剧烈,腰部发僵,患者常不能弯腰、转身等。

(二)步行能力障碍

下肢放射痛,轻者虽仍可步行,但步态不稳,呈跛行;重者需卧床休息,且喜欢采取屈髋屈膝、侧卧位。

(三)日常生活能力下降

患者由于疼痛,不能久站、久坐,导致日常生活能力如沐浴、如厕、转移等功能受到限制。功能活动受损程度与病情严重程度成正比。

(四)心理及社会交往能力障碍

由于疼痛和日常生活能力的下降,而导致患者的心理及情绪的障碍,患者易产生恐惧、焦虑等,同时对于外出、娱乐、运动等社交能力下降,甚至不能。

四、康复评定

(一)影像学检查

1.腰椎平片

操作简便,价格低廉,患者乐于接受。其最大优点不单是能为腰椎间盘突出症的诊断提供依据,更重要的是能排除腰椎的各种感染、骨肿瘤、强直性脊柱炎、椎弓崩裂及脊椎滑脱等许多亦能引起腰腿痛的其他疾病。

2.CT检查

由于CT分辨率高,能清楚地显示椎管内的各种软组织结构,因此在诊断腰椎间盘突出症及椎管其他病变中普遍受到重视。腰椎间盘突出的CT征象:①突出物征象;②压迫征象,硬膜囊和神经根受压变形、移位、消失;③伴发征象,黄韧带肥厚、椎体后缘骨赘、小关节突增生、中央椎管及侧隐窝狭窄。

3.MRI检查

椎间盘突出MRI有以下表现,①椎间盘脱出物与原髓核在几个相邻矢状层面上都能显示分离影像;②脱出物超过椎体后缘5 mm或5 mm以上并呈游离状;③脱出物的顶端缺乏纤维环形成的线条状信号区,与硬膜及其外方脂肪的界线不清;④突出物脱离原间盘移位到椎体后缘上或下方。

(二)神经电生理检查

1.肌电图

当突出的腰椎间盘或粘连性束带压迫脊神经根时,早期为部分性损害,表现为多种电位。

2.诱发电位

下肢皮质体感诱发电位。一般来说,腰骶神经根受压时,窝电位正常,马尾电位正常或潜伏期延长,腰脊电位潜伏期均延长,波幅降低。

(三)目测类比测痛法

目测类比测痛法用来测定疼痛的幅度和强度。它由一条 100 mm 直线组成。此直线可以是横直线也可以是竖直线,线左端(或上端)表示"无痛",线右端(或下端)表示"无法忍受的痛",患者将自己感受的疼痛强度以"Ⅰ"标记在这条直线上,线左端(上端)至"Ⅰ"之间的距离(mm)为该患者的疼痛强度。

(四)专科方面的评估

1.感觉功能

触觉,痛觉,本体感觉。

2.运动功能

关节活动度,徒手肌力检查。

五、康复治疗

约 80%患者可经非手术治疗得到缓解或治愈。

(一)卧床休息

可减轻体重对腰椎间盘压力,因人体对椎间盘的压力在坐位时最高,立位居中,平卧位时最低。特别是轻、中度腰椎间盘突出症患者卧床休息时可使疼痛减轻或消失。但长时间制动可导致许多严重后果,包括有氧代谢能力的下降、肌肉力量的丧失,在完全卧床休息后每天丧失 1%~3%、每周丧失 10%~15%的肌力。

(二)腰椎牵引

腰椎牵引可使椎间隙增宽;椎管容积增加;有利于突出物回纳,减轻对神经根的压力;松解神经根周围的软组织;缓解肌肉痉挛。可分慢速牵引和快速牵引。慢速牵引方法较多,有自体牵引、骨盆牵引、双下肢牵引等。其特点是作用时间长,重量小,大多数患者在牵引时比较舒适。一般重量不低于体重的 25%,目前多用牵引重量为体重的 70%,时间为 20~40 分钟。快速牵引是一种多方位牵引或三维牵引,其特点是定牵引距离,不定牵引重量,由计算机控制,作用时间短,牵引系统给定的最大牵引重量是 3 000 N,时间 1~3 秒,多数牵引一次即可,若需再次牵引一般间隔 5~7 天。

(三)腰背肌训练

腰背肌训练在防治腰椎间盘突出症方面有着不可忽视的作用。主要是提高腰背肌肉张力,改变和纠正异常力线,训练中注意应选择合适的方法,动作准确,循序渐进,注意保暖,持之以恒。

1.五点支撑法

患者仰卧,用头部、双肘及两足撑起全身,使背部尽力挺起后伸(图 5-1)。

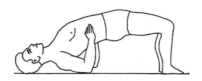

图 5-1　五点支撑法

2.三点支撑法

当腰背肌肌力逐步有所改善后,可进行三点支撑法练习,即患者取仰卧位双臂置于胸前,用头及足部撑起全身,使背部尽力挺起后伸(图 5-2)。

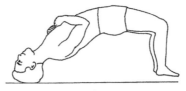

图 5-2　三点支撑法

3.飞燕式(图 5-3)。

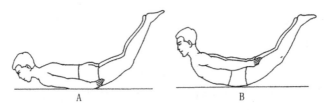

图 5-3　飞燕式

(四)物理因子治疗

物理因子治疗有镇痛、消炎、促进组织再生等作用,能促进突出部位水肿消退,使粘连松解,炎症减轻。常用的有直流电、药物离子导入、电脑中频、超短波、蜡疗、水疗等。近年来有学者提出减重悬吊步态训练,可改善脊柱侧弯。

(五)手法治疗

重获软组织的柔韧性和脊柱节段的运动可通过许多手法治疗技术而完成,包括肌筋膜放松、关节松动或推拿、肌肉能量技术和牵伸技术。

筋膜的功能是:分割和支撑肌肉以发挥其功能单元的独立作用,吸收震荡,传送机械力量,与循环系统和淋巴系统交换纤维元素的代谢产物。不活动可导致筋膜系统功能失调。当固定不动时,筋膜干燥,失去弹性,不能维持重要纤维的距离,于是筋膜层被交错排列的纤维粘在一起阻碍了运动。肌筋膜系统活动性的降低可导致脊髓节段的运动性以及肢体柔韧性的降低。

肌筋膜放松术就是将应力和剪切力施加到筋膜层,使其松解和分离,恢复移动性、营养和弹性,活动自如。松动的关键是仅在一个特定的平面施加能量。松动术并不能长期减轻缓解主要因椎间盘异常导致的疼痛,也不能减轻椎间盘突出。但是通过刺激机械性感受器、牵伸粘连或恢复缩短肌肉的长度可暂时缓解疼痛。运用这些技术使患者自己进行肌肉等长收缩,以使高张力肌肉放松。

(六)水中运动

设计合适的水中运动计划能帮助腰椎损伤患者康复。水中稳定技术和游泳计划可单独进行,也可与全面的陆地脊柱稳定计划一起实施。水中运动的作用与水的内在特性,如浮力、阻力、黏滞性、静水压、相对湿度、湍流及折射等直接相关。可对腰椎进行减重训练。实质上,水可通过减少对脊柱的压迫和切向力来增加姿势异常的安全系数。运动速度由水的阻力、黏滞度、浮力以及训练装置控制。浮力可增加训练部位的活动度。

六、康复护理

(一)急性期卧床休息

制动可减轻肌肉收缩力与椎间纽带张力对椎间盘所造成的挤压,使椎间盘处于休息状态,有利于椎间盘的营养供给,使损伤的纤维环得以修复,突出的髓核回纳,有利于静脉回流,消除水肿,加速炎症消退。近年的研究认为,卧床4天后椎间盘可获得稳定状态,而卧床时间过久可造成失用性肌萎缩,故卧床不超过一周。床铺宜选用硬板床,上铺垫,软硬要合适,下床时需佩戴腰围加以保护,早期起床后立卧交替。

(二)心理护理

急性腰椎间盘突出的患者因疼痛、感觉功能减退,导致生活自理能力下降,影响正常的工作和生活。因此大多数患者出现焦虑、恐惧、烦躁等不良心理反应。故首先必须了解患者的心理特征及所面临的心理问题,创造一个安静稳定的治疗环境。护理人员要以平静、理解、审慎和合作的态度进行交流,同情诚恳的态度会使患者感到和蔼可亲,增强安全感,从而身心放松,减轻焦虑。

（三）保持正确的姿势

卧位：枕头不宜过高，可用一软枕垫于腰后，使其保持生理弧度。用一小枕放于膝下，下肢微屈更利于腰背肌的放松（图5-4）。

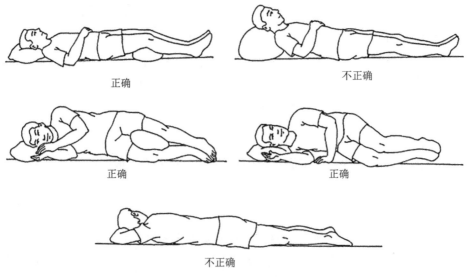

正确 　　　　　　　　　　　　　　　　　　　　　不正确

正确 　　　　　　　　　　　　　　　　　　　　　正确

不正确

图5-4　正确、不正确卧位

（四）正确使用腰围

腰围的佩戴使用，应根据病情灵活掌握。患者经大力牵引或长期卧床治疗后，应严格遵医嘱佩戴腰围下地，以巩固疗效。根据体型选择合适腰围，一般上至肋弓，下至髂嵴下，松紧适宜，应保持腰部良好的生理曲线。当病情缓解，症状消失后，应及时取下腰围，不应对腰围产生依赖，以自身肌肉力量加强对腰椎的支撑和保护。

（五）缓解期康复护理

1.减轻腰部负荷

避免过度劳累，尽量不要弯腰提重物，如捡拾地上的物品宜双腿下蹲腰部挺直，动作要缓慢。

2.加强腰背肌功能锻炼

正确指导腰背肌功能锻炼，做到持之以恒。

3.建立良好的生活方式

生活要有规律，多卧床休息，注意保暖，保持心情愉快。

4.饮食指导

禁烟酒,忌食肥甘厚味,苦寒生冷食品,多食滋补肝肾的食物如动物肝、肾、羊肉,大枣等。

5.鼓励患者树立战胜疾病的信心

腰椎间盘突出症病程长,恢复慢,患者应保持愉快的心情,用积极乐观的人生态度对待疾病。

(六)日常生活中正确姿势的指导

腰椎间盘突出的程度不同,预后也不同。轻、中度的椎间盘突出,95%的患者经过保守治疗都能得到满意的恢复,重度突出多需手术治疗。无论保守治疗或手术治疗,都有复发的可能。一般来说,年复发率在10%左右。手术治疗后,由于腰椎生物力学结构的破坏,5年后腰腿痛的复发率要远高于保守治疗的患者。预防腰椎间盘突出的措施主要是减少该病的诱发因素,纠正患者不良姿势,教会患者在日常生活和工作中,常用动作的正确姿势。

(1)坐在床上阅读时,必须在床头与腰部之间加个小枕头,使腰椎保持正确的姿势。

(2)坐姿应端正,尽可能坐有椅背的椅子,可在腰后加一软垫,保持腰的生理前凸。同时使背部紧靠椅背,双脚平放在地上,使髋关节屈曲成直角,切勿采取半坐卧的姿势看书或办公(图5-5)。

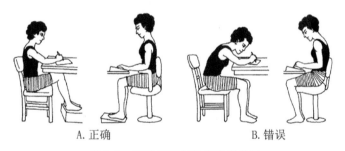

A.正确　　　　　　　　　　　B.错误

图5-5　腰椎间盘突出症患者坐姿

(3)写字、阅读,腰微弯曲,可避免腰椎受伤。

(4)习惯于仰睡的患者,可在膝盖后方加个枕头或垫子,使膝关节微屈,以放松背部肌肉及神经。

(5)立位,头平视前方,腰背挺直挺胸收腹,腰后部稍向前凸。如因工作需要必须长时间站立者,应准备一个小凳子,或利用地形将两脚轮流放在小凳子上或轮流抬高。如此可屈曲髋部、放松腰大肌,减少腰椎的负荷(图5-6)。

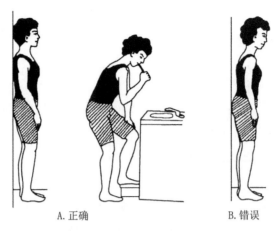

A. 正确　　　　　　　　　　　　B. 错误

图 5-6　腰椎间盘突出症患者站姿

（6）提取重物尽量站近重物，蹲下，保持腰部垂直，（切记不要弯腰）握紧重物，收腹，双腿用力，提起重物，伸髋、膝直到身体直立。整个过程要保持腰部垂直，如要改变方向，不要扭动身体，应利用双脚的转动（图 5-7）。

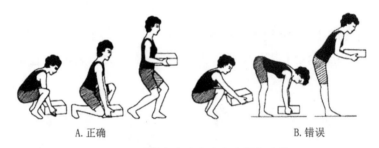

A. 正确　　　　　　　　　　　　　　B. 错误

图 5-7　腰椎间盘突出症患者搬物姿势

（7）开车时，驾驶座椅应调校至身体坐正，颈部活动自如，背部和腰部有足够和均衡的承托。膝关节弯曲稍高于臀部的位置，使用刹车时，足部要活动自如（图 5-8）。有些情况无论怎样调整也无法使腰部有足够的承托，这时腰部应放一个小枕头支撑。

（8）运动时应避免过度冲撞、扭转、跳跃等动作，原则上应避免所有在运动中会产生双脚腾空动作或腰部过度扭转动作的运动。自由泳、仰泳、自行车等运动有利于腰部肌肉的锻炼。

（9）打喷嚏、咳嗽时，很容易拉伤背肌及增加腰椎间盘的压力，此时将膝盖、髋关节稍屈曲。

（10）避免体重过重，减肥 5～10 kg 可有效减轻腰痛。

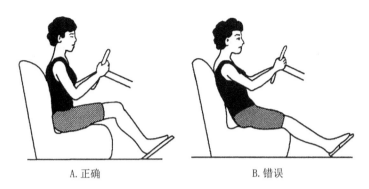

A.正确　　　　　　　　　　B.错误

图 5-8　腰椎间盘突出症患者驾驶姿势

七、社区家庭康复指导

(一)家庭康复教育

1.预防便秘

多食水果、蔬菜等高纤维食物,少食辛辣,保证每天足量饮水。

2.日常生活指导

为了避免日常生活中因不良姿势而诱发腰痛,应注意:①电视机放置的高度要适宜,即应与人体坐位视线齐平。②日常生活中,注意选择合适的坐具,可采取辅助性措施,如腰部加靠垫等。③尽量不要长久保持一个坐姿,应适当调整姿势或站起来活动腰部。④弯腰拾物,应先屈髋屈膝下蹲,身体重心下移。

(二)社区及工作指导

1.运动前应首先做好热身准备

运动量应由小到大,循序渐进,避免腰部过度疲劳。运动中注意正确姿势。腰部扭伤时应及时正确的治疗,在腰部损伤未愈的情况下,切不可继续训练,以免反复损伤,迁延难愈。

2.工作中,加强自身保护和锻炼

办公桌与座椅的高度距离应适当。合理使用空调:避免室温过低,使腰椎间盘周围血运不畅,易诱发腰痛;室温应控制在 26 ℃;避免空调风直吹腰背部。驾驶时座椅高度、与方向盘距离要适宜。

第六章

急诊科护理

第一节 高 热

发热是机体对各种有害刺激的防御反应。机体在致热原的作用下,通过体温调节中枢,使产热和散热不能保持动态平衡,这时产热大于散热而引起病理性体温升高。体温在 39 ℃以上称为高热。

一、病因与发病机制

引起高热的原因很多,通常分为感染性发热和非感染性发热两大类。

(一)感染性发热

以细菌和病毒感染较常见。占发热的大多数,包括各种急慢性传染病和局部或全身感染。

(二)非感染性发热

1.中枢性发热

见于脑外伤、脑出血、脑肿瘤等。由于体温调节中枢直接受到损害而发生高热。

2.变态反应性发热

如药物热、静脉输液中含有致热原、误输异型血等所致,主要是由于抗原-抗体复合物激活白细胞释放内生致热原所引起。

3.内分泌疾病

见于甲亢、嗜铬细胞瘤、高血压发作。

4.物理因素

如夏季中暑,可因体温调节中枢功能障碍而引起高热,同时伴有温度高、通风不良或在强体力劳动时尤为多见。

二、病情评估

(一)详细了解病史

通过病史询问,了解发热的特点、性质及伴随症状,寻找发热的可能原因和诱因。

(二)急性感染性发热的特点

(1)突然起病,热程<2周。

(2)伴有或不伴有寒战的发热。

(3)呼吸道症状,如咽痛、流涕、咳嗽。

(4)全身不适感,伴肌肉痛或关节痛、头痛。

(5)恶心、呕吐及腹泻。

(6)淋巴结肿大及脾急性大。

(7)脑膜刺激症状。

(8)血白细胞计数高于 $12×10^9/L$ 或低于 $5×10^9/L$。

(三)超高热危象的早期发现

凡遇高热患者出现寒战、脉搏快、呼吸急促、烦躁、抽搐、休克、昏迷等,应警惕超高热危象的发生。

(四)必要的实验室检查

实验室检查可补充病史和体检的不足,尤其对一些以发热为主要症状而无明确反映脏器损害症状和体征的患者,往往有重要的诊断和鉴别诊断意义。实验室检查包括血、尿、粪、脑脊液、各种分泌物的常规检查及其他相关的特殊、辅助检查。

三、鉴别诊断

几种常见的伴有超高热的疾病。

(一)高热型中暑

高热型中暑是中暑中最严重的一种,病死率较高。该病起病急骤,可有头痛、头昏、恶心、呕吐、烦躁不安和嗜睡等前驱症状。体温可高达 41 ℃以上,皮肤灼热无汗,呼吸与脉搏加快,血压起初升高、终期可降低,瞳孔缩小,膝反射减弱或消失,如不及时抢救,很快转入抽搐、昏迷。

(二)中毒性细菌性痢疾

此型细菌性痢疾以高度毒血症、休克和中毒性脑炎为主要临床表现,而腹泻、呕吐等不一定严重。患者于发病前一周内有不洁饮食史、接触史,起病急骤,突然高热,可达 40 ℃以上。

(三)甲状腺危象

甲状腺危象是甲亢恶化时的严重表现,见于感染、精神刺激、手术等各种应激、^{131}I 治疗早期或甲状腺手术前未充分准备的病例,患者出现高热(可达 40 ℃以上)、心动过速(100～200 次/分钟)、极度乏力、心悸、多汗、气短、烦躁,时有厌食、恶心、呕吐、腹泻,病情发展快,病死率较高,应立即抢救。

四、抢救程序

抢救程序见图 6-1。

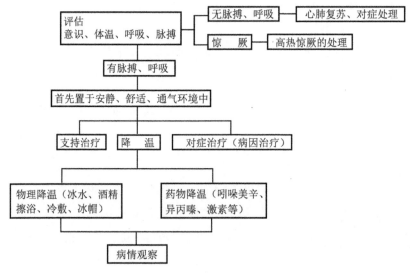

图 6-1　高热的抢救程序

五、急救措施

(1)保持呼吸道通畅。

(2)降温:迅速有效地将体温降至 38.5 ℃左右,是治疗的关键。

物理降温:适用于高热而循环良好的患者。应遵循热者冷降、冷者温降的原则。当高热开始、皮肤血管强烈收缩甚至发生寒战时,不予退热处理,且应注意保暖。寒战后体温迅速上升。此时可用物理降温,如在前额置冰袋,在腋下及腹股沟处冷敷,用温水、凉水或酒精擦浴,给冷饮料,用冰水灌肠等。有条件者可在床上置降温器,使大量体热经传导和辐射散发。室温高时可用空调或室内置冰块降温,注意不宜在短时间内将体温降得过低。

药物降温:应谨慎使用。物理降温后体温再次上升或物理降温效果不理想时,或不适宜用物理降温者,在下列情况下应采取其他紧急措施降温:①高热中暑;②手术后高热;③休克伴发热和心功能不全;④高热出现谵妄;⑤婴幼儿高热。

常用药物有吲哚美辛、异丙嗪、哌替啶、氯丙嗪、激素如地塞米松等。对于超高热伴有反复惊厥者,可采用亚冬眠疗法,静脉滴注氯丙嗪、异丙嗪每次各2 mg/kg。降温过程中严密观察血压变化,视体温变化调整药物剂量。

必要时物理降温与药物降温可联合应用,注意观察病情。

(3)病因治疗:诊断明确者应针对病因采取有效措施。

(4)支持治疗:注意补充营养和水分,保持水、电解质平衡,保护心、脑、肾功能及防治并发症。

(5)对症处理:如出现惊厥、颅内压升高等症状,应及时处理。

六、护理要点

(一)一般护理

(1)将患者置于安静、舒适、通风的环境,如空调室、室内放置冰块、电扇通风等。

(2)口腔护理:高热患者易发生舌炎、齿龈炎等,应注意口腔清洁,防止感染和黏膜溃烂等。

(3)皮肤护理:高热患者在降温过程中伴有大汗,应及时更换衣裤和被褥,注意皮肤清洁卫生和床单干燥、舒适。有出血倾向的患者,应防止皮肤受压与破损。

(4)饮食以清淡为宜,给细软、易消化、高热量、高维生素、高蛋白、低脂肪饮食。鼓励患者多饮水,多吃新鲜水果和蔬菜。

(二)临床观察内容

(1)严密观察体温、脉搏、呼吸、血压、神志变化,以了解病情及观察治疗反应。在降温过程中,应持续测量体温或每5分钟测量1次,注意防止体温突然下降而造成虚脱或休克。

(2)观察微循环情况：高热而四肢末梢厥冷、发绀者，往往提示病情更为严重，经治疗后体温下降和四肢末梢转暖，发绀减轻或消失，则提示治疗有效。

(3)高热惊厥的护理：注意保护，防止坠床和碰伤，床边备开口器与拉舌钳，防舌咬破，及时吸除鼻咽腔分泌物，保持呼吸道通畅。

(三)药物观察内容

(1)在应用激素时，注意有无恶心、呕吐、心律失常、电解质紊乱等不良反应。

(2)应用吲哚美辛时，常见的不良反应有胃肠道反应、中枢神经系统症状、变态反应等。

(3)在应用由哌替啶、氯丙嗪、异丙嗪组成的冬眠合剂时，应注意观察有无呼吸抑制、血压下降、休克等情况。

(四)预见性观察

观察有无伴随症状，如寒战、大汗、咳嗽、呕吐、腹泻、出疹或出血等，有无颅内压升高、惊厥等，以协助诊断，防止并发症。

第二节　昏　迷

昏迷是意识障碍最严重的阶段，生命体征存在而意识完全丧失，对外界刺激无反应。

一、病因与发病机制

昏迷常见的病因主要有两大类：一类是神经系统疾病，如脑外伤、脑瘤、脑血管疾病、脑炎、癫痫等；一类是内科疾病，如各种中毒、重症肝病、肺性脑病、尿毒症、低血糖昏迷等。

大脑皮质是意识内容活动的部位，脑干网状结构使机体保持觉醒状态。这两者中任何一个受到损害都会造成意识障碍，严重时则造成昏迷。

发生昏迷的神经生化机制繁杂，可能与神经元膜的兴奋性降低、中枢神经递质含量变化等多种因素有关。

二、病情评估

(一)询问病史

(1)了解昏迷的起始及被发现的过程,可为进一步诊治提供线索。

(2)昏迷时的伴随症状:伴有脑膜刺激征者,常见于脑膜炎、蛛网膜下腔出血等;伴抽搐者,常见于高血压脑病、子痫等;反复头痛、呕吐伴偏瘫者,常见于脑出血、脑外伤、颅内血肿等。

(3)发生昏迷时的年龄及季节:有高血压史的中老年患者,应想到脑出血的可能,青壮年患出血性脑血管疾病者,以脑血管畸形为多。年幼者在春季以流行性脑脊髓膜炎多见,夏秋季则常见于中毒性细菌性痢疾、流行性乙型脑炎等。

(4)有无原发疾病、局部感染及既往发作史。

(5)昏迷现场有无安眠药、农药等遗留。

(6)患者的思想、生活情况:有无精神刺激因素及服用安眠药的习惯等。

(二)昏迷程度

1.嗜睡

持续处于睡眠状态,能被唤醒,停止刺激后又入睡,能简单对话。

2.昏睡

用较重的疼痛刺激或大声呼唤才能唤醒,可有自发性肢体活动,基本不能执行指令。

3.浅昏迷

不能唤醒,对疼痛刺激有表情及回避动作,不能执行指令。

4.深昏迷

对外界一切刺激均无反应,各种反射消失,生命体征常有改变。

(三)观察生命体征

1.体温

体温升高常见于严重感染性疾病,体温下降见于酒精中毒、周围循环衰竭,老年人严重感染时体温也可不升。

2.脉搏

昏迷伴脉搏变慢,可见于颅内压升高、房室传导阻滞等;脉搏增快可见于高热或感染性疾病等;脉搏先慢后快伴血压下降,可见于脑疝压迫脑干、延髓生命中枢衰竭,提示预后不良。

3.呼吸

呼吸深而慢,脉搏慢而有力,血压升高,为颅内压升高的表现;昏迷晚期或脑干麻痹时中枢性呼吸衰竭,可出现潮式呼吸、失调性呼吸、叹息样双吸气呼吸等。

4.血压

血压急剧上升常见于脑出血、子痫、高血压脑病等;血压急剧下降可见于急性失血、心梗、巴比妥类药物中毒、糖尿病昏迷、中毒性细菌性痢疾、中毒性肝炎、药物变态反应等。

5.意识与瞳孔

意识障碍的情况常作为正确理解颅脑损伤程度和判断预后最有价值的临床症状之一。脑震荡的意识短暂丧失又恢复,一般不超过30分钟,如果意识障碍时间延长,则可能有脑挫伤。如脱水治疗后意识障碍逐渐加重,则提示脑受压、颅内血肿可疑。昏迷程度加深,瞳孔不等大(患侧缩小),对光反射迟钝,以后瞳孔散大,对光反射消失,呼吸不规则,脉搏快慢不均,血压不稳定等,均为颅内压升高、脑疝的表现,提示预后不良。

三、鉴别诊断

(一)休克

休克是一种急性循环功能不全的综合征。临床表现为皮肤苍白或发绀、四肢厥冷、脉搏弱快、血压下降或测不到。

(二)晕厥

一过性全脑缺血所致的短暂意识丧失,平卧后能较快恢复。

(三)自主神经状态

自主神经状态是一种特殊的意识障碍,睁眼自主,但对自身周围缺乏认知,不能执行命令,有睡眠觉醒周期。

(四)癔病

癔病是神经官能症之一,发病时看似意识丧失,实际并未丧失,暗示性强,可因暗示而发病,亦可因暗示而治愈。

四、抢救程序

抢救程序见图 6-2。

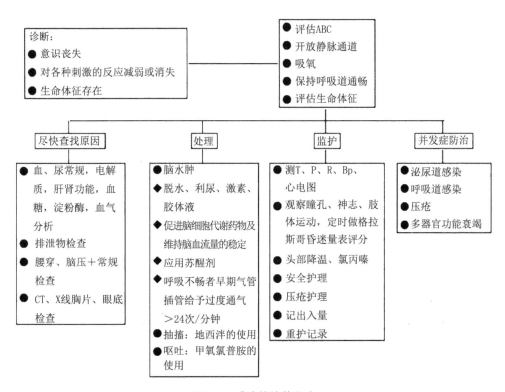

图 6-2 昏迷的抢救程序

五、急救措施

(一)保持呼吸道通畅

平卧,头偏向一侧,及时清除呼吸道分泌物。

(二)维持呼吸

呼吸平稳者给予吸氧,根据病因设定流量。呼吸不规则、微弱、有严重缺氧者立即气管插管,人工呼吸机辅助呼吸。

(三)维持循环

开放静脉通道,以补充血容量,原因不明时先输注平衡液,尽快查找原因。对血压低者输注低分子右旋糖酐和血管活性药,保持收缩压在 12.0 kPa (90 mmHg)以上。

(四)控制癫痫发作

若有抽搐,立即静脉注射地西泮 10 mg。

(五)控制感染

必须积极控制原发或由昏迷并发的感染,及早做鼻、咽、血、小便甚至脑脊液培养,以选择适当的抗生素。

(六)恢复酸碱和渗透压平衡

代谢性酸中毒会导致心血管功能紊乱,碱中毒会抑制呼吸,低渗和高渗对脑均不利,应在 24 小时内纠正。

(七)调整体温

高于 40 ℃或低于 34 ℃者,应调整至正常体温的±2 ℃范围内。

(八)控制兴奋躁动

可用地西泮或水合氯醛之类。

(九)保护脑功能

(1)降低脑代谢,减少脑氧耗量,头部置冰袋或冰帽,对高热、躁动和抽搐者可用人工冬眠。

(2)控制脑水肿:应用高渗脱水剂如 20%甘露醇、呋塞米、激素。如患者深昏迷,颅内压监测提示颅内压>2.0 kPa(15 mmHg)或伴有不规则呼吸,应尽早气管插管,使用人工呼吸机过度通气,维持 $PaCO_2$ 在 4.0 kPa(30 mmHg)以下,颅内压在 2.0 kPa(15 mmHg)以下。因过度通气可使脑血管收缩,降低颅内压,改善脑血流。

(3)控制脑细胞代谢:多种维生素、能量合剂、胞磷胆碱、脑蛋白水解物等。

(十)病因治疗

一旦明确,必须及时处理。

(十一)预防并发症,减少后遗症

加强眼、口腔、皮肤、呼吸道护理,预防肺部感染、泌尿道感染、压疮等常见的护理并发症。

(十二)苏醒剂的应用

可选用甲氯芬酯、乙胺硫脲、醒脑静、纳洛酮等药物。

六、护理要点

(一)一般护理

(1)置患者于安静、安全的室内,注意安全,防止意外;对谵妄、烦躁不安者,应加床栏,适当约束,剪短指甲,以防意外;注意保暖,防止烫伤。

(2)给予吸氧,保持呼吸道通畅,取仰卧位,头偏向一侧,防止舌后坠或分泌物吸入气道,有假牙者取下,定时翻身拍背,随时吸痰,必要时气管插管或气管切开。

(二)临床观察内容

(1)严密观察病情变化,注意意识、瞳孔、体温、脉搏、呼吸、血压的变化。

(2)严密记录 24 小时出入量,维持水、电解质及酸碱平衡。及时巡视输液情况,避免渗出,观察药物反应。

(三)药物观察内容

(1)向家属了解患者的过敏史,在使用抗生素时加强巡视,注意有无皮疹、寒战等出现。使用对血管刺激性强的药物时注意静脉保护,避免渗出。

(2)长期或大量使用利尿药和脱水药可引起水、电解质严重丢失,要定时监测血电解质、肾功能,观察血压、脉搏、全身皮肤情况。

(四)预见性观察

(1)两眼不能闭合时,涂金霉素眼膏或用凡士林纱布覆盖。

(2)定时更换体位,加强肢体被动活动,注意肢体功能位置,预防压疮和肌肉萎缩。

(3)保持两便通畅,每天更换引流袋,严格无菌操作,防止细菌感染。

(4)定时翻身、拍背、雾化吸入,防止坠积性肺炎。

第三节　咯　　血

喉部以下的呼吸道出血,经口腔咯出,称咯血。

一、病因与发病机制

引起咯血的主要病因是呼吸系统疾病,最常见的有支气管扩张症、肺结核、肺癌、慢性支气管炎等。其他全身性疾病,如血小板减少性紫癜、流行性出血热等和异物伤、肺挫伤也可能发生咯血。

气管、支气管炎症使毛细血管通透性增加,红细胞渗出,引起血痰;若病变侵及小静脉,则导致咯血;侵蚀附近的血管,导致肺动脉、支气管动脉分支的破裂,则可引起大咯血。此外,肺循环压力升高,形成肺静脉系统小血管瘤样改变或闭塞性血管内膜炎,也可产生大咯血。

二、病情评估

(一)详细询问病史

病史包括咯血次数、咯血量及伴随症状,对咯血的病情判断十分重要。

(二)咯血量

小量咯血:24 小时内咯血量<100 mL。中等量咯血:24 小时内咯血量100~400 mL。大咯血:通常指 1 次咯血量>200 mL,或 24 小时内咯血量>400 mL,或持续咯血需输液以维持血容量。

(三)伴随症状

(1)在咯血前可有喉痒、胸闷、头晕等先兆症状。

(2)伴有咳嗽、咳痰、胸痛或发热。

(3)或伴有低热、盗汗、乏力、面色潮红。

(4)或伴有胸闷、心悸、气急、咯泡沫样痰。

(四)体征

肺部啰音、呼吸音降低或有实变体征等。心率增快、心脏病理性杂音、呼吸困难等。杵状指,多见于支气管扩张、肺癌、肺脓肿等。面色苍白,皮肤、黏膜出血,多见于出血性疾病。

(五)主要辅助检查

血常规、血小板计数、出凝血时间、血气分析等。胸部 X 线检查,了解病变性质。还可以行纤维支气管镜检查,可以在直视下明确出血部位,局部组织活检明确诊断。

三、鉴别诊断

首先应判断是否真正咯血,注意咯血与鼻咽、口腔部的出血鉴别。咯血与呕血的鉴别(表 6-1)。

表 6-1　咯血与呕血的鉴别要点

鉴别要点	咯 血	呕 血
病史	有呼吸系统疾病或心脏病史	有胃病或肝病史
前驱症状	咯血前咽部发痒、咳嗽	呕血前感上腹部不适、恶心
出血途径	经气管咯出	经食管呕出
颜色、性状	色鲜红,常混有痰液	色暗红或咖啡色,常混有胃内容物
出血后	血痰	黑便
pH	碱性	酸性

四、抢救程序

抢救程序见图 6-3。

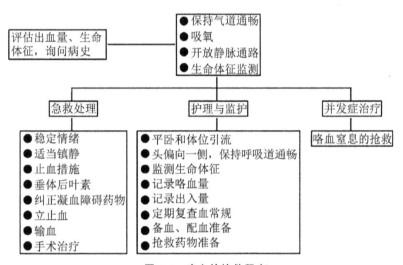

图 6-3　咯血的抢救程序

五、急救措施

(一)卧床休息

大咯血的患者绝对卧床休息,一般取患侧卧位。

(二)专人护理

大咯血患者常有精神紧张,应设法消除顾虑,必要时可给镇静剂。给予吸氧。

(三)建立有效静脉通道

根据医嘱用止血药、输液,补充血容量。必要时备血输血。

(四)严密观察病情变化

严密观察病情变化以识别咯血窒息的早期特征,床旁准备气管插管、吸引器等抢救物品。咯血过程中,咯血突然减少或停止,患者胸闷烦躁、表情恐怖、喉头作响而咯不出,即为咯血窒息的早期表现。

(五)大咯血的抢救

(1)体位引流:立即将患者置于头低足高位引流,轻拍背部以利于引流。

(2)保持呼吸道通畅,及时吸出口腔内的血块,必要时气管插管或气管切开。

(3)在解除气道梗阻以后,给予高浓度氧气吸入及适量呼吸中枢兴奋药,以改善缺氧。

(4)无自主呼吸者,立即行气管插管和人工呼吸机辅助呼吸。

六、护理要点

(一)一般护理

(1)做好心理护理,尤其是对精神紧张的患者,做好解释和安慰工作,并以认真热情的态度、敏捷的动作、娴熟的技术来获得患者的信任。

(2)安排患者在安静、舒适的病室,卧床休息。

(二)临床观察内容

(1)严密观察生命体征,监测血压、脉搏、呼吸及意识的变化,观察并记录咯血的次数和量。

(2)根据医嘱给予止血药和抗菌药。观察用药疗效及药物反应。

(三)药物观察内容

垂体后叶素有缩血管作用,对毛细血管和小动脉的作用尤为显著。在患者输液过程中应严格控制滴速,最好用输液泵控制速度,观察患者是否有腹痛、便意、大便次数增多等情况。

(四)预见性观察

窒息是咯血患者死亡的主要原因。密切观察咯血窒息的早期特征,保持正确的体位引流,鼓励并指导患者将血轻轻咯出,以防血块堵塞气道。床旁准备抢救物品,如气管插管或气管切开包、吸引器、呼吸机、氧气等。

第四节　呕　　血

呕血是由于上消化道（食管、胃、十二指肠、空肠上段、胰腺、胆道）急性出血所致。

一、病因与发病机制

引起呕血的常见原因是消化系统疾病，如胃十二指肠溃疡、肝硬化、食管-胃底静脉曲张破裂、急性胃黏膜病变等，少数见于全身性疾病，如血液病、急性传染病等。

引起呕血的病因很多，其发病机制各不相同。消化性溃疡侵及血管可发生不同程度的出血；由于药物、酗酒引起胃黏膜急性糜烂或溃疡导致胃黏膜病变；肿瘤缺血性坏死引起糜烂、溃疡，侵袭血管导致呕血；门静脉高压可导致食管-胃底静脉曲张破裂而呕血。

二、病情评估

（一）呕血的早期识别

上消化道出血的临床表现以呕血和黑便为主要特征，常伴有周围循环衰竭症状。呕血前常有恶心感、上腹部不适、脉搏增快等先兆，出血早期短时间内可见急性周围循环衰竭征象，如头晕、心悸、出汗、恶心、口渴，排便前或排便后晕厥倒地，脉细无力，甚至触不到，血压下降，出血较多时，出现全身冷汗、四肢厥冷、少尿等休克症状。

（二）出血量的估计

正确地估计出血量，对治疗和判断预后都有重要意义。可根据临床症状判断失血量（表 6-2）。

表 6-2　出血量的临床分级

分级	失血量（mL）	血压（mmHg）	脉率（次/分钟）	症状
轻度	全身循环血量的 20%～25%（成人失血量 800～1 200）	收缩压 90～100	100 左右	出现心悸、头晕、面色苍白、口干、冷汗
中度	全身循环血量的 35%～45%（成人失血量 1 200～1 600）	脉压小下降	100～120	出现烦躁不安、肢冷、发绀（贫血者无）、休克

续表

分级	失血量（mL）	血压（mmHg）	脉率（次/分钟）	症状
重度	全身循环血量的40%以上（成人失血量1 600）	收缩压在60以下或测不到	120～140 或触之不清	淡漠、意识障碍、昏迷、无尿、重度休克

（三）主要辅助检查

（1）红细胞、血红蛋白、血小板计数测定。

（2）内镜检查，了解出血的部位和病因，还可通过内镜进行止血。

（3）X线钡餐检查，明确出血部位。

（4）其他：放射性核素显像、动脉造影等。

三、鉴别诊断

同咯血。

四、抢救程序

抢救程序见图 6-4。

五、急救措施

（一）建立静脉通道

迅速建立两条以上大静脉通道，快速输液、输血。

（二）给予吸氧

卧床休息，禁食。

（三）止血药的使用

根据医嘱快速给予止血药。

（四）三腔二囊管压迫止血

若确诊为食管-胃底静脉曲张破裂出血，应立即插入三腔管予压迫止血。

（五）经内镜局部止血治疗

常用的有急诊胃灌洗、经内镜喷洒药物止血、局部注射止血、经内镜激光止血等。

（六）外科手术治疗

（1）经包括内镜治疗在内的内科治疗无效者。

（2）多次反复出血，久治不愈者。

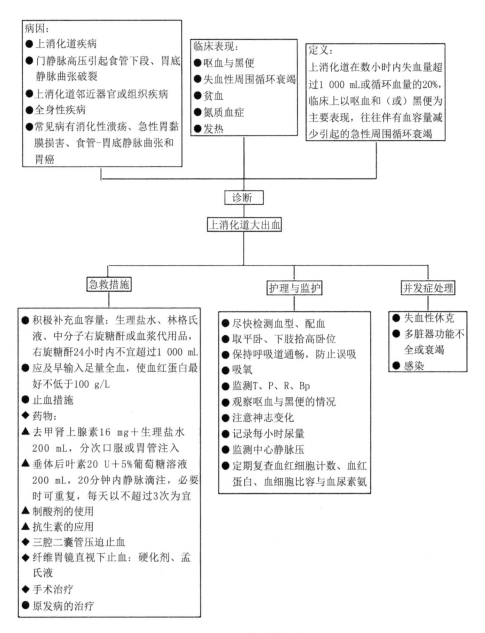

图 6-4 呕血的抢救程序

(3)较大溃疡出血,内镜下有恶变可能者。

(4)慢性十二指肠球后病变出血,或胃小弯溃疡,出血来自较大动脉不易止血者。

六、护理要点

(一)一般护理

(1)出血量大的患者要绝对卧床休息,保持环境安静、温度适宜,注意保暖。

(2)专人护理,细微生活照顾,给予心理支持,消除恐惧。

(二)临床观察内容

1.监测生命体征

(1)严密监测血压、呼吸、体温的变化,观察呕血的量、颜色、性状并详细记录,记录 24 小时出入量。

(2)禁食,保证输血、输液通畅,以维持水、电解质、酸碱平衡。对心、肺疾病患者应监测心脏功能,通过测定中心静脉压来控制输液速度。

2.三腔二囊管的使用护理

(1)使用前检查气囊是否破损以及气容量。

(2)做好患者的解释工作,以取得配合。

(3)管子插入深度为 60 cm 左右,若有胃液抽出,表示在胃内。

(4)三腔管插入后,必须先向胃气囊充气。

(5)将胃气囊充气 200～300 mL,然后轻轻提拉,到不能拉动为止,用止血钳将管口夹紧,以防漏气。

(6)如胃气囊止血不成功,再将食管气囊充气 100～150 mL,再用一个 0.5 kg 的物体牵拉,固定三腔管的位置。

(7)胃气囊充气不够、提拉不紧是导致压迫止血失败的常见原因,如胃气囊充气少而又提拉过猛,则可使胃气囊进入食管下段,挤压心脏引起不适,出现恶心、呼吸困难、频繁期前收缩,有时提拉不慎,将胃气囊拉出阻塞于咽喉部而引起窒息,此时宜速放气囊,检查原因。

(8)保持胃管通畅,观察引流液的量和颜色并及时记录,如见胃管内有新鲜血液流出,应立即通知医师。如在胃管内注入止血药(如去甲肾上腺素、凝血酶)进行治疗时,应夹管 30 分钟。

(9)应注意口腔卫生,经常吸除痰液,不宜咽下,以免误入气管,引起吸入性肺炎。

(10)一般情况下,三腔管压迫 12～24 小时,食管气囊放气 15～30 分钟,以免局部黏膜受压过久糜烂坏死。

(11)出血停止后,须观察 24 小时后方可拔管,拔管前宜服液体石蜡 20～

30 mL,以防囊壁与黏膜粘着,拔管后要继续观察有无再出血现象。

(三)预见性观察

(1)窒息:大出血时头偏向一侧,嘱患者不要咽下呕吐物,床边备吸引器,必要时准备气管切开。

(2)如药物治疗、三腔二囊管止血失败,应及时通知医师,积极做好术前准备。

第五节 休 克

休克是一种急性循环功能不全的综合征。由于各种严重的致病因素而引起急性微循环障碍,有效循环血容量减少,心排血量不足,导致普遍性细胞受损,各重要脏器功能衰竭。

一、病因与发病机制

临床上休克按病因可分为以下几种。

(一)低血容量性休克

见于严重创伤、大出血、严重呕吐、腹泻、严重烧伤等。

(二)心源性休克

见于急性心肌梗死、严重心肌炎、心律失常等。

(三)感染性休克

多见于严重感染、体内毒性产物吸收所致等。

(四)过敏性休克

系药物或免疫血清等过敏而引起。

(五)神经源性休克

见于外伤、骨折和脊髓麻醉过深等。

(六)梗阻性休克

如心脏压塞、张力性气胸、肺栓塞等。

尽管休克的病因不同,但当休克发展到一定阶段时,都表现出相同的病理生理特征,共同特点之一是任何类型的休克都有绝对或相对有效循环血容量减少,即机体的组织细胞处于低灌注状态。初期通过血管收缩等代偿机制尚可维持动脉压接近正常,迁延至失代偿期后即出现休克综合征,最后为细胞死亡。

血液分布性休克(感染性休克、过敏性休克、神经性休克)的发病机制复杂,与前述不同。以感染性休克为例,初期周围血管阻力降低,心排血量升高;后期可因顽固性低血压和(或)器官系统衰竭而死亡。

二、病情评估

(一)共同症状和体征

(1)早期面色苍白,主诉有口渴、皮肤出冷汗、脉搏加快、脉压降低、尿量轻度减少等。

(2)中期可出现神志淡漠或躁动不安,呼吸急促,面色苍白或发绀,脉搏细弱(>120 次/分钟),收缩压下降至 9.3~12.0 kPa(70~90 mmHg)。

(3)晚期病情进一步加重,可昏迷、点头呼吸,皮肤出现紫斑、花纹,四肢厥冷,脉搏细弱、数不清,收缩压下降至 8.0 kPa(60 mmHg)甚至测不到,少尿或无尿。

(二)不同类型休克的特征性表现

1.低血容量性休克

(1)病史:有创伤、胃肠道出血或大量体液丢失(腹泻、呕吐)。

(2)血压:早期正常,晚期下降。

(3)外周静脉塌陷,脉压变小。

(4)血流动力学改变:中心静脉压、肺毛细血管楔压和心排血量降低,外周血管阻力增加。

2.心源性休克

(1)有心律失常、心肌梗死病史。

(2)心脏疾病的症状和体征,心力衰竭时出现端坐呼吸、双肺底湿啰音及心尖部听诊有奔马律。

(3)血流动力学改变:心排血量降低,中心静脉压和肺毛细血管楔压升高,外周血管阻力增加。

3.梗阻性休克

肺栓塞时出现剧烈胸痛、呼吸困难、颈静脉怒张、肝大、压痛等。心脏压塞患者可出现奇脉,听诊心音遥远。

4.感染性休克

(1)有发热、寒战。

(2)早期四肢皮肤温暖,血压正常或偏高,心动过速;晚期四肢皮肤湿冷,血压下降。

5.过敏性休克

接触某种变应原后迅速发生呼吸困难、皮肤红肿或发绀、心动过速和低血压等。

三、鉴别诊断

由于休克的病因有多种,引起的临床表现不尽相同,应注意鉴别,分别对待。感染性休克根据皮肤的冷暖又可分暖休克和冷休克两类(表6-3)。

表6-3 暖休克与冷休克的比较

临床表现	暖休克	冷休克
病因	见于革兰阳性球菌感染	见于革兰阴性球菌感染
意识	清醒	烦躁或淡漠、昏迷
皮肤	潮红、干	苍白、湿冷、发绀
脉搏	触知、无力	过速、细弱或不清
脉压	>4.0 kPa(30 mmHg)	<4.0 kPa(30 mmHg)
尿量	>30 mL/h	0～30 mL/h

四、抢救程序

以低血容量性休克的急救程序为例(图6-5)。

五、急救措施

(一)出血性休克

1.开放静脉通道

开放两条以上大口径静脉通道,输注平衡盐溶液,同时抽血做血型鉴定和交叉配血,必要时置深静脉导管,以监测中心静脉压及快速输液。

2.保持气道通畅

根据病情建立人工气道,使用人工呼吸机或面罩给氧,维持动脉血氧分压在11.3～13.3 kPa(85～100 mmHg。)

3.迅速补充血容量

开始可用血浆容量扩张剂如右旋糖酐、血浆代用品,待交叉配血后应立即快速加压输血。

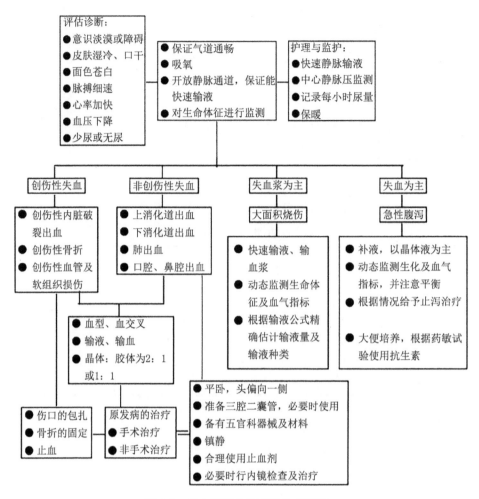

图 6-5 低血容量性休克的抢救程序

4.监测血压

桡动脉置管监测血压的变化,维持收缩压在 12.0~13.3 kPa(90~100 mmHg)。

5.监测尿量

留置导尿管监测每小时尿量,维持在 0.5 mL/(kg·h)。

6.创伤失血性休克

(1)清创缝合撕裂的组织,还可根据出血的情况采用大动脉出血的临时止血法和局部加压包扎止血。控制出血的来源,尽快止血。

(2)对四肢闭合性骨折,立即用小夹板或石膏做临时固定。

(3)检查有无血胸、气胸、连枷胸等。必要时做胸腔闭式引流和胸带加压包扎。

(4)检查出血的隐蔽来源,如血胸、心脏压塞、腹内出血或骨折。当怀疑休克是由于内出血而引起,就应在抗休克的同时进行紧急手术。

7.非创伤失血性休克(最常见于上消化道出血)

(1)三腔二囊管压迫止血:虽是一种古老的止血方法,但如使用恰当,十分有效。

(2)应用止血剂。①凝血酶:常用量为 4 000 U,每 4～6 小时口服 1 次。②矛头蝮蛇血凝酶:内镜下局部喷洒 1～2 kU,亦可在 24 小时内静脉注射或肌内注射 1～2 kU。③垂体后叶素:一般用 20 U 加入 5% 葡萄糖溶液 200 mL 中,在 20～30 分钟内滴完。④去甲肾上腺素:用冰水或冰生理盐水 200 mL 加去甲肾上腺素 16 mg 分次口服。

(3)制酸剂的应用:常用的有 H_2 受体阻滞剂、胃泌素受体拮抗剂、质子泵抑制剂等。

(4)内镜下止血:常用的方法有激光、电凝、注射硬化剂或直接向出血灶喷洒止血药等。

(5)外科手术治疗:经内科治疗无效且出血部位明确者,可考虑外科手术治疗。

(6)病因治疗。

(二)体液丢失性休克

1.失血浆性休克(最常见于大面积烧伤)

(1)迅速脱离烧伤现场。

(2)保持呼吸道通畅,尽快吸氧。

(3)开放两路大口径静脉通路,快速输注平衡液、血浆代用品、血浆、清蛋白等。

(4)初步计算烧伤面积,绘图标明烧伤的部位和范围,估计烧伤的深度。

(5)创面应简单包扎加以保护,以免污染和再损伤。

(6)补液的方法:伤后第一个 24 小时,成人每 1% 创面、每公斤体重补胶体液和电解质溶液 1.5 mL,幼儿为 2 mL,少儿介于成人和幼儿之间。每天水分的生理需要量为 2 000 mL。儿童按 70～100 mL/(kg·d),胶体和电解质溶液的比例一般为 1:2 或 1:1。总剂量的半数在伤后 6～8 小时内输入。伤后 24 小时补液量为第一天实际输入胶体液和电解质溶液的半量,水分量仍同第一天。

2.低血容量性休克

(1)静脉补液:尽快开放两条大口径静脉通道,快速补液。

补液内容:针对有活动性出血的患者,首选乳酸林格液,同时按晶胶体比例(2～3):1输注胶体溶液,如血浆代用品及成分输血等。以体液丢失为主的休克患者,开始用生理盐水,待血压回升后改用541溶液(每升含氯化钠5 g、碳酸氢钠4 g、氯化钾1 g),或用腹泻治疗液(每升含葡萄糖8 g、氯化钠4 g、醋酸钠6.5 g、氯化钾1 g)。

补液速度:针对有活动性出血的患者,按即刻复苏原则快速补液,30分钟内补液2 000～3 000 mL,使血压尽快回复至12.0/8.0 kPa(90/60 mmHg),尽早施行确定性手术治疗。以体液丢失为主的休克患者,24 小时补液量:中度脱水为4 000～8 000 mL,重度脱水为8 000 mL 以上。总量的40％于15 分钟内输入,余量于24 小时内输完。

(2)快速补液30 分钟后血压仍不回升,应考虑适当应用肾上腺皮质激素及血管活性药物。

(3)根据血电解质及血气分析结果选用补液的种类、量等。

(4)对症治疗:可适当给予止泻、解痉、镇静等药物。

(5)病因治疗。

六、护理要点

(一)一般护理

(1)置患者于安静、温度适宜的房间,给予心理支持,消除恐惧和顾虑。

(2)根据病情让患者采取休克卧位,平卧或将头和脚各抬高30°。

(3)保持呼吸道通畅,予高流量吸氧。

(二)临床观察内容

(1)密切注意血压、脉搏、脉压、中心静脉压、肺动脉楔压等血流动力学变化。

(2)血氧饱和度监测,定时测血气分析。

(3)积极止血,有手术指征者做好术前准备,争取尽早手术治疗。

(三)药物观察内容

(1)为升高血压,使用大剂量多巴胺,可使肾血管收缩,肾血流减少,尿量减少,导致肾衰竭。应密切观察尿量的变化,记录每小时尿量,监测尿常规、肾功能。

(2)垂体后叶素(见咯血章节)。

(四)预见性观察

(1)留置导尿,记录 24 小时出入量,特别注意每小时尿量,预防肾衰竭。

(2)休克患者的卧床时间长,外周血循环差,护理中应注意预防压疮。

(3)根据患者的生命体征,合理调整输液顺序、速度,监测中心静脉压,预防肺水肿、心功能不全。

第六节 窒 息

窒息是指气流进入肺脏受阻或吸入气体缺氧导致呼吸停止或衰竭。

一、病因与发病机制

引起窒息的原因很多,例如喉头水肿,喉梗阻,喉、气管异物,气管、支气管痉挛,颈部外伤,大咯血,声带麻痹,喉部肿瘤,溺水,自缢等。

由于机体的通气受限或吸入气体缺氧导致肺部气体交换障碍,引起全身组织、器官缺氧进而导致体内酸碱失衡,各脏器功能不全、衰竭而死亡。

二、病情评估

窒息一旦发生,病情危急,及时救治是关键。

气道被异物阻塞时,患者可表现为突感胸闷、张口瞪目、呼吸急促、烦躁不安、严重发绀,吸气时锁骨上窝、肋间隙和上腹部凹陷,呼吸音减弱或消失。

临床上可以通过病史、血气分析、胸部平片、纤维支气管镜检查,来分别判断和处理不同原因引起的窒息。

三、鉴别诊断

(一)气道被异物阻塞引起的窒息

患者不能讲话及咳嗽,常用手指抓压颈部,并很快丧失意识。应立即实行海姆利希手法、吉尔德纳手法,以尽快排出异物。

(二)淹溺时窒息缺氧

1.干溺窒息

由于过度紧张、恐惧,患者主动屏气,导致喉和气管痉挛。

2.湿溺窒息

患者吸入大量水和异物,进一步影响肺的通气功能,通气/血流比值失调,肺内分流增加,加重低氧血症和高碳酸血症。

(三)自缢造成的机械性窒息

颈部有索痕,由于喉、气管被压闭,空气不能进入肺内。

四、抢救程序

抢救程序见图 6-6。

五、急救措施

(一)海姆利希手法

1.应用于成人

用以下 4 个步骤,可安全而迅速地解除异物卡喉引起的呼吸道阻塞。

(1)急救者站在患者的背后,用两手臂环绕患者的腰部(图 6-7)。

(2)一手握拳,将拳的拇指一侧放在患者胸廓下和脐上的腹部。

(3)另一手掌压住拳头,快速向上冲击压迫患者的腹部,不能用拳击和挤压,不要挤压胸廓,冲击力限于手上,不能用双臂加压(图 6-8)。

(4)重复之,直到异物排出。

2.应用于婴幼儿

使患儿平卧、脸向上,躺在坚硬的地面或床板上,抢救者跪下或立在其足侧,或取坐位并使患儿骑坐在两大腿上(图 6-9),抢救者两手的中指和示指放在患儿胸廓下和脐上的腹部,快速向上冲击压迫,但动作要很轻柔,重复之,直到异物排出。

3.自救

可采用上述用于成人的 4 个步骤中的(2)、(3)、(4)3 点,或稍稍弯下腰去,靠在一固定的水平物上(如桌子边缘、椅背、扶手栏杆等),对着边缘压迫上腹部,快速向上冲击,重复之,直至异物排出。当异物卡喉时,若有人在场,可用手势表示海姆利希征象,以示救援。

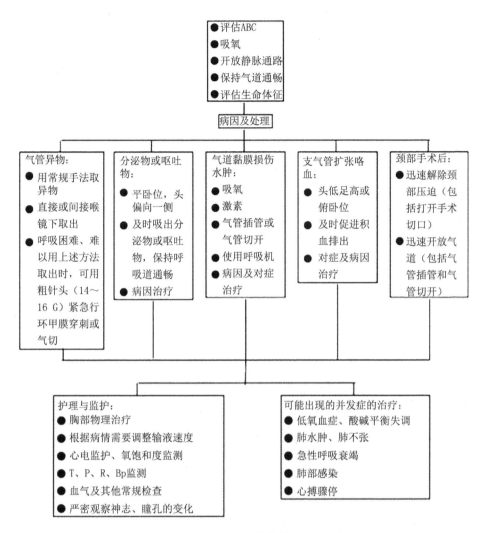

图 6-6　窒息的抢救程序

4.应用于无意识患者

使患者仰卧,抢救者面对患者,骑跨在患者的髋部,用一手置于另一手上,将下面一手的掌根放在胸廓下和脐上的腹部,用抢救者身体的重量快速冲击压迫患者的腹部(图 6-10),重复之,直到异物排出。

(二)保持呼吸道通畅

对于颅脑、口腔、颌面部、颈部及胸部术后患者,必须保持警惕状态,以防止呼吸道梗阻。一旦出现呼吸道梗阻,开放气道是千钧一发之事。紧急气道开放方法:对有明显气道梗阻的患者,可暂用粗针或剪刀行环甲膜穿刺或切开术,以解燃眉之急。若无条件行气管插管或气管切开术,则行环甲膜切开术。因此保持呼吸道通畅为抢救生命的首要条件。

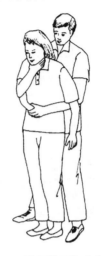

图 6-7　用双臂环绕患者腹部

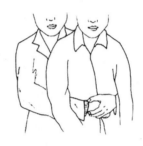

图 6-8　快速向上冲击腹部

对舌根后坠及喉梗阻者,可使用口咽通气管,拉舌钳以解除梗阻。

对炎性喉头水肿、肺水肿者,必须勤吸痰、翻身、拍背、压胸,用导管插入气管内吸痰;定时气道湿化、雾化,必要时气管插管强行吸痰。

如气管狭窄、下呼吸道梗阻所致的窒息,应立即施行气管插管或气管切开术,必要时人工呼吸机辅助呼吸。

由于支气管扩张咯血所致的窒息,应将患者倒立,拍背或取头低足高俯卧位卧于床沿,叩击患者背部以清除梗阻的血块,并准备好吸引器、气管插管、呼吸机等。

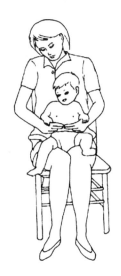

图 6-9　婴幼儿抢救坐位

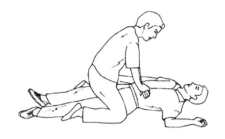

图 6-10　无意识患者的抢救

六、护理要点

(一)一般护理

(1)专人护理。

(2)注意心理护理,消除患者的恐惧心理,适当给予镇静剂。

(3)高流量给氧,以缓解长时间的缺氧损害。

(二)临床观察内容

(1)血氧饱和度监测,定时血气分析。

(2)将患者头侧向一边,防止分泌物吸入气管。定时拍背,注意吸痰,保持呼吸道通畅。

(3)观察辅助呼吸肌的活动情况。

(4)备好呼吸机、吸引器、氧气、喉镜、气管插管、气管切开包等抢救物品。

(5)做好气管插管或气管切开的常规护理。

(三)预见性观察

(1)密切观察呼吸情况,出现胸闷、呼吸不畅、烦躁、发绀等窒息情况时立即抢救。

(2)对有自杀倾向或有各种自杀因素的患者,应及时采取劝导、心理咨询和改变环境等措施,防患于未然。

第七节　抽　　搐

抽搐是指全身或局部成群骨骼肌的不自主收缩,常引起关节的运动或强直。

一、病因与发病机制

(一)大脑功能的短暂性障碍

这是脑内神经元过度同步化的结果,当异常的电兴奋信号传至肌肉时,引起广泛肌群的强烈收缩而形成抽搐。许多脑部病变或全身性疾病可通过破坏脑的控制作用,使抽搐阈下降而引起脑功能障碍,如颅脑外伤、颅内感染、脑血管病、低血糖、尿毒症等引起的抽搐。

(二)非大脑功能障碍

引起肌肉异常收缩的电兴奋信号源于下运动神经元,主要是骨髓的运动神经元或周围运动神经元。如各种原因引起的低钙血症可作用于下运动神经元,使轴突和肌膜对钠离子的通透性增加而兴奋性升高,引起手足抽搐。破伤风梭菌外毒素则选择性作用于中枢神经系统的突触,使其肿胀而发生功能障碍。

二、病情评估

(一)主要症状

1.抽搐的类型

(1)全身性抽搐:呈现全身骨骼肌痉挛。

(2)局限性抽搐:是指躯体某一局部的连续性抽动,大多见于口角、眼睑、手、足等部位。

2.抽搐的伴随症状

(1)癫痫大发作常伴有意识障碍和大小便失禁。

(2)破伤风有角弓反张、苦笑面容、牙关紧闭等。

(3)颅内病变常有意识障碍、精神症状、高颅压等。

3.内分泌及代谢紊乱

均有相应的临床表现。

(二)主要体征

1.癫痫发作

在惊厥期中可出现心率增快、血压升高,呼吸暂停,皮肤青紫,汗、唾液和支气管分泌增加,瞳孔散大,对光反射消失等。

2.低钙性抽搐

可有心电图变化,如 ST 段平坦、延长,T 波直立,QT 间期延长。

3.心源性抽搐

可有心音及脉搏消失,血压下降,心律失常。

(三)主要实验室检查

低钙性抽搐:血清钙<2.25 mmol/L。

三、鉴别诊断

(一)内科方面

根据不同的临床表现选择相应的检查,如血尿常规、血液生化、血气分析、肝肾功能、毒物分析、心电图等。

(二)神经系统方面

根据临床提示进行相应的辅助检查,如 CT 或 MRI 检查、脑电图、脑脊液、肌电图等。

(三)鉴别要点(表 6-4)

表 6-4　痫性抽搐与低钙性手足抽搐的鉴别要点

鉴别要点	痫性抽搐	低钙性手足抽搐
意识	多有意识丧失	意识清楚
抽搐形式	常为全身抽搐	主要为手足抽搐
血清钙	正常	<2.25 mmol/L
提高血钙疗效	无效	对缓解抽搐有显著效果
心电图	多正常	可见 ST 段平坦、延长,T 波直立,QT 间期延长
脑电图	有癫痫性电活动	正常
伴随症状	口舌咬破、尿失禁等	可有腱反射亢进,腹部疼痛

四、抢救程序

抢救程序见图 6-11。

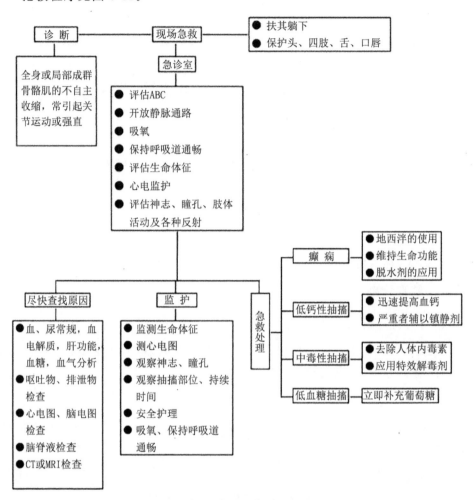

图 6-11　抽搐的抢救程序

五、急救措施

(1)发作时立即扶其躺下,注意保护患者的头和四肢,摘下眼镜、假牙,解开衣领、腰带。

(2)吸氧。

(3)立即开放静脉通道。

(4)控制抽搐发作常用的药物有以下几种。①地西泮:是治疗各类癫痫持续状态的首选药物。一般用 10～20 mg 静脉注射,速度应缓慢,每分钟不超过 2 mg,同时应注意患者的呼吸情况。②氯硝西泮:1～2 mg 缓慢静脉注射。③苯巴比妥钠:0.1～0.2 g 肌内注射。④水合氯醛:10%水合氯醛 20～30 mL 灌肠。

(5)病因治疗。①低钙:常用 10%葡萄糖酸钙 10～20 mL 或 10%氯化钙5～10 mL,静脉注射,严重者可用 10%葡萄糖酸钙 100 mL 加入 5%葡萄糖溶液 1 000 mL 内,缓慢滴注,同时可辅以镇静剂。②中毒性抽搐:去除人体内毒素,应用特效解毒剂,如破伤风抗毒素、解磷定等。③低血糖:立即给 50%葡萄糖溶液 40～100 mL 静脉注射,继之给 10%葡萄糖溶液 500～1 000 mL 静脉滴注,维持血糖在正常范围内。

(6)适当应用抗生素,预防和控制感染。

六、护理要点

(一)一般护理

(1)保持环境安静。

(2)做好心理护理,消除恐惧心理。

(3)吸氧。

(二)临床观察内容

(1)严密观察患者的生命体征及神志、瞳孔变化,监测心电图。

(2)注意观察患者的抽搐部位及持续时间,并详细记录。

(3)抽搐停止后且清醒的患者,应给予营养丰富的清淡饮食,以少量多餐为原则。

(三)药物观察内容

地西泮、氯硝西泮、苯巴比妥钠都有抑制呼吸作用,因此用药时要密切观察患者的呼吸情况。

(四)预见性观察

(1)抽搐发作时做好安全护理,如松开衣领、腰带;取出假牙,防止误咽;用缠有纱布的压舌板放于上、下臼齿之间,防止舌咬伤;勿用力按压抽搐的肢体,防止骨折、脱臼;安好床挡,防止坠床。

(2)侧卧或头偏向一侧,及时吸除呼吸道分泌物,防止吸入性肺炎或窒息。

第七章

医院感染管理

第一节 概 述

一、医院感染及相关概念

(一)医院感染的概念

1.医院感染的定义

(1)广义定义:任何人员在医院活动期间遭受病原体侵袭而引起的任何诊断明确的感染或疾病,均称为医院感染。

(2)狭义定义:凡是住院患者在入院时不存在、也非已处于潜伏期的,而在住院期间遭受病原体侵袭而新引起的任何诊断明确的感染或疾病,不论受感染者在医院期间或是出院以后出现症状,均称为医院感染。

2.医院感染定义的内涵

(1)医院感染的对象:从广义上讲,应当是指在医院范围内所获得的任何感染和疾病,其对象涵盖医院这一特定范围内和在医院时这一特定时间内的所有人员,包括住院患者、门诊患者、探视者、陪护家属、医院各类工作人员等等。但是,由于门诊患者、探视者、陪护家属及其他流动人员,在医院内停留时间短暂,院外感染因素较多,其感染常常难以确定来自医院。因此医院感染的对象主要指住院患者和医院工作人员。实际上,医院工作人员与医院外的接触也较为频繁,很难排除医院外感染,因此通常在医院感染统计时,对象往往只限于住院患者。而且,住院患者也只限于有临床和亚临床症状的感染类型,至于病原携带状态和感染后遗症均不包括在医院感染中。因此才有了狭义定义。

目前,由于管理和技术等方面的原因,在应用广义定义时尚不能做到统计全面,因此在实际操作时,只使用狭义定义,即只针对住院患者进行医院感染发生率的统计。

(2)医院感染的时间界限:医院感染的"感染"是指患者在住院期间和出院后不久发生的感染,不包括患者在入院前已开始或在入院时已处于潜伏期的感染。虽然规定了"不论受感染者在医院期间或是出院以后出现症状",均为医院感染,而实际上当患者出院后(48 小时内)才发病的医院感染,在统计时一般都没有计入。对潜伏期不明的感染,凡发生于入院后皆可列为医院感染。若患者这次住院前和入院后的感染是在前次住院期间所得,亦列为医院感染。

3.几种不同的医院感染定义

(1)名词演变:"医院感染"这个名词,在国外先后有各种表述:hospital associated infection, hospital acquired infection, hospital infection, nosocomial infection 等,目前常用的是后三者;在国内,前些年称之为"医源性感染""医院获得性感染""医院内感染(亦简称'院内感染')",近年来逐渐统一称为"医院感染",体现出其准确性和简洁性。

(2)几种不同的医院感染定义。①世界卫生组织在 1987 年哥本哈根会议上将医院感染定义:凡住院患者、陪护或医院工作人员因医疗、护理工作而被感染所引起的任何临床显示症状的微生物性疾病,不管受害对象在医院期间是否出现症状,均视为医院感染。②《流行病学词典》(J.M.Last 主编,1983 年版)中的医院感染定义:在医疗机构中获得的感染,如某患者进入某个医院或其他卫生保健机构时未患某病也不处于该病的潜伏期,但却在该院或机构中新感染了这种疾病,即为医源性感染。医院感染既包括在医院内获得的但出院后才显示的感染,也包括医务人员中的这种感染。③原美国疾病控制中心 1980 年的医院感染定义:医院感染是指住院患者发生的感染,而在其入院时尚未发生此感染也未处于此感染的潜伏期。对潜伏期不明的感染,凡发生于入院后皆可列为医院感染。若患者入院时已发生的感染直接与上次住院有关,亦列为医院感染。④我国原国家卫生部 2000 年的定义:医院感染是指住院患者在医院内获得的感染,包括在住院期间发生的感染和在医院内获得出院后发生的感染;但不包括入院前已开始或入院时已处于潜伏期的感染。医院工作人员在医院内获得的感染也属医院感染。

(二)医院感染学的概念

随着对医院感染这种感染的特殊形式的研究深入,医院感染学成为一门新兴的交叉学科,并首先由中国的有关专家提出学科概念。医院感染学是研究在医院发生的一切感染的发生、发展和控制管理的一门学科。其专业范围是研究医院感染病原体特征、研究医院感染流行病学特征、研究和评价医院感染各种控制措施、研究医院感染的临床特点和诊断方法、研究建立医院感染管理制度等。其相关学科包括基础医学、临床医学、预防医学、流行病学等。

(三)医院感染管理的概念

医院感染管理就是针对在医疗、护理活动过程中不断出现的感染情况,运用有关的理论和方法,总结医院感染发生规律,并为减少医院感染而进行的有组织、有计划的控制活动。医院感染管理是医院管理中的重要组成部分。

二、医院感染管理发展简史

作为一种相对特殊状态的感染和疾病发生形式,医院感染是伴随着医院的产生和发展而产生和发展的。而从科学的角度来全面认识医院感染、认识预防医院感染重要性、对医院感染进行监控、管理以及进行与之相关的研究实践活动,则是随着医学科学的发展逐步开展起来的。以抗生素的发现和应用为标志,可将其分为抗生素前时代和抗生素(现代医学)时代。

(一)抗生素前时代

最初作为医疗场所的医院出现时,条件很差,传染病在其间暴发、流行,医院感染非常严重。在我国,对传染性疾病可以相互传染很早就有论述。《本草纲目》中有对患者穿过的衣服进行消毒的记载,但只是根据实践经验,并没有什么科学理论依据。近代医院开始于文艺复兴之后,医院成为社会医疗的主要形式,在医院发展的过程中,医院感染问题逐渐被认识并提到议事日程上来。当时的情况是,交叉感染在医院里横行肆虐,患者遭受着巨大痛苦,造成了大量的死亡,而医务工作者最多只能看到一些现象,却不知所措。

19世纪早期英国成立了"发热患者专科医院"(即传染病院),对发热患者进行隔离治疗,效果很明显。对于医院感染的研究开始于产褥热。奥利弗·温德尔·霍姆斯根据大量观察,采取了一些预防措施降低了产褥热的发生率,并于1843年在英国首先提出了自己的看法。之后,奥地利的伊格纳兹·塞梅尔维斯(1818-1865)对产褥热进行了系统研究,为控制产褥热做出了很大贡献。

1847年他提出一项规定:所有做完尸检的医师或医学生,要在漂白粉溶液中刷洗手至手上的尸体味消失为止。这项措施收到了显著效果。塞梅尔维斯的研究成果《产褥热的病原学观点和预防》于1861年发表。尽管他已经有了这些重要的发现,但尚未认识到疾病的发生是微生物在患者之间传播的结果。

在预防外科术后感染方面,利斯特做出了划时代的贡献。利斯特在寻找防止术后感染方法的探索中指出术后切口化脓是微生物作用的结果,杀死微生物,感染可以得到控制和预防。其著名的外科无菌操作制度的论文于1867年发表。霍尔斯特德首先在手术中使用了橡胶手套。外科无菌操作制度和橡胶手套一直沿用至今。再之后,无菌术和消毒开始在医院中大量应用,卓有成效地降低了术后感染的发生率。

近代护理学创始人英国的弗洛伦斯·南丁格尔(1820—1910)强调医院卫生条件在减少患者死亡中的作用,建立了医院管理制度,加强护理,做好清洁卫生,采取隔离传染患者、病房通风等措施。她还建议建立病房护士应负责记录医院死亡病例和进行上报的制度。南丁格尔所做的工作开创了护士负责医院感染监测工作的先河。

在造成不同医院感染的各种危险因素的调查研究中,有两项工作值得一提。辛普森证明了医院规模越大,截肢患者感染死亡率越高,医院感染发生的机会也越多。卡斯伯特·杜克提出了根据尿中白细胞数来判定尿路感染的诊断方法和标准。

以上这些有关医院感染的认识和防止医院感染的工作都是在抗生素发现之前进行的,这一阶段可以称作"抗生素前时代"。

(二)抗生素时代(现代医学时代)

现代医院是随着科学技术和医学的发展而建立起来的,能为患者提供较高水平的医疗服务。它的显著特点就是具有现代管理水平,同时各种药物和先进设备普遍应用,使医院感染出现了新的特点。其中抗生素的发现并不间断使用,对控制医院感染起到了重要作用并引发了相应的问题,成为这一时期的重要特点,因此这一阶段可称为"抗生素时代"。

1928年英国弗莱明在实验中发现了青霉素。1940年青霉素在英国应用于第一个患者,肯定了其疗效。之后投入市场大量使用,从此开始抗生素时代。其后一系列抗菌药物的发现,为预防和治疗各种感染症提供了有力的武器,一度缓解了医院感染问题,也一度削弱了对无菌技术的重视。抗生素的长期使用,使细菌产生了耐药性,疗效降低,用药后仍继续发生感染。在寻找和使用新的抗生素的过程中,人们发现每种抗生素,无论开始应用时多么强有力,不久总有耐药菌株产生;实际上,几乎没有一种细菌对常用的抗生素不产生耐药性。在此期间,医院感染的菌株也发生显著变化。40年代前的医院感染几乎都是革兰阳性球菌;进入50年代,人们发现革兰阳性球菌已对许多抗生素(如青霉素、链霉素等)具有耐药性;从60年代起革兰阳性球菌作为医院感染的主要病原地位逐渐下降,并被革兰阴性杆菌、肠球菌及其他菌所代替。人们还从耐药问题研究中发现,细菌的耐药质粒具有传递耐药性的功能,并因此形成特殊的医院耐药性菌株。

在现代阶段,对医院感染起到很大促进作用的就是50年代在欧美首先发生的耐甲氧西林金黄色葡萄球菌感染。这种感染很快席卷了全球,形成世界大流行。1958年在原美国传播疾病中心召开了关于耐甲氧西林金黄色葡萄球菌感染的学术会议。这次会议从微生物学和流行病学监测、控制措施到医院感染管理都建立了雏形,从此揭开了现代医院感染管理研究的序幕。广大医务人员再次把注意力转向无菌技术和其他各种措施上来,并且和抗生素治疗相结合来解决医院感染问题。

在耐甲氧西林金黄色葡萄球菌医院感染得到控制后,免疫抑制剂应用和插入性操作等危险因素在医院感染中产生的巨大影响也引起了人们的关注。在70年代后期免疫抑制剂出现后,器官移植有了长足进展,但同时由于机体免疫功能受到严重抑制,机会致病菌引起各种感染,成为十分棘手的问题。为诊断和治疗目的而采用的各种插入性操作,如各种插管和内镜等,损伤了机体防御系统,增加了病原体的侵入途径,也就大大增加了医院感染的机会。此外,其他各种危险因素不同程度地影响着医院感染的变化特点。

为了全面地控制医院感染的发生,世界各国,首先是在西方发达国家开始有组织地开展医院感染监测活动。美国于1963年召开医院感染学术会议,建议用流行病学方法建立医院感染监测系统,并强调了对医护人员教育的重要性。60年代末,原美国传播疾病中心组织了8所医院参加医院感染监测试点,雇用了专职的医院感染控制护士。取得基本经验后,于1970年召开了第一次医院感染国际会议,重点探讨医院感染监测的重要性。之后,建立了世界上第一个约有80所医院参加的全国医院感染监测系统,此系统一直坚持到现在,保持和推动了全国医院感染监控工作。从1974年开始的"医院感染控制效果的研究"证明了这是一个十分有效的医院感染监控方法,从而在全世界推广应用,取得了令人振奋的成果。在全面监测的基础上,国际上又开始了针对各种危险因素的目标监测。

近些年来,医院感染已成为全球医学界的研究课题,医院感染管理研究工作发展很快,管理研究队伍不断扩大。很多国家成立了相应的学会,如英国、日本的"医院感染学会"、美国的"医院感染工作者协会"、我国的"中国医院协会医院感染管理专业委员会"等。1958 年美国的医院感染协会就建议每所医院均应设立感染管理委员会,并提出了其职能和成员职责等要求。不少国家成立有专门的管理研究机构,国际上有"国际医院感染联合会"、美国有"疾病控制中心"及"医院评审联合委员会"。它们制定了分析医院感染的各项原则,还拟定了医务人员操作规范和医疗保健机构的各种管理条例,采取有效措施来监测管理医院感染。很多国家在医学院校都开设了医院感染课,美国医院评审联合委员会在 1985 年制定了"医院感染控制标准",并把它列为评价医院的标准之一。不少国家出版了专著及杂志,如美国的《医院感染管理》《综合医院隔离技术的应用》《美国感染控制杂志》《感染控制》,英国的《医院感染杂志》,我国的《医院感染学》《现代医院感染学》《医院感染管理学》《中华医院感染学杂志》等。世界卫生组织非常关注医院感染问题,编印了有关预防医院感染的书籍,制定了《医院感染预防和监测指南》《医院感染检验方法指南》等,还推荐美国疾病控制中心的《医院感染的制定和分类标准》供各国参考,举办了许多培训班。我国原国家卫生部于 2001 年颁布了新的《医院感染诊断标准》和《医院感染管理规范(试行)》。

在现代医学时代,在同医院感染做不懈斗争的过程中,必将能找到更新的方法,采用更有效的措施,控制医院感染,并使医院感染管理研究不断向前发展。

三、医院感染管理的意义

医院感染的发生可引起如下不良后果。

(1)医院感染会给患者增加痛苦。严重的医院感染常使患者原发疾病的治疗不能达到预期的疗效或完全失效,甚至产生难以治愈的后遗症或死亡,严重影响医疗质量。

(2)医院感染会延长住院时间,加重医疗护理工作的负担,影响床位周转使用,降低医疗工作效率。

(3)医院感染会增加个人及国家的经济负担,造成卫生资源的浪费。

(4)医院感染也是妨碍许多现代先进技术的应用和进一步发展的重要原因。有一个显而易见的现象是,医院感染易发生在施行多种现代先进技术检查和治疗的患者中。目前,心、肺、肝等大脏器的移植手术不能广泛应用发展,不是由于手术的技术水平不高,而是因为医院感染的困扰,往往因为并发医院感染而使移植手术失败。

因此,加强医院感染管理,提高医务人员预防医院感染的意识,在医疗实践中通过一系列制度和措施的落实和执行,降低医院感染发生率,对于提高医疗质量,减少不必要的医疗护理负担,节约卫生经费,促进医学的发展都有着极为重要的作用。

第二节　医院感染的防治与管理

一、医院感染的防治系统

(一)医院感染的分类

医院感染可按病原体来源、感染部位、感染的病原体种类等方法进行分类。

1.按病原体来源分类

医院感染按其病原体来源分类,可分为内源性医院感染和外源性医院感染两大类。

(1)内源性医院感染也称自身医院感染,是指在医院内由于各种原因,患者遭受其本身固有细菌侵袭而发生的感染。

病原体来自患者自身的体内或体表,大多数为在人体定植、寄生的正常菌群,在正常情况下对人体无感染力,并不致病;当它们与人体之间的平衡在一定条件下被打破时,就成为条件致病菌,而造成各种内源性感染。一般有下列几种情况,①寄居部位的改变:例如大肠埃希菌离开肠道进入泌尿道,或手术时通过切口进入腹腔、血流等。②宿主的局部或全身免疫功能下降:局部者如行扁桃体摘除术后,寄居的甲型链球菌可经血流使原有心瓣膜畸形者引起亚急性细菌性心内膜炎。全身者如应用大量肾上腺皮质激素、抗肿瘤药物、放疗等,可造成全身性免疫功能降低,一些正常菌群可引起自身感染而出现各种疾病,有的甚至导致败血症而死亡。③菌群失调:是机体某个部位正常菌群中各菌间的比例发生较大幅度变化超出正常范围的现象。由此导致的一系列临床表现,称为菌群失调症或菌群交替症。④二重感染:在抗菌药物治疗原有感染性疾病过程中产生的一种新感染。长期应用广谱抗生素后,体内正常菌群因受到不同制菌作用而发生平衡上的变化,未被抑制者或外来耐药菌乘机大量繁殖而致病。引起二重感染的菌以金黄色葡萄球菌、革兰阴性杆菌和白色念珠菌等为多见。临床表现为消化道感染(鹅口疮、肠炎等)、肺炎、尿路感染或败血症等。若发生二重感染,除停用原来抗生素外,对检材培养过程中过多繁殖的菌类须进行药敏试验,以选用合适药物。同时要采取扶植正常菌群措施。

(2)外源性医院感染也称交叉感染,是指患者遭受医院内非本人自身存在的各种病原体侵袭而发生的感染。

这种感染包括从患者到患者、从患者到医院职工和从医院职工到患者的直接感染,或通过物品对人体的间接感染。病原体来自患者身体以外的地方,如其他患者、外环境等。因此,所谓医院内的环境感染(如通过空气的感染),亦应属于外源性感染。①患者:大部分感染是通过人与人之间的传播。患者在疾病的潜伏期一直到病后一段恢复期内,都有可能将病原体传播给周围他人。若能对患者及早做出诊断并采取治疗措施,是控制和消灭传染源的一项根本措施。②带菌者:有些健康人可携带某病原菌但不产生临床症状,也有些传染病患者恢复后,在一定时间内仍可继续排菌。这些健康带菌者和恢复期带菌者是很重要的传染源,因其不出现临床症状,不易被人们察觉,故危害性有时甚于患者。脑膜炎奈瑟菌、白喉棒状杆菌等可有健康带菌者,伤寒沙门菌、志贺菌等可有恢复期带菌者。

2.按感染部位分类

根据医院感染发生的部位,可分为:呼吸系统感染,心血管系统感染,血液系统感染,腹部和消化系统感染,中枢神经系统感染,泌尿系统感染,手术部位感染,皮肤和软组织感染,骨、关节感染,生殖道感染,口腔感染,其他部位感染。

3.按感染的病原体种类分类

病原体包括细菌(革兰阴性杆菌、革兰阳性球菌等)、真菌、病毒、支原体、衣原体、立克次体、放线菌、螺旋体 8 类医学微生物,还包括寄生虫、藻类等。根据感染的病原体不同,而将医院感染分为不同的类别。

(二)医院感染的诊断步骤和原则

1.医院感染诊断步骤

(1)由医护人员依靠临床资料、实验室检查结果及各种专业诊断指标来判断为感染。临床资料包括直接观察感染部位及患者的体征和症状或通过检查病案而得出结论;实验室检查包括病原体的直接检查、分离培养及抗原抗体的检测;其他还包括 X 线、超声波、CT 扫描、MRI、内镜、组织活检和针刺抽吸物检查等。

(2)按医院感染的诊断标准判定是否属于医院感染。

2.诊断原则

医院感染按临床诊断报告,力求做出病原学诊断。

(1)下列情况属于医院感染:①无明确潜伏期的感染,规定入院48小时后发生的感染为医院感染;有明确潜伏期的感染,自入院时起超过平均潜伏期后发生的感染为医院感染。②本次感染直接与上次住院有关。③在原有感染基础上出现其他部位新的感染(除脓毒血症迁徙灶外),或在原感染已知病原体基础上又分离出新的病原体(排除污染和原来的混合感染)的感染。④新生儿在分娩过程中和产后获得的感染。⑤由于诊疗措施激活的潜在性感染,如疱疹病毒、结核分枝杆菌等的感染。⑥医务人员在医院工作期间获得的感染。

在免疫力低下的患者中可先后发生多部位或多系统的医院感染,在计算感染次数时,应分别计算。例如肺部感染或尿路感染同时或先后发生时,应算做两次。

(2)下列情况不属于医院感染:①皮肤、黏膜开放性伤口只有细菌定植而无炎症表现。②由于创伤或非生物性因子刺激而产生的炎症表现。③新生儿经胎盘获得(出生后48小时内发病)的感染,如单纯疱疹、弓形体病、水痘等。④患者原有的慢性感染在医院内急性发作。

(三)引起医院感染的因素

经过大量临床调查与分析证实,引起医院感染的主要因素有3个方面,即易感人群自身因素、病原体因素和媒介因素。3个方面的因素相互作用(图7-1),而使医院感染呈现出不同的情况。

1.易感人群因素

易感人群因素包括年龄,基础疾病,皮肤、黏膜防御机能破坏,免疫机能低下,正常菌群防御功能破坏等。

2.病原体因素

病原体因素包括病原体种类(细菌、真菌、病毒、支原体、衣原体、立克次体、放线菌、螺旋体等)、病原体耐药性、特殊致病因子等。

3.媒介因素

媒介因素包括介入性器械污染程度、无菌操作制度执行情况、消毒灭菌质量控制程度、抗菌药物使用情况等。

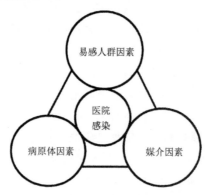

图 7-1　引起医院感染的因素及相互作用

(四)医院感染的防治系统

经实验室研究和临床应用,总结出防止医院感染的预防和治疗系统理论,在医院感染防治的实践中取得显著的效果。

1.医院感染的预防系统

医院感染的预防系统主要有 3 个子系统:医院感染监测、医院感染管理、医院感染控制(图 7-2)。三者互相联系,互相制约,缺一不可。通过对医院感染诸环节的监测,了解掌握情况;只有情况清楚,才能做出正确的决策,制定有效的管理措施;决策正确,控制才会有的放矢,收到成效。控制措施实行后,其效果又通过监测来进行评价,为管理提供依据,以便采取有效的控制。如此循环,组成一个封闭的回路。形成自律性的规律,从而使感染监控工作水平逐步提高。

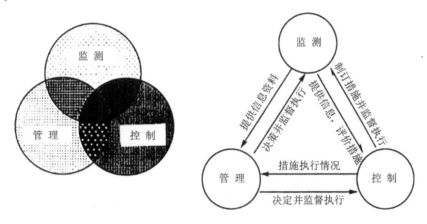

图 7-2 医院感染预防系统的 3 个子系统的相关性

医院感染监测、管理、控制 3 个子系统又有其要素和环节(图 7-3)。这些要素和环节已有其所依据的理论基础和技术手段,并有不同实施方法。

2.医院感染治疗系统

医院感染治疗系统包括病原微生物、抗感染药物和机体 3 个子系统,治疗过程中这三者及其各环节的相关性要全面考虑(图 7-4、图 7-5)。病原微生物是引起医院感染的根本因素,不同种类微生物对人体的致病性和对抗感染药物敏感性不同;机体抵抗力不同,对不同病原微生物防御性和对抗感染药物耐受性不同;抗感染药物的种类、用药剂量等的不同,对病原微生物和机体均有不同作用。在治疗医院感染过程中,三者形成一个封闭的系统,并形成自律性的规律,使感染治疗水平不断提高。

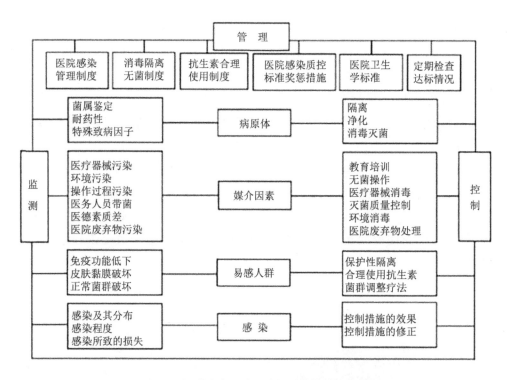

图 7-3　医院感染预防系统各环节的相互作用

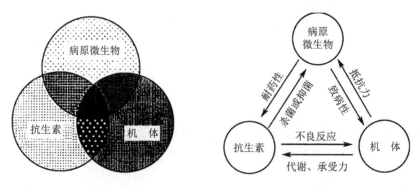

图 7-4　医院感染治疗系统的 3 个子系统的相关性

二、医院感染管理组织与工作内容

(一)医院感染管理体系的建立与运行

1.医院感染管理体系的建立

医院感染管理不仅贯穿于医疗、护理活动的全过程,而且涉及医院管理的诸多方面,并且与全体医护人员、科研技术及后勤人员密切相系,也涉及临床医学、微生物学、流行病学、卫生学、护理学、建筑学等多学科,任务十分艰巨,因此建立健全完整的医院感染管理体系是做好医院感染管理工作首要的组织措施。一般的医院感染管理体系如图 7-6 所示。

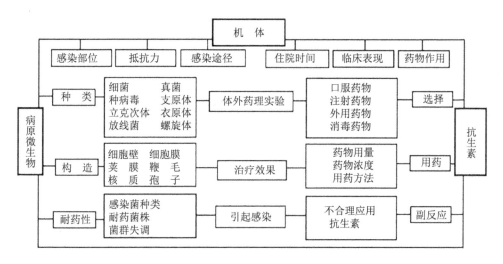

图 7-5　医院感染治疗系统各环节的相关性

2.医院感染管理体系的运行

借鉴管理学的理论和医院质量管理的实践经验,将医院感染管理纳入医院管理大体系之中,其体系运行必然也符合质量管理的过程,采取相似的流程和方法,工作流程也必须在戴明环中进行。医院感染管理职能同样体现在计划、组织与协调、控制、指导和教育、学习和提高等方面。①进行全院医院感染管理的规划,明确组织机构与领导作用、制订详细的管理计划。②利用各种手段,加大预防医院感染宣传力度,努力做到人人皆知,全员参与。③各负其责,分工合作。医院感染管理工作涉及全院各个部门,要求各部门明确职责,针对存在问题,要在调查研究的基础上,相关部门共同研究,避免关键环节的推诿现象。④建立完善的监测系统,必须有专职人员负责定期的监测工作,对存在问题提出改进意见,并进行信息反馈。⑤医院应根据实际情况,每年有计划的解决 1~2 项关键性的医院感染问题,专业人员应发挥骨干作用。⑥实施奖惩制度。

医院感染管理三级组织的信息交流如图 7-7 所示。

(二)医院感染管理委员会

1.各级医院必须设置医院感染管理委员会

医院感染管理委员会主任应由院长或业务副院长兼任,成员由医院感染管理科(办公室、专职人员,下同)、医务部(处)、护理部、临床主要科室、检验科、药剂(械)科、门诊部、消毒供应室、手术室、预防保健科、后勤有关部门等领导担任。

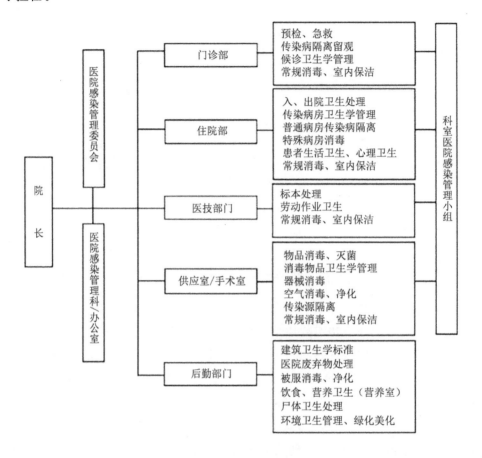

图 7-6　医院感染管理体系

2.医院感染管理委员会的工作内容

(1)依据有关政策法规,制订全院控制医院感染规划、管理制度,并组织实施。

(2)审定医院感染管理科拟定的工作计划,对其工作进行考评。

(3)建立会议制度,定期研究、协调和解决有关医院感染管理方面的重大事项,遇有紧急问题随时召开。

(4)根据《综合医院建筑设计规范》有关的卫生学规定及预防医院感染的要求,对医院的改建、扩建,新建医疗设施和项目,提出建设性意见。

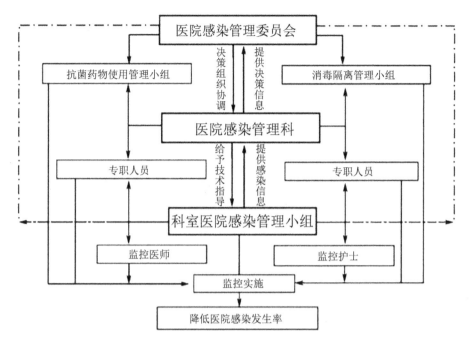

图 7-7　医院感染管理三级组织的信息交流

(三)医院感染管理科

1.医院感染管理科及专职人员的设置

(1)300 张床位以上的医院建立医院感染管理科;300 张床位以下建立医院感染控制办公室或在医务部(处)中有专人负责医院感染管理工作。医院感染管理科在医院领导或医务部(处)领导下开展工作,是具有管理职能的业务科室,承担全院医院感染控制的技术指导、管理与监督工作。

(2)医院依据床位数配备医院感染管理专职人员的比例为 1 000 张床位以上的医院不得少于 5 人;501～1 000 张床位的医院不得少于 3 人;300～500 张床位的医院不得少于 2 人;300 张床位以下的医院设 1～2 人。医院感染管理专职人员必须经过省级以上卫生行政部门指定的医院感染管理培训单位的医院感染管理专业培训,考核并取得合格证书后方能上岗。

2.医院感染管理科的工作内容

(1)根据有关医院感染管理的法规、标准,拟定全院医院感染控制规划、工作计划,组织制定医院及各科室医院感染管理规章制度,经批准后,具体组织实施、监督和评价。

(2)负责全院各级各类人员预防、控制医院感染知识与技能的培训、考核。

（3）负责进行医院感染发病情况的监测,定期对医院环境卫生学、消毒、灭菌效果进行监督、监测,及时汇总、分析监测结果,发现问题,制定控制措施,并督导实施。

（4）对医院感染流行、暴发进行调查分析,提出控制措施方案,组织实施,并按规定上报控制效果。

（5）参与药事管理委员会对于医院内抗感染药物应用的管理,协助拟定合理用药的规章制度,并监督实施。

（6）对购入消毒药械,一次性使用医疗、卫生用品进行审核,对其储存、使用及用后处理情况进行监督。

（7）开展医院感染的专题研究;有条件时可建立实验室。

（8）及时向主管领导和医院感染管理委员会上报医院感染监测和控制的动态,并向全院通报。

（四）科室医院感染管理小组

1.科室医院感染管理小组的组成

由科室主任、护士长及兼职监控医师(或有关科室的药师、技师)和护士组成。

2.科室医院感染管理小组的工作内容

（1）根据医院感染管理规章制度,制定本科室相关的医院感染管理措施,并组织实施。

（2）对医院感染病例和法定传染病按有关要求登记、报告;发现医院感染流行、暴发趋势时应立即向医院感染管理科报告。

（3）按要求对疑似或确诊医院感染病例留取临床标本,及时送病原学检查和药敏试验。

（4）制定本科室抗感染药物使用方案,组织开展个体化治疗,监督检查本科室抗感染药物使用情况。

（5）组织和参加预防医院感染知识的培训。

（6）严格监督执行无菌操作技术、消毒隔离制度。

（7）开展预防医院感染健康教育,做好对卫生员、配膳员、患者、陪住、探视者的管理工作。

（五）医院各部门医院感染管理工作内容

1.医务部门的工作内容

（1）协助组织医师和医技部门的人员进行预防医院感染知识的培训。

(2)贯彻医院感染管理制度,督促医师和有关人员严格执行无菌技术操作规程、抗感染药物应用的管理制度等。

(3)发生医院感染流行或暴发趋势时,负责协调各科的关系,组织和处理有关问题。

2.护理部门的工作内容

(1)协助组织对全院护理人员进行预防医院感染知识的培训。

(2)贯彻执行医院感染管理的有关规章制度,监督检查有关人员对无菌操作、消毒、灭菌、隔离、一次性使用无菌医疗用品管理等制度的执行情况。

(3)发生医院感染流行或暴发趋势时,协助医院感染管理科调查和整顿。

3.药剂部门的工作内容

(1)贯彻和督促医师和有关人员严格执行抗感染药物应用的管理制度和应用原则。

(2)对本院抗感染药物的应用定期总结、分析和通报。

(3)及时为临床医师提供抗感染药物信息。

4.检验部门的工作内容

(1)负责医院感染控制的病原体检验工作。

(2)开展医院感染病原微生物耐药性监测,定期总结、分析有关情况,并向有关部门通报。

(3)发生医院感染流行或暴发时,承担相关检测工作。

(4)发现特殊病原体感染,或同一医疗护理单元某种病原体感染突然增多,应及时向医院感染管理科报告。

5.医务人员在医院感染管理中的工作内容

(1)严格执行无菌技术操作规程等各项医院感染管理规章制度。

(2)掌握抗感染药物临床合理应用原则,合理应用抗感染药物。

(3)掌握医院感染诊断标准,熟练处理本专科医院感染性疾病。

(4)发现医院感染病例,及时送病原学检验及药敏试验,并向科室医院感染管理小组报告;发生医院感染流行趋势时,及时报告感染管理科,并协助调查和处理。

(5)参加预防医院感染知识的培训。

(6)掌握自我防护知识,正确进行各项技术操作,工作中预防锐器刺伤。

(7)对患者进行医院感染知识教育和指导。

三、医院感染管理的教育培训

(一)基本要求

医院感染专业教育培训应作为医学教育和继续医学教育工作的内容,有组织、有计划、有保障,分级、分类、分层次地做好各类人员的培训。

医务部、护理部、医院感染管理科,组织本单位各类人员(包括医务人员、新参加工作的人员、实习、进修人员、工勤及相关人员)在职培训。

每年医院感染专业培训率应达到95%。医院感染专业知识考试合格率应达到90%。

(二)培训时间

各级各类人员医院感染专业知识培训时间分别如下。

(1)院、部(处)领导等行政管理人员每年在职培训至少3学时。

(2)医院感染管理专职人员每年在职培训至少15学时。

(3)各类医务人员(特别是科室主任、高级技术职称人员)每年在职培训至少6学时。

(4)新上岗工作人员及进修生、实习生岗前培训时间至少3学时,经考试合格后方能上岗。

(5)后勤及相关人员岗前培训时间至少2学时,经考试合格后方能上岗。

(三)培训内容

1.医院各类人员的共同培训内容

(1)职业道德规范。

(2)国家有关医院感染管理的法律、法规、规章、制度和标准等。

(3)预防和控制医院感染的目的、意义。

(4)医院废弃物管理,锐器伤及其所致血液、体液传播疾病的预防。

2.各类人员的培训基本内容

根据人员知识结构和工作职责,管理人员、医师、护士、检验人员应有所侧重。

(1)行政管理人员的培训基本内容:①《消毒技术规范(第三版)第二分册医院消毒技术规范》的基本内容;②医院感染管理工作及理论的进展;③本院、本管辖范围的医院感染管理程序、要点,相关管理知识与方法。

(2)医院感染管理专职人员的培训基本内容:①《消毒技术规范(第三版)第

二分册医院消毒技术规范》及国家有关标准与法律、法规;②医院感染管理的新进展;③医院感染的发病机制、临床表现、诊断与鉴别诊断方法、治疗与预防措施;④本院各科室和部门医院感染的特点、管理要点及控制措施;⑤消毒学基本原理与消毒灭菌新进展;⑥医院感染暴发、流行的预防与控制,医院感染监测方法;⑦抗感染药物学与感染病学的主要内容,临床微生物学、分子生物学、临床疾病学、医院流行病学、统计学的有关内容;⑧医院感染管理的科研设计与方法;⑨医院建筑卫生学的有关内容。

(3)医师的培训基本内容:①医院感染概论;②医院感染诊断标准及监测;③细菌耐药机制、抗感染药物合理应用与抗感染治疗新知识;④侵入性操作相关医院感染的预防;⑤无菌技术操作、消毒隔离知识;⑥常见医院感染的预防与控制。

(4)护士的培训基本内容:①医院感染管理的概念与内容;②消毒、灭菌、隔离知识与进展及其在医院感染预防和控制中的应用,消毒、灭菌药械的合理使用;③重点科室的医院感染预防与管理;④医院感染的监测;⑤侵入性操作相关医院感染的预防;⑥一次性使用无菌医疗用品的管理;⑦抗感染药物的合理给药与不良反应;⑧常见医院感染的预防与控制。

(5)医技人员的培训基本内容:①本科室医院感染的特点与控制;②消毒剂合理应用与浓度监测;③本科室仪器设备、器械用品的消毒、灭菌方法及操作防护;④侵入性操作相关医院感染的预防;⑤检验科临床微生物人员还应学习临床微生物学(包括细菌培养、药敏试验和相应药物选择)与医院感染管理相关知识;⑥药剂科人员还应学习抗感染药物的管理与合理应用、作用机制与不良反应。

(6)后勤人员的培训基本内容有以下几点。①各后勤部门人员都应掌握的内容:消毒、灭菌、隔离基本知识,消毒剂的选用,洗手知识;医院各类物体表面的消毒方法;医院废弃物的分类、运输、储存与处理。②污水站人员应掌握的内容:医院污水消毒处理的规定;③垃圾站工作人员应掌握的内容:医院污物消毒处理的规定;④太平间工作人员应掌握的内容:太平间消毒的规定;⑤食堂工作人员应掌握的内容:餐具和卫生洁具的消毒、餐饮人员个人卫生等有关规定;⑥洗衣房工作人员应掌握的内容:洗衣房消毒的规定;⑦药械部门工作人员应掌握的内容:一次性使用无菌医疗用品管理的相关内容;⑧卫生(保洁)员应掌握的内容:消毒隔离基本知识,相关消毒药械的正确使用,卫生清洁程序和方法等。

第三节 医院感染的监测

一、医院感染监测概述

(一)医院感染监测定义

医院感染监测指长期、系统、连续地观察、收集和分析医院感染在医院一定人群中的发生、分布及其影响因素,并将结果报送和反馈给有关单位和人员,为医院感染的预防控制和管理提供科学依据的活动。

从监测定义可见,医院感染监测的目的是为了取得医院感染的第一手资料,分析医院感染的趋势,发现医院感染的薄弱环节及存在的问题,为采取有效的控制措施提供依据。再经连续地监测,评价各种措施的效果。总之,医院感染监测是医院感染控制的先行,监测的目的是为了控制医院感染的各种危险因素,降低医院感染的发病率。

(二)医院感染监测的组织实施与信息反馈

1.监测的组织实施

医院感染监测的组织系统由院长领导的医院感染管理委员会、医院感染管理科、科室医院感染控制小组三级组成。其共同任务,就是对医院感染的重点科室、重点部位和区域开展定期和经常性地监测工作。随着时间及各种因素的变化,不间断地通过微生物学、卫生学、临床病学、流行病学等方面监测和调查、收集、整理、分析掌握有关病原菌、危险因素、发病规律等医院感染资料信息,为预防和控制医院感染,做好医院感染管理工作提供科学依据。

2.监测信息的反馈

对监测结果根据不同情况分别采用书面报告、大交班会议、参加科室交班会、个别指导和座谈等形式进行信息交流和反馈。对发现的与医院感染有关的严重违章问题,采用《医院感染监测质控信息反馈通知单》形式指出问题,提出要求,限期改正,经有关领导签字后发给有关科室。

(三)医院感染监测方法

1.监测方法的类型

(1)全面综合性监测:指对全院所有患者、工作人员及感染有关因素和环境的综合监测。了解全院感染率、各科感染率、病原体及其耐药性和因医院感染造成的经济损失等,找出工作中的缺点,及时发现暴发或流行迹象,采取控制措施,预防医院感染的发生与中止流行。

(2)目标性监测:对监测事件确定明确的目标,开展监测工作达到既定目标,即为目标性监测。在全面综合性监测基础上才能进行目标性监测。

(3)靶位监测:这是近年来一些医院感染专家新提出来的分类,包括特殊部位和特殊部门监测、轮转监测和暴发监测等。

2.资料收集方法

医院感染监测中收集资料的目的是为了发现感染病例。然后再围绕病例对有关因素进行调查。而发现感染病例主要是由医院感染专职人员、医师、护士来完成的,可以通过医师自报、医院感染专职人员做前瞻性调查、横断面(现况)调查、回顾性调查、感染监控护士登记、相关科室信息记录等方法收集医院感染资料。

3.资料整理

(1)原始资料整理核实:对缺少的项目要立即补上;对诊断不确实的感染病例可再核实,对重复的病例要去除。

(2)统计指标的计算:全院及各科的医院感染病例发病率及例次发病率;医院感染现患率及各部位感染率及构成比;抗生素使用率、病原菌及其耐药性、各种危险因素情况等。

(3)结果分析:将不断监测所取得的结果进行分析研究,找出造成医院感染的各种因素,为采取针对性措施提供依据。

(四)监测资料的利用

1.对医院感染发展趋向预测和预报

医院感染资料是医院感染工作的信息库,是医院的宝贵资料,应充分利用。它能帮助了解全院医院感染发生发展趋向,进行预测和预报,以便提早采取预防控制措施。例如,在监测中发现某时期散发感染病例增加,明显超过了本底感染率,或者流行菌株及耐药性有变化,可以预测将有可能发生医院感染的流行或暴发。此时应立即加强调查研究,找出原因,有针对性地采取控制措施。利用监测资料及时通报全院人员,使本医院感染的信息在院内畅通,教育全院医护人员,提高对医院感染认识,使医院感染监控工作形成良性循环。

2.探索危险因素

随着医疗技术的不断进步,很多损伤机体正常防御机制的诊断、治疗操作的增加,新的抗生素大量应用,尤其老年患者增加,慢性病发病率不断上升等,使医院感染不断出现新的危险因素,必须通过监测去探索。在监测中可以发现新的医院感染危险因素,而且必须要深入开展专题研究。

3.防治效果的评价

通过监测工作可跟踪观察某项防治措施对医院感染发病率的动态变化的影响,凡是使用后发病率能明显降低者,可认为该项措施是有效的,反之则认为无效。

二、医院感染病例监测

医院必须开展医院感染监测,以掌握医院感染发病率、多发部位、多发科室、高危因素、病原体特点及耐药性等情况,为医院感染控制提供科学可靠的依据。

(一)医院应采取前瞻性监测方法进行全面综合性监测

(1)医院感染管理科必须每月对监测资料进行汇总、分析,每季度向主管院长、医院感染管理委员会书面汇报,向全院医务人员反馈,监测资料应妥善归档保存。特殊情况及时汇报和反馈。

(2)医院应每年对监测资料进行评估,开展医院感染的漏报调查,调查样本量应不少于年监测患者总数的10%,漏报率应低于20%。以下为漏报率计算公式。

漏报率(%)=漏报感染病例数/(已报感染病例数+漏报感染病例数)×100%

(二)医院应在全面综合性监测的基础上开展目标性监测

(1)监测目标应根据本院的特点、医院感染的重点和难点决定。凡有条件的医院应对医院感染病原体分布及其耐药性进行监测。

(2)中心医院以上的医院每年开展的监测项目不少于1项。每项目标监测开展的期限不应少于1年。

(3)应定期对目标监测资料进行分析、反馈,对其效果进行评价及提出改进措施;年终应有总结报告,监测结束应有终结报告。

(4)条件具备时开展医院感染监测资料的自动化管理。

(三)感染率的规定

床位数在100张以下、100~500张、500张以上的医院医院感染发病率应分别控制在7%、8%和10%以内;一类切口手术部位感染率应<1%、0.5%和0.5%(军队规定均<0.5%)。

三、消毒灭菌效果监测

(一)消毒、灭菌效果监测标准与方法

消毒、灭菌效果合格率必须达到100%,不合格物品不得进入临床及有关部门使用;监测方法参照《消毒技术规范(第三版)第二分册医院消毒技术规范》第二十章执行。

(1)消毒后的各种内镜(如胃镜、肠镜、喉镜、气管镜等)及其他消毒物品应每季度进行检测,不得检出致病微生物。

(2)灭菌后的各种内镜(如腹腔镜、关节镜、胆道镜、膀胱镜、胸腔镜等)、活检钳、各种导管和其他已灭菌物品应每月进行检测,不得检出任何微生物。

(3)进入人体无菌组织、器官或接触破损皮肤、黏膜的医疗用品必须无菌。接触黏膜的医疗用品细菌总数不高于 20 cfu/g 或 100 cm^2,不得检出致病微生物。接触皮肤的医疗用品细菌总数不高于 200 cfu/g 或 100 cm^2,不得检出致病微生物。监测方法参照《医院消毒卫生标准》执行。

(4)血液净化系统必须每月进行检测,检测样品包括入、出透析器的透析液。透析器入口液的细菌总数不得超过 200 cfu/mL,透析器出口液的细菌总数不得超过 2 000 cfu/mL,并不得检出致病微生物。当疑有透析液污染或遇有严重感染病例时,应增加检测采样点,如原水口、软化水出口、反渗水出口、透析液配液口等;当检测结果超过规定值时,必须采取适当处理措施,复查合格后方可再使用。

(二)消毒、灭菌方法的监测要求

(1)使用中的化学消毒剂、灭菌剂必须进行生物监测和化学监测。

生物监测:消毒剂每季度检测一次,其细菌含量不得超过 100 cfu/mL,并不得检出致病性微生物;灭菌剂每月检测一次,不得检出任何微生物。

化学监测:根据化学消毒、灭菌剂的性能定期进行。含氯消毒剂、过氧乙酸等应每天检测,戊二醛每周检测至少一次。

(2)压力蒸汽灭菌必须进行工艺监测、化学监测和生物监测。

工艺监测:每锅都应进行,并记录。

化学监测:每包都应进行,手术包需进行中心部位的化学监测,预真空压力蒸汽灭菌器每天于灭菌前进行布维-狄克试验。

生物监测:应每月进行一次。新灭菌器使用前必须进行生物监测,合格后才能使用。采用新的包装容器、摆放方式、排气方式、特殊工艺时也必须先进行生物监测,合格后才能使用。

(3)环氧乙烷气体灭菌必须每锅进行工艺监测,每包进行化学监测,每月进行生物监测。

(4)紫外线消毒应进行日常监测、紫外灯管照射强度监测和生物监测。

日常监测:包括灯管应用时间、照射累计时间和使用者签名。

紫外灯管照射强度监测:使用中的紫外灯管照射强度监测应每半年进行一次,灯管照射强度低于 70 μW/cm^2 应当更换;新灯管的照射强度,普通 30 W 直管型紫外线灯不得低于 90 μW/cm^2,30 W 高强度紫外线灯不得低于180 μW/cm^2。

生物监测:必要时进行。经照射消毒后的物品或空气中的自然菌减少率应在 90.00% 以上;人工染菌的杀灭率应达到 99.90%。

四、环境卫生学监测

环境卫生学监测包括对空气、物体表面和医护人员手的卫生学监测。医院应每月对手术室、重症监护病房、产房、母婴室、新生儿病房、骨髓移植病房、血液病房、血液净化室、供应室无菌区、治疗室、换药室等重点部门进行环境卫生学监测。当有医院感染流行,怀疑与医院环境卫生学因素有关时,应及时进行监测。

监测方法参照《医院消毒卫生标准》执行。卫生学标准应符合《医院消毒卫生标准》4.1"各类环境空气、物体表面、医护人员手卫生标准"的规定,如下文所示。

1.细菌菌落总数

细菌菌落总数允许检出值见表 7-1。

表 7-1　各类环境空气、物体表面、医护人员手细菌菌落总数卫生标准

环境类别	范　围	空气 (cfu/m^3)	物体表面 (cfu/cm)	医护人员手 (cfu/cm^2)
Ⅰ	层流洁净手术室、层流洁净病房	≤10	≤5	≤5
Ⅱ	普通手术室、产房、婴儿室、早产儿室、普通保护性隔离室、供应室无菌区、烧伤病房、重症监护病房	≤200	≤5	≤5
Ⅲ	儿科病房、妇产科检查室、注射室、换药室、治疗室、供应室清洁区、急诊室、化验室、各类普通病房和房间	≤500	≤10	≤10
Ⅳ	传染病科及病房	-	≤15	≤15

2.致病性微生物

不得检出乙型溶血性链球菌、金黄色葡萄球菌及其他致病性微生物。在可疑污染情况下进行相应指标的检测。母婴同室、早产儿室、婴儿室、新生儿及儿科病房的物体表面和医护人员手上,不得检出沙门菌。

第四节　医院感染的控制

一、发生医院感染时的控制

(一)医院感染散发的报告与控制

(1)住院患者发生医院感染时,经治医师应及时向本科室医院感染管理小组负责人报告,并于 24 小时内填写医院感染病例报告卡,报送医院感染管理科。

(2)科室医院感染管理小组负责人应在医院感染管理科的指导下,及时组织经治医师、护士查找感染原因,采取有效控制措施。

(3)确诊为传染病的医院感染病例,按《传染病防治法实施办法》的有关规定报告和处理。

(二)医院感染流行、暴发的报告与控制

1.医院感染流行、暴发的报告

(1)出现医院感染流行趋势时,医院感染管理科应于 24 小时之内报告医院主管领导和主管部门。

(2)当证实有医院感染流行或暴发时,医院应于 24 小时之内报告上级卫生部门。

(3)确诊为传染病的医院感染,按《传染病防治法实施办法》有关规定报告。

2.医院感染流行、暴发的控制

(1)医务人员和科室医院感染管理小组必须及时查找原因、协助调查和执行控制措施。

(2)医院感染管理科必须及时进行流行病学调查与感染控制工作,主要包括以下内容。①证实流行或暴发:对怀疑有同类感染的病例进行复核、确诊,计算

罹患率。若罹患率显著高于该医疗护理单元历年医院感染一般发病率水平,则证实有流行或暴发。②查找感染源:对医院感染病例、接触者、可疑传染源、环境、物品、医务人员及陪护人员等进行病原学检查。③查找引起感染的因素:对感染病例及接触人群进行详细流行病学调查。④制定并组织落实控制措施:包括对患者治疗,进行消毒处理等,必要时隔离患者甚至暂停接收新患者。⑤分析调查资料:描述病例科室、人群和时间分布;结合实验室检查结果和采取控制措施的效果,分析流行或暴发的原因,推测可能的感染源、感染途径或感染因素,做出综合判断。⑥写出报告,说明情况,总结经验,制定防范措施;及时上报有关情况,并对资料进行归档。

(3)主管院长接到流行或暴发趋势的报告后,应及时组织有关部门协助感染管理科开展流行病学调查及有关工作,从人力、物力和财力上保证医院感染控制措施的贯彻执行。

(4)医务部(处)、护理部、药剂科、设备科等应协助医院感染管理科进行流行病学调查、执行感染控制措施。检验科室应协助进行病原学等检测。

(5)上级卫生部门接到医院关于医院感染流行或暴发的报告后,应及时做好下述工作:①组织有关部门协助医院进行医院感染流行或暴发的调查与控制;②组织有关专家协助调查、诊治感染病例,指导医院进行控制措施的制定与实施;③按规定向上级主管部门报告。

(6)当其他医院出现医院感染流行或暴发时,医院感染管理科应针对本医院情况进行潜在性危险因素调查,并将调查结果及改进措施报医院主管领导及主管部门,进行全员教育。

(7)确诊为传染病的医院感染,按《传染病防治法实施办法》有关规定采取控制措施。

二、消毒、灭菌与隔离

(一)消毒、灭菌原则

(1)进入人体组织或无菌器官的医疗用品必须灭菌。

(2)接触皮肤、黏膜的器具和用品必须消毒。

(3)用过的医疗器材和物品,应彻底清洗干净再消毒或灭菌;其中感染症患者用过的医疗器材和物品,应先消毒,彻底清洗干净再消毒或灭菌。

(4)所有医疗器械在检修前应先消毒或灭菌处理。

(5)根据物品的性能选用消毒或灭菌方法。①耐高热物品的灭菌首选物理灭菌法。如手术器械、各种穿刺针、注射器等首选压力蒸汽灭菌法;油、粉、膏等首选干热灭菌法。②不耐热物品可选用化学消毒法。如各种导管、精密仪器、内镜、人工植入物等选用环氧乙烷灭菌或2%戊二醛浸泡灭菌等。

(二)化学消毒、灭菌的原则

(1)根据不同情况合理选择高效、中效、低效消毒剂及灭菌剂。

(2)使用化学消毒剂必须掌握消毒剂的性能、作用、使用方法、影响消毒效果的因素。如甲醛不能用于空气的消毒。甲醛熏箱可用于不耐热、不耐湿物品的表面消毒,但不能用于灭菌;消毒时应采用加温或加催化剂的方法,不能采用自然挥发熏蒸法。

(3)配制化学消毒剂必须检测有效浓度,并定期监测。

(4)用于浸泡消毒、灭菌物品的容器在更换消毒、灭菌剂时必须进行消毒、灭菌处理。

(三)手部皮肤清洁和消毒

1.手部皮肤清洁(洗手)的指征、设备和方法

(1)手部皮肤清洁指征:接触患者前后,特别是在接触有破损的皮肤、黏膜及侵入性操作前后;进行无菌操作前,进入和离开隔离病房、重症监护病房、母婴同室、新生儿病房、烧伤病房、感染性疾病病房等高危病房时,以及戴口罩和穿脱隔离衣前后;接触血液、体液和被污染的物品后;脱去手套后。

(2)手部皮肤清洁设备及用品:应使用非手触式开关流水设施洗手;洗手用肥皂及清洁剂应保持清洁,肥皂保持干燥;可选用消毒纸巾、风干机等擦干、风干双手;不便于洗手时,应配备快速手消毒剂。

(3)洗手方法:去除手部饰物,用清洁剂认真揉搓掌心、指缝、手背、手指关节、指腹、指尖、拇指、腕部,时间10～15秒,双手下垂用流水彻底冲洗干净。

2.手部皮肤消毒的指征、方法

(1)手消毒指征:进入和离开隔离病房、穿脱隔离衣前后;接触血液、体液和被污染的物品后;接触特殊感染病原体后;无菌操作、手术及侵入性操作前。

(2)手消毒方法:①用快速手消毒剂揉搓双手。②用消毒剂浸泡双手。

(3)外科手消毒:具体方法参照《消毒技术规范(第三版)第二分册医院消毒技术规范》第七章的规定执行。

(四)隔离

医院应在实施标准预防的基础上,根据不同情况,对医院感染患者实施相应

隔离。

(五)消毒灭菌药械的管理

(1)医院感染管理委员会负责全院消毒灭菌药械的监督管理。

(2)医院感染管理科在医院主管部门领导下,具体负责对全院消毒灭菌药械的购入、储存和使用进行监督、检查和指导。

(3)采购部门应根据临床需要和医院感染管理委员会对消毒灭菌药械选购的审定意见进行采购。采购时按照国家有关规定,查验必要证件和产品质量,并进行登记。

(4)医院自配消毒药剂,应严格按照技术操作程序和所需浓度准确配制,并记录药品名称、配制浓度、配制日期、有效期等,以备查验。

(5)使用部门应准确掌握消毒灭菌药械的使用范围、方法、注意事项;掌握消毒灭菌药剂的使用浓度、配制方法、更换时间、影响消毒灭菌效果的因素等,并按规定使用;发现问题,及时报告医院感染管理科予以解决。

(六)一次性使用无菌医疗用品的管理

(1)一次性使用无菌医疗用品由医院统一购置,使用科室不得自行购入。

(2)医院采购一次性使用无菌医疗用品,必须从取得省级以上药品监督管理部门颁发的《医疗器械生产企业许可证》《工业产品生产许可证》《医疗器械产品注册证》和卫生行政部门颁发的卫生许可批件的生产企业或取得《医疗器械经营企业许可证》的经营企业购进合格产品;进口的一次性导管等无菌医疗用品应具有国务院药品监督管理部门颁发的《医疗器械产品注册证》。其他一次性使用无菌医疗用品应具有卫生许可证和合格证。

(3)医院感染管理科监督本单位一次性使用无菌医疗用品的采购、使用管理及回收处理。

(4)采购部门应对所有采购物品进行质量验收,核对订货合同、发货地点及货款汇寄账号是否与生产企业/经营企业相一致,查验每箱(包)产品检验合格证、生产日期、消毒或灭菌日期、标志及失效期,进口一次性使用无菌医疗用品应具有的灭菌日期和失效期中文标识等。

(5)医院保管部门应专人负责建立登记账册,记录每批次订货与到货的时间、生产厂家、供货单位、产品名称、数量、规格、单价、产品批号、消毒或灭菌日期、失效期、出厂日期、卫生许可证号、供需双方经办人姓名等。

(6)一次性使用无菌医疗用品应存放于阴凉干燥、通风良好的物架上,距地面 20 cm 以上,距墙壁 5 cm 以上。定期检查,不得将包装破损、过期失效、霉变的产品发放至使用科室。

(7)科室使用前应检查小包装有无破损,外观有无不洁净,是否在有效期内等。

(8)使用中若发现有热原反应、感染或其他异常情况时,应留取样本及时送检,详细记录,并报告医院感染管理科、药剂科、采购部门。

(9)发现不合格产品或质量可疑产品时,应立即停止使用,并及时报告医院感染管理科和采购部门处理。

(10)一次性使用无菌医疗用品在使用后,必须进行消毒、毁形等无害化处理,严禁重复使用和回流市场。

三、抗感染药物应用的管理

(一)抗感染药物应用的管理措施

(1)建立健全抗感染药物应用的管理制度。

(2)对抗感染药物应用率进行监测与统计,力争控制在 50% 以下;以下为计算公式。

抗感染药物应用率(%)=一定时间内某医院住院患者应用抗感染药物的病例数/同期同医院的住院患者数×100%

(3)指定抗感染药物专家或有经验的医师,负责全院抗感染药物应用的技术咨询和指导。

(4)药剂科负责根据抗感染药物管理的规定和检验科室公布临床标本分离的致病菌及其药敏试验结果,定期向临床医务人员提供有关抗感染药物的信息,供临床选药参考。

(5)医师注意提高用药前临床标本送检率,根据细菌培养和药敏试验结果、药代动力学、药效动力学和药物经济学等,严格掌握适应证,合理选用药物。

(6)护士应了解各种抗感染药物的药理作用、配伍禁忌和配制要求;配合医师做好各种标本的留取和送检工作。

(二)抗感染药物合理应用的原则

(1)严格掌握抗感染药物应用的适应证、禁忌证,密切观察抗感染药物的不良反应。

(2)严格掌握抗感染药物联合应用和预防应用的指征。

(3)尽量根据细菌培养和药敏试验结果应用抗感染药物。

(4)制订合理的个体化的给药方案。

(5)密切观察患者有无菌群失衡情况,及时调整抗感染药物的应用。

(6)注重药物经济学,降低患者抗感染药物费用支出。

(三)抗感染药物合理应用的建议

(1)病毒感染一般不使用抗生素。

(2)对发热原因不明,且无可疑细菌感染征象者,不宜使用抗感染药物。对病情严重或细菌感染不能排除者,可经验性地选用抗感染药物;当有细菌培养和药敏试验结果时应有针对性地应用抗感染药物。

(3)正确掌握围手术期预防应用抗感染药物的适应证和疗程。

(4)应用抗感染药物治疗前应正确、及时留取临床标本;感染病例标本送检率力争达到70%。

(5)严格控制抗感染药物的皮肤、黏膜局部用药。

(6)强调综合治疗,提高机体免疫力,不要过分依赖抗感染药物。

四、重点部门的医院感染管理

医院重点部门在传统的"三房七室"的基础上,增加到15个部门,即门急诊、病房(及传染病房)、治疗室(及处置室、换药室、注射室)、产房(及母婴室、新生儿病房)、重症监护病房、血液净化室、手术室、消毒供应室、口腔科、输血科、内镜室、导管室、检验科及实验室、营养科、洗衣房。医院感染管理规范对其感染控制进行了详细而明确的规定。在此不做详细叙述,只说明管理中的共同要求。

(1)建筑要符合医院卫生学的要求。

(2)科室功能布局合理,满足需要;三区划分清楚,洁污一定要分开,流程无交叉或逆流。

(3)要配备足够的洗手设备,用流动水洗手,采用非手触式开关。进行严格的无菌操作时,在洗手的基础上进行严格手消毒。

(4)严格无菌技术操作;操作要遵循清洁-感染-隔离的顺序进行。

(5)对进行有创性操作、手术的患者,要进行肝炎病原学和HIV抗体等化验检查。

(6)所用物品做到一人一用一消毒或灭菌;要使用合格的一次性用品,一次性用品严禁重复使用。

(7)工作人员要预防锐器伤;有化脓性感染或传染性疾病,应暂停接触患者。

(8)医疗废弃物必须置于黄色医疗垃圾袋内,统一进行无害化处理。

（9）清洁工作要采取湿扫、湿拭；如有血液、体液、分泌物污染，必须用消毒剂处理后清洁。

五、各部位医院感染的控制

（一）呼吸道感染的控制

（1）医护人员应提高对预防呼吸道医院感染的认识，熟练掌握防治环节及技术。加强对患者及家属进行呼吸道医院感染防治知识的宣传教育和指导。病房管理参照前述有关规定执行。

（2）对呼吸道感染的易感患者应做到：①积极治疗和护理原发病，加强患者的营养，提高机体免疫力。②加强患者的口腔护理和促进呼吸道分泌物的排出并鼓励患者戒烟。胸、腹部手术，避免使用镇静剂。③在进行鼻饲、胃肠减压、插管洗胃、吸痰、气管内滴入和气道冲洗等护理时，要防止误吸和异物进入呼吸道。④注意采集患者，尤其是气管插管、气管切开及接受较长时间（10 天以上）机械通气的患者的痰及呼吸道创口分泌物，进行微生物培养及药敏试验，观察呼吸道感染的发生及掌握治疗效果。⑤避免滥用雾化吸入等治疗。雾化液体必须是无菌液体，并经无菌配制。

（3）医护人员在进行治疗和护理时，严格执行无菌技术操作和消毒隔离要求，做到：①执行手的清洁和消毒的规定。②为患者吸痰操作应戴一次性手套；处理气管切开部位时，必须双手戴无菌手套或采用"非接触"技术；吸痰管一用一消毒。③进行有创性介入治疗要按手术无菌技术要求进行。除紧急情况外，气管切开必须在手术室施行。④对有特殊感染患者的痰及呼吸道分泌物的处理参照《消毒技术规范（第三版）第二分册医院消毒技术规范》的有关规定执行。

（4）按照下列要求，加强呼吸治疗装置的管理：①各类呼吸治疗装置使用后应清洗、消毒或灭菌，干燥保存，包装完整，避免再次污染。②待消毒或灭菌的呼吸治疗装置或用品应首先彻底的清洗，去掉血迹、组织、食物及其他残渣。如果是已标明"污染"或来自隔离患者处的，应在初步消毒、去污染后，再清洗灭菌。③接触黏膜的呼吸治疗装置应在使用后进行灭菌，如条件有限，至少要进行高水平消毒。④呼吸机管路、雾化器管路及其贮液池，瀑布式湿润器及其液体池都应进行灭菌，至少是高水平消毒。⑤超声雾化的冷却室可用气体灭菌法（环氧乙烷）灭菌或用高效消毒剂消毒。⑥通风机和呼吸机的内部运转机械，在更换患者使用时可不进行常规消毒，当疑有特殊病原体污染时要进行消毒。⑦复苏器的面罩等物品使用后至少要进行高水平消毒。⑧用于监测几个患者的呼吸器和其他仪器,应避免直接与呼吸回路接触。在仪器与呼吸回路间使用的扩展管,用于不同患者时要进行更换。如无扩展管时,监测仪在应用于不同患者时,其接头至少要进行高水平消毒。⑨传染患者或有特殊感染患者应用的呼吸机等,在隔离期间应留在患者室内或隔离间,不可与其他患者共用。隔离结束要进行终末消毒。⑩只能用密封包装的无菌药物作为呼吸道给药。用于雾化器和湿润器(瓶)大包装的无菌液体,打开后要于 24 小时内使用,剩余液体应弃掉。⑪氧气湿化瓶、雾化器、呼吸机湿化器等应每天消毒并更换无菌水。

(5)治疗呼吸道感染,要正确采集标本,根据药敏试验结果合理应用抗感染药物。

(6)采用下列措施,做好呼吸道感染的隔离:①对能传播或有潜在传染性的呼吸道感染的患者应执行呼吸道隔离;对有特殊感染的患者实行严密隔离。②有呼吸道感染的工作人员和患者家属,不应直接接触易感患者。③有流感流行趋势时,应对工作人员和易感患者采取有效预防措施。

(二)泌尿道感染的控制

严格掌握尿路治疗的适应证,并做到以下几点。

(1)导尿系统应保证密闭、引流通畅,无反流。出现无法用药物控制的泌尿道感染、梗阻、污染、破裂、沉淀物堆积情况,应尽早拔除导尿管。

(2)严格执行无菌技术操作,尤其应注意洗手、手消毒及无菌器具的使用。应用无菌方式采集尿标本时,在导尿管与引流接头之上端周围用 2％碘酊、75％乙醇消毒,以无菌空针及针头抽取尿液。

(3)对卧床或导尿患者应维持尿道口会阴的清洁和干燥,做好会阴部的护理。耻骨上膀胱造瘘者尤需注意保持伤口清洁,男性病患的阴茎应每天清洗一次。

(4)做好导尿管、尿袋的护理和管理。

(5)对无症状菌尿患者要加强观察;对留置导尿管超过 7 天的患者,根据需要,进行中段尿细菌定量检测。

(6)无尿路刺激症状的插管患者,不必使用抗感染药物;有尿路感染的患者,应根据药敏试验结果指导用药。

(7)对具有传染性或患有其他感染症的特殊泌尿系统感染的患者应施行隔离,必要时可安排隔离室。

(三)外科切口感染的控制

1.手术前的预防措施

(1)手术前患者的准备:①缩短患者术前住院日;②预先治疗及控制可引起感染的潜在性疾病;③按规定做好清洁及手术部位皮肤的准备;④实施围手术期合理用药;⑤做好胃肠道手术患者的肠道准备工作。

(2)手术人员的准备:①在手术前不能进行换药操作。②进入手术室应戴好口罩,将口、鼻完全盖住,必要时手术者应戴护目镜。戴好帽子或头罩,将头发或头面部完全罩住。换好手术室专用拖鞋或穿专用鞋套。③外科刷手、穿手术衣和戴无菌手套。④患有疖肿、湿疹等皮肤病,感冒等呼吸道疾病及其他具有传染性疾病的工作人员,在未治愈前均不应进行手术操作。

2.手术中的控制措施

(1)做好手术室环境、人员、药品和器械的管理。

(2)严格无菌技术操作。

(3)彻底清创,注意止血,尽量减少坏死组织和切口中异物。

(4)缩短手术时间。

(5)手套出现破损时应立即更换;处理感染或污染部位后必须更换手套。

3.手术后的控制措施

(1)加强换药室的管理。

(2)在进行切口的治疗和护理前后及处理不同切口之间,必须进行手消毒。

(3)直接接触开放或新的切口,应戴无菌手套或使用非接触技术。

(4)每天观察切口,及时更换敷料。切口分泌物不得浸透外层敷料,有感染之征兆时应换药并对切口分泌物进行微生物学检测。

(5)对感染的切口应及早进行病原学鉴定,并根据药敏结果选用抗感染药物,严禁局部使用抗感染药物。

(6)对患有可传播感染的切口或皮肤感染的患者应实行相应的隔离。

(7)患有单纯疱疹及 A 组链球菌感染、金黄色葡萄球菌感染等的工作人员治愈前不能接触手术切口。

(四)胃肠道感染的控制

(1)对住院患者及家属进行预防肠道传染病的卫生宣传教育。

(2)加强饮食卫生管理,切断传播途径。

(3)加强医院营养室的管理。

(4)做好病房的卫生管理。明确划分清洁区、污染区。做好餐具、药杯、拖把、抹布、厕所、便器及环境的消毒。对患有肠道传染病的患者,符合转送传染病院的,及早转送;不能转送的要施行肠道隔离。患者分泌物、排泄物要消毒,经无害化处理后方可排放;患者的食具、药杯、洗漱用品、便器等要专用,随时消毒,防止交叉感染。

(5)严格掌握胃肠道插入性(胃镜、插管等)检查、治疗的适应证,做好相关器械及附件的消毒工作。

(6)发生胃肠道感染的暴发、流行时,做到:①调查和分析暴发流行特点,进行微生物采样和检测(医护人员、环境、食物、饮水、患者分泌物、排泄物等),查清感染源。②针对流行情况,对患者隔离治疗,对可疑的病例进行留验和必要的治疗,直至确认无传染性。③严格执行消毒隔离制度,做好随时消毒和终末消毒。

(7)合理应用抗感染药物。防治抗生素相关性腹泻。

(8)注意保护易感人群(老人、新生儿、危重患者)。

(五)血管相关性感染的控制

(1)血管内检查和治疗属高度危险类操作,应严格掌握适应证。

(2)严格执行无菌技术操作并使用灭菌合格的专用导管和用品,执行《一次性使用医疗用品卫生标准》的规定。

(3)穿刺部位,对成人尤其是糖尿病患者,宜选择上肢动、静脉,必要时选择锁骨下静脉和颈静脉,避免选择下肢部位。如已在下肢静脉插管,一旦找到更适合的部位,应马上更换。穿刺入口应尽量远离创面。

(4)动、静脉插管,静脉切开,动静脉造瘘术等操作,要严格按手术要求和步骤进行。

(5)血管内插管的部位,应每天检查和观察有无感染情况,必要时局部皮肤消毒并更换导管外敷料;怀疑或出现感染症状时,应在消毒皮肤后,拔出插管,进行微生物检测,查找感染源。

(6)原则上不应从静脉插管系统抽取血标本。

(7)留置的静脉插管(输液系统)应尽可能保持封闭。所有药物应经专门注射口注入,禁止采用注入或冲洗插管的方法改善流速。

(8)注意血管内管路的更换,留置的周围静脉输液管、静脉高营养的输液管24小时更换一次;输血、血制品或脂肪乳后,输液管应立即更换。

(9)配制静脉高营养液体,应在洁净工作台内操作。配制后的液体应4~6小时输完,脂肪乳12小时内输完。

（10）若局部或全身出现感染，应积极进行抗感染治疗。特殊感染的患者，要施行相应的隔离。

六、特殊病原体医院感染的控制

特殊病原体主要指肝炎病毒、HIV、柯萨奇病毒、分枝杆菌、耐甲氧西林金黄色葡萄球菌、耐万古霉素肠球菌、性传播性疾病的病原体（梅毒螺旋体、淋病奈瑟球菌、人乳头状瘤病毒）、破伤风梭菌以及梭状芽胞杆菌等致病力较强、容易引起二重感染或暴发流行、后果极为严重的病原微生物，是医院感染病原学和流行病学预防、监测、控制的重点。

（一）肝炎病毒感染的控制

1.甲型、戊型肝炎病毒

甲型、戊型肝炎病毒主要是通过消化道传播，其预防和控制执行胃肠道感染控制的规定。

2.乙型、丙型、丁型、庚型肝炎病毒

乙型、丙型、丁型、庚型肝炎病毒在医院中主要经血（输血及血制品，插入性操作及皮肤、黏膜破损等）和母婴垂直传播。其控制措施如下。

（1）注射应一人一针，采血应一人一针一巾一条止血带，一用一灭菌。

（2）患者用过的棉签、棉球要集中回收在医疗垃圾袋内。装标本的试管、容器，用前应检查，防止渗漏和溢洒。

（3）所有患者进行插入性操作前，应常规进行乙型肝炎表面抗原、抗丙型肝炎病毒检查。

（4）对肝炎患者提倡使用一次性使用医疗、卫生用品，用后按严重污染的医疗垃圾处理或焚化，严禁共用牙刷、剃刀及其他易被血液或已被血液污染的物品。

（5）产房、重症监护病房、血液净化室、手术室、内镜室、导管室对病毒性肝炎患者和病毒携带者的管理分别执行有关规定。

（6）口腔科耐热的器械一律采用高水平消毒、干燥后压力蒸汽或干热灭菌。不耐热的物品采用2%戊二醛浸泡灭菌或环氧乙烷灭菌。

（7）患者的血液、体液、分泌物、排泄物等标本一律经压力蒸汽灭菌或高水平消毒后焚化或倾倒。医院的病理标本、人体组织、器官、输血器（袋）等应装入医疗垃圾袋，封口后（必要时双袋法包装）焚化。

（8）严格执行《中华人民共和国献血法》。由国家、军队卫生主管部门批准注册的医疗机构负责采、供血(包括血制品)工作。各级医疗机构要制定临床用血规范,提倡自身用血、科学用血,严格掌握输血(血制品)适应证。

(9)对需输血治疗的乙肝易感者(指乙型肝炎表面抗原、乙型肝炎表面抗体、乙型肝炎核心抗体均为阴性者),要给予乙肝疫苗预防注射。

(10)母婴垂直传播的控制:①对乙型肝炎表面抗原阳性,尤其是乙型肝炎e抗原同时阳性的产妇,应安排隔离待产室和产房,专床分娩。新生儿应置隔离婴儿室或专门婴儿床,应使用单独的医疗、卫生、生活用品。所用医疗器械和用品,应灭菌或高水平消毒。废弃物应装专用垃圾袋焚毁。②所有的新生儿出生后均应常规接种乙型肝炎疫苗。③要加强围生期和产后的卫生护理。产妇分娩前应清洗会阴,分娩后尽可能清除新生儿口腔及咽喉部的内容物。有乳头破损的病毒性肝炎产妇,应暂停喂奶。

(11)医务人员被乙肝患者或乙型肝炎病毒携带者的血液、体液污染的针头、刀片等锐器刺(割)伤时,应及时报告,并应在 24 小时内注射高效价乙肝免疫球蛋白,同时进行血液乙肝标志物检查,阴性者按 0、1 月、6 月间隔皮下注射乙肝疫苗 10 μg、5 μg、5 μg。

(二)HIV 感染的控制

(1)各级医疗机构要认真按照总后卫生部《关于进一步做好艾滋病检测工作的通知》要求,做好艾滋病(全称为获得性免疫缺陷综合征)监、检、管工作。

(2)对以下人员必须进行 HIV 抗体检测:①献血者;②受血者,包括一切需要输血和预计可能接受输血治疗的患者;③需要进行各种血液疗法的患者,如血液透析、血浆置换、光量子疗法等;④拟进行血管腔内、组织器官介入性诊断治疗及手术治疗的患者;⑤各种组织、器官的供者,进行组织、器官移植的受者;⑥前来就诊的可疑患者;⑦入伍、入学、回国归队人员,招聘到军队工作以及来我军学习和工作的国外、境外人员。

(3)患有艾滋病或 HIV 感染的医护人员,禁止其从事创伤性的诊断和治疗工作。

(4)对可疑或确诊的艾滋病患者和 HIV 感染者,应采取保护性隔离措施:①患者最好置于单人病室,尤其是卫生状况不佳或有中度咳嗽者,病室门上应放置隔离卡。②病历应贴有警示标志。③采取"血液/体液隔离";合并肺孢子菌肺炎应加上"呼吸道隔离";腹泻患者应加采取"消化道隔离"。患者去世时,尸袋上应有"血液/体液隔离"警示卡,以提醒运送人员注意。④艾滋病患者和 HIV 感染者使用的医疗器具、生活用品、食具、被服等要专用(包括刮胡刀、理发用具),

严格消毒处理。提倡使用一次性使用医疗、卫生、生活用品。⑤艾滋病患者的标本容器外层应有特殊标志的防水包装。放标本的容器应严密无破损、防渗漏。容器用后要用1 000 mg/L的含氯消毒剂浸泡处理。⑥非医务人员和探视者与艾滋病患者或HIV感染者一般接触时,不需要穿隔离衣。但接触血液、体液及患者患有传染性并发症时,要穿隔离衣,使用相应的防护用品。免疫力低下者与幼儿,不宜探视艾滋病患者。有各种感染或带菌者,也不宜去探视艾滋病患者,以免引起患者的其他感染。

(5)经确认为HIV感染者或艾滋病患者,接诊医师应填写传染病报告卡,并于12小时内报告上级卫生行政部门,不得隐瞒和延迟,并立即采取隔离措施,将患者及时送传染病专科医院。

(6)患者用过的所有物品,尤其是被血液污染的物品都视为具有传染性。应采用防渗黄色塑料袋包装,并做好标记。须重复使用的器具,应送有关部门(消毒供应室)消毒清洗后,以压力蒸汽或环氧乙烷灭菌;固体废弃物应焚化。

(7)患者住的病房,除常规消毒外,沾染血液、体液等的墙壁、地板、桌椅,应用1 000 mg/L的含氯消毒剂擦洗。分泌物、排泄物及污染的液体用等量漂白粉搅拌、浸泡1小时再排放。患者出院后进行终末消毒。

(8)运送艾滋病患者的轮椅、推床应铺床单。用后,床单等被服以防渗黄色塑料袋封扎,标记后,消毒、清洗。床椅应用1 000 mg/L的含氯消毒剂擦洗。

(9)医疗操作中的防护包括以下几点。

侵入性操作中的防护:①接触患者血液、黏膜、开放性伤口、体液、分泌物和污染的器械物品时,必须戴手套。在进行可形成气溶胶,或可能有血液、体液喷溅等的操作时,应戴口罩、护目镜(或防护面罩)、穿隔离衣,必要时穿鞋罩。②操作尖锐器械或手部有伤口时,要特别小心,可戴双层手套保护;注射或穿刺时,先检查针头是否安牢在注射器上,术者的手绝不可置于针头前进方向;完毕后取出针头时,应用乙醇棉球压住针眼,尽量减少血液或体液渗出,避免沾到患者的血液或体液。③用毕的注射器,不可用手接触针头,应针尖向下直接放入耐刺的硬质容器内,按传染性废弃物销毁。④实行急救复苏时,尽量避免口对口人工呼吸。

实验室的防护:①工作时应穿隔离衣、戴手套,可能污染面部时,应戴防护面罩。②吸取标本液,应用器械吸取,禁止用嘴吸吸管;搅拌、离心、超声等处理操作应在Ⅰ级或Ⅱ级生物安全操作箱中进行。③物体表面溅有标本液时,应立即用消毒液消毒。④所有不保留的标本和用过的器皿一律先经压力蒸汽灭菌后再处理。⑤工作中防刺伤。工作完毕,经消毒、冲洗后脱手套,再进行手消毒。

病理检查及尸体处理中的防护:①对艾滋病患者尽量少做病理检查和尸体检验。必须做时,应严格防护和消毒。②使用过的器械用具和台面用1 000 mg/L含氯消毒剂浸泡30分钟后清洗处理,器械应灭菌。用过的防护服装和设备按污染物品严格消毒处理。③取出的组织与器官标本,应立即浸于40%甲醛中。冰冻切片机等用含氯消毒剂刷净后环氧乙烷灭菌。非冰冻染色切片,制备后即用盖玻片封贴,灭菌后处理。④患者的遗体(不论是否解剖过)一律装防水尸袋内保存至火化,尸袋上标明"艾滋病患者"。搬动时,防止血液和体液污染扩散。⑤解剖室、太平间应进行终末消毒。

(10)医务人员还应注意下列保护措施。

怀孕的医务人员不应直接接触艾滋病患者和HIV感染者。

如发生锐器刺(割)伤等意外,应立即清创,对创面进行严格消毒处理;并进行血源性传播疾病的检查和随访(此项措施在医院内普遍适用)。同时应报告医院感染管理科,尽早进行临床与血清学检查。第一次检查为阴性者,在6周进行复查;仍为阴性,则于3个月、6个月、12个月进行复查;出现阳性则中止检查。当事人在6个月内出现不适时应随时报告、就诊。当事人在跟踪观察期内,应作为可疑HIV感染者,不得献血,勿与他人发生性接触等。

(三)分枝杆菌感染的控制

(1)医院内分枝杆菌感染的诊断标准:入院时结核菌素试验阴性,并排除假阳性,入院(或在医院内接触传染源)4~6周后,结核菌素试验转为阳性,且临床和(或)X线等检查无结核(或非结核分技杆菌)病证据,细菌学检查阴性,可诊断为医院内结核(或非结核分枝杆菌)隐形感染,如出现临床和(或)X线等检查有结核(或非结核分枝杆菌)病证据,或细菌学检查(结核或非结核分枝杆菌)阳性,或病理有结核肉芽肿形成或出现干酪样坏死,可诊断为医院内结核病或非结核分枝杆菌感染。

(2)做好病房环境的常规消毒工作,尤其要做好通风和空气消毒。

(3)保证医疗、卫生器械、物品的消毒灭菌质量,对使用中化学消毒剂的浓度进行常规监测。

(4)对器官捐献者要进行分枝杆菌感染的筛查。

(5)对已确诊为分枝杆菌感染的患者要做好隔离工作。对肺部感染者施行结核病和呼吸道隔离,标明呼吸隔离标志;对伤口分泌物或排泄物应实行血液/体液隔离和接触隔离。

(6)分枝杆菌感染的脓肿、引流等手术,按感染手术要求进行。

(7)检验科、病理科等实验室对分枝杆菌感染患者的各类标本在送检、实验操作中,要认真执行有关消毒隔离及安全操作等规范、制度,做到:①标本加以特殊包装和标记。②实验人员须戴口罩、手套,穿隔离衣、鞋。③实验操作要在专门的实验室进行。④所有标本及废弃物压力蒸汽灭菌后处理,或用双袋法封扎,注有"小心传染"标记焚化;液体可用 1 000 mg/L 含氯消毒剂浸泡 1 小时后排放。

(8)分枝杆菌感染患者的痰杯、分泌物经压力蒸汽灭菌后排放;污染的被服和敷料,装黄色塑料袋封扎,注有"小心传染"标志,送洗衣房消毒后清洗。污染严重的可焚化。

(9)医院的工作人员,每年应进行一次胸部 X 线检查,遇有临床症状者,应积极诊断、治疗。

(四)耐甲氧西林金黄色葡萄球菌和耐万古霉素肠球菌感染的控制

(1)医院应建立对耐甲氧西林金黄色葡萄球菌和耐万古霉素肠球菌感染的连续性监测。检验科对发现的病例应立即报告临床科和感染管理科,感染管理科应到临床了解情况并给予隔离指导。

(2)在可能的情况下,将患者安置在隔离病房。或同类感染患者安排于同一范围内护理。于床旁或病室标有隔离标志,实施接触性隔离。

(3)诊疗护理该类患者后,应彻底洗手后进行手消毒。接触感染性分泌物或伤口时,应戴手套。

(4)发现医务人员有鼻腔携带此类菌者,待菌清除后方可进行诊疗工作。

(5)被污染的物品及仪器的处理:①废弃物用黄色垃圾胶袋封闭,必要时采用双袋法包装,贴上"小心传染"的标志,焚化。②患者使用固定的专用脸盆、餐具及便器,出院后进行终末消毒。排泄物用含氯干粉 1∶1 处理后排放,但要注意防止周围污染。处理后应立即洗手或手消毒。③患者用过的仪器和器械用双层黄色塑胶袋包装封闭,并贴上"小心传染"的标志,送往消毒供应室或严格消毒后再清洗和灭菌。④患者用过的被服,应放入黄色塑料袋内封口,贴上"小心传染"的标志,送洗衣房,按感染性衣物消毒处理。

(6)给该类患者做手术、接生或进行各种插入性操作,应施行接触性隔离,设单独手术床、产床和仪器设备,并有标志,其余处理同上。

(7)医院发现耐万古霉素的金黄色葡萄球菌,应立即上报有关卫生部门,进行鉴定确认后,报国家卫健委疾病预防控制中心。对相关患者施行严密隔离。

(8)合理使用抗感染药物,尤其是万古霉素,除非严重的不能控制的相关感染,不应使用。

(五)性传播疾病病原体感染的控制

(1)我国法定性传播疾病(性病)有艾滋病、淋病、梅毒、软下疳、性病性淋巴肉芽肿、非淋菌性尿道炎、尖锐湿疣、生殖器疱疹。

(2)医院应设专门的性病检查治疗室,有条件的医院应设性病检验室。各室应配有非手触式洗手消毒设备及密闭式污物桶和标有传染字样的防渗污物袋。洁污分区明确,有健全的消毒隔离制度。卫生间应采用蹲便。

(3)具有传染性一、二期梅毒和胎传早期梅毒者,必须按传染病隔离,艾滋病必须按血液/体液隔离,其他性病必须严格实行接触隔离技术。

(4)严格执行消毒隔离技术,做到:①接触患者前后要洗手;手有破损时接触患者应戴手套;检查或为患者留取标本或接触标本时必须戴手套。②接触患者的窥具及其他医疗用具必须一人一用,使用后进行无害化处理。③患者用过的物品应放入污物袋内,进行无害化处理。④每天进行病房内物体表面消毒。

(5)建立新生儿1‰硝酸银等点眼制度及性病患者与子女接触隔离措施。

(6)对患生殖器疱疹的孕妇应劝其终止妊娠,足月孕妇最好施剖宫产。

(7)加强卫生宣传及自我防护教育,防止性病自身接种和传染给他人。

(六)柯萨奇病毒感染的控制

(1)柯萨奇病毒感染主要由隐性感染者或带毒者通过粪口途径或由呼吸道空气传播,要采取下列措施,做好消毒隔离工作:①搞好个人卫生,饭前及便后应洗手。②做好饮食卫生管理。不吃不洁食品,不饮生水及不洁饮品,做好奶和奶制品及餐具的消毒管理,定期灭蝇、灭虫、灭鼠,避免饮食污染。③产科及儿科必须做好新生儿、婴幼儿饮食及粪便管理,奶瓶、水瓶、餐具用后清洗,用前必须消毒。提倡母乳喂养,母亲在哺乳前应洗手及清洁乳头。洗尿布应用固定容器,每次用后消毒,应个人专用。清洗液及粪便应无害化处理。④定期通风,保持室内空气清新;必要时进行空气消毒。

(2)加强对携带病毒的母亲及工作人员监测,发现后立即隔离,并停止接触患者的诊疗工作。

(3)对感染患者必须实行接触及呼吸道隔离,在切断传播途径的同时查找感染源,对环境进行消毒,必要时封闭有关科室。

(七)破伤风梭菌、梭状芽胞杆菌感染的控制

破伤风梭菌、梭状芽胞杆菌的医院感染控制参照《医疗护理技术操作常规(第四版)》第十三篇第二章第六节和第二十七篇第二章第三节的要求执行。

七、医院废弃物的管理

(1)医院废弃物的管理和处理由后勤部门组织实施,医院感染管理科进行技术指导和监督。

(2)各科室废弃物的管理须设专人负责,处理人员应接受专业知识培训;不得让患者或家属处理各种医疗废弃物。

(3)医院废弃物(污水、污物)的处理执行《消毒技术规范(第三版)第二分册医院消毒技术规范》第十八、十九章的要求。应特别注意以下事项。①污水的排放质量执行《污水综合排放标准》的有关规定。②医院污物的处理应遵循的原则:防止污染扩散;分类收集,分别处理;尽可能采用焚烧处理。③分类收集污物应设置 3 种颜色污物袋:黑色袋装生活垃圾、黄色袋装医疗垃圾、红色袋装放射性垃圾。不能用污物袋收集的污物应采用适当的容器收集并加明显标志,如锐器应使用硬质、带盖、防渗漏容器收集。

第五节 医院感染监控管理信息系统的应用

当今时代,以计算机网络为主要载体的信息技术发展越来越快,应用越来越广泛。医疗卫生领域信息化也进入了一个崭新的时期,各种软件相继开发并应用,提高了工作效率,为医疗卫生工作现代化打下了一定基础。尤为引人注目的是军队系统实施的"军卫一号工程",已开发并应用成功了多个实用系统,其中"医院信息系统"是最为成熟的一套软件。全国各地医疗卫生部门根据自身的特点和优势编写了不同的软件,医院感染监控的计算机管理系统也是其中的重点。在此背景下,总后卫生部和全军医院感染专业委员会组织军内(主要是解放军第三○四医院、解放军总医院)专家开发了与"军卫一号工程"接轨的医院感染监控管理分系统,并已开始应用。现简介如下。

一、系统开发目的和指导思想

(一)系统开发目的

为了进一步研究感染发生规律,找出和评价各项防治措施以降低医院感染的发生率,就必须利用计算机技术对医院感染进行全面检测、管理和控制,有效地实行目标监测并与国际接轨。医院感染监控管理软件同时作为整个医院信息系统的一个组成环节,负责向不同层次的人提供必要的感染信息,达到控制管理的目的。

(二)系统开发的指导思想

1.资料来源的客观性

所有资料以患者为中心,客观地从军卫一号中取得全部有关医院感染的资料。这样大大降低了失误率而增加了统计速度。

2.确立正确的医院感染监控观点

(1)医院感染是永远不能被消灭的,医院越大越先进,医院感染率就越高,必须掌握医院感染的发生规律。

(2)与医院感染有关的 9 大因素,即致死性的原发疾病、全身广谱抗生素的应用、伤口引流、免疫抑制剂的应用、机械通气、免疫缺陷、留置导尿、长期住院和高龄,必须客观地记录下来。

(3)有关抗生素应用的几个观点:①树立抗生素的应用加重了医院感染的形成意识,确定抗生素合理使用标准,要判断每一例患者抗生素是否使用合理,抗生素使用压力用剂量、天数、经费综合代表。为解决不同单位抗生素相加,确定标准剂量单位(由该抗生素 1 天最大剂量代表 1 个单位),以及抗生素的药敏情况。②抗生素是不能预防感染的。医院感染 60% 以上为内源性感染,它与人体的免疫力有着密切关系,所以预防医院感染关键在于增强机体免疫力,机体免疫力用美国手术 ASA 健康等级代表,每一个患者进行自动判断。③树立围手术期抗生素的应用,与国际接轨,以大大减少手术后抗生素的应用。所以要记录围手术期抗生素使用方法、药物名称、剂量、经费合理与否。④树立抗生素不能外用的意识。抗生素外用易诱发抗生素的耐药,所以要详细记录抗生素外用情况。

(4)树立介入就意味着感染的意识,只是感染的早晚、轻重的不同。尤其是留置导尿管要严禁膀胱冲洗,要记录各种介入操作的情况,包括留置时间,消毒方式,介入部位消毒方法,有无冲洗,介入与感染的关系,只要是插入人体的操作均在统计之内。

(5)树立自我保护意识,包括保护自身的正常菌群尤其是厌氧菌,保护自身不受血液的感染,实行自身输血,防止术中手被刺伤,视血为具有潜在性的传染物品,任何与血液分泌物接触的操作一律戴手套,重视抗生素的不良反应,因此要记录抗生素的使用情况,包括抗生素的不良反应及一次性物品的使用情况。

二、系统的特点与功能

(一)系统的特点

(1)军队医院感染应用软件开发领域使用技术与发达国家处在同一水平,总结了军队多年医院感染工作的管理方面经验,符合中国军队医院实际情况,以科学的工程学方法进行分析、设计。此系统主要是客户机/服务器体系结构,采用高质量、高速、大容量、低价格服务器。5类双绞线,光缆/星型网络结构,无纸智能军队医院感染网,同时支持每秒 10 M/100 M 自适应,数据传输迅速。

(2)无纸智能医院感染网实现医院信息源共享已成为军队医院现代化迫切需要,军队医院感染委员会为适应军队医疗保证,根据国家标准规范制订软件以强化医院感染学领域管理,提高工作效率,改进医院医疗质量。

(二)系统的功能

该系统是为感染控制科及临床科室设计的管理软件,实现了感染检查、感染登记、感染统计等感染控制所需的各种功能。

(1)对医院感染患者进行监测包括医院感染诸因素:患者一般情况,抗生素的应用,介入性操作,细菌药敏结果,手术的感染部位及必要的临床检查,所有资料全部从军卫一号中获取。

(2)对有关数据进行详细的分析统计,形成图文并茂动态监测图表。

(3)为一号工程的不同层次领导提供必要的感染资料信息,包括监控和管理信息,为高层管理服务。

(4)为医院感染研究提供大量的数据,提高对医院感染资料利用率,形成一个全方位立体的资料分析库,使医院感染控制人员从繁琐的资料汇总统计中解放出来,将主要精力投入资料的分析、指导,解决实际问题上,为医院感染监测控制和管理密切结合提供了方便和可能。

(5)可进行医院感染的预测,现患率的调查,掌握医院感染的暴发流行趋势,提供预防措施。

三、系统的功能及流程

整个医院感染监控管理系统分为感染监控、科室工作站两个子系统。每个子系统又分为若干个功能模块。

(一)感染监控子系统

主要制订科室感染检查项目、评分标准,对每一个入院患者进行全流程的监测,监测数据分一般情况、临床诊断、抗生素应用、细菌学检测、药敏试验、介入性操作、常规检查、手术情况,及其他特殊治疗(化疗、放疗、免疫抑制剂),感染情况、漏报情况等,每类数据都有相应的功能查询录入功能。通过对采集的数据进行统计分析,指导临床用药、治疗。感染控制实现感染患者的预报和反馈。子系统程序的每一个菜单项对应一类功能。菜单的内容如图 7-8 所示。

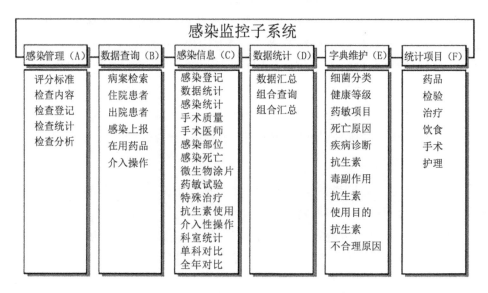

图 7-8　感染监控子系统菜单内容

(二)科室工作站子系统

1.医院感染管理

医院感染控制科可以指定每个科室的感染检查项目,及每项的评分标准,科室检查计划、登记检查结果。科室在计算机上都能看到相关内容。

2.查询患者

医院患者信息增长很快,如何方便地查找患者信息是很重要的一项功能。可以根据患者的姓名、病案号、年龄、出生日期、出院日期、出院科室、手术名称,甚至根据出院诊断进行检索。

3.感染登记

要进行医院感染预测,就必须要有大量患者的数据做基础,从大量的数据中才能找出感染患者发生的规律。这个规律不是一成不变的,他随着时间的变化而变化,随着患者数据量的丰富而完善。患者数据的采集就是通过感染登记来完成的,在程序运行初期必须对每个患者的用药,介入操作,血、便、尿常规,抗生素使用,微生物培养、药敏试验,手术,化疗药、激素药、放疗药的使用,特殊治疗、术前禁食、翻身拍背、体温变化等能引起、判断感染的因素进行采集保存,数据积累到一定量后,就可以以这些数据为基础得到在院患者的感染指数来预测医院感染,并能进行现患率及暴发流行预测。患者出院后数据又成为判断感染的素材。

4.医院感染统计

对医院感染的诸因素进行统计,将对临床治疗有着十分重要的指导意义,做到了图文并茂,例表有全院临床科室医院感染总表;全院手术科室医院感染总表;全院临床科室感染部位及构成比统计表;全院临床科室抗生素使用报表;全院细菌药敏检验表;全院感染与特殊用药、治疗、患者体质统计表。

5.感染分析

根据出院时间、出院诊断、出院科室、统计出院患者的抗生素耐药情况,感染发生与季节、患者年龄、住院时间、术前占床日、抗生素、介入操作、原发疾病、化疗、放疗、免疫抑制剂等的关系及分析统计撰写论文的全部资料。

6.科室管理

科室管理主要为科主任提供,对本科室的医院感染检查评估结果,本科医院感染的状况,可查询与本科有关的所有感染资料、统计和图表。

7.医院感染上报

全院各临床科室随时通过计算机上报医院感染患者,以便及时发现医院感染的暴发流行。

8.医疗经济

本科室的收入、投入,院里下达的医疗指标及完成情况,包括医院感染抗生素使用经费,主任可以得到各种图形显示,还可以对比显示几年、几个月的资料。

四、系统应用的几点建议

(1)院领导应成为医院感染管理的内行,应把医院感染监控和管理纳入医院医疗质量的控制和管理之中,应重点掌握全院感染发展趋势及重点部门和工作的动态(供应室、重症监护病房、手术室、新生儿病房、抗生素、介入性操作),并以医院感染质量控制推动整体医疗质量的控制。

（2）根据医院感染流行病学特征、病原微生物的特点及医院感染的临床特点和诊断方法指导研究和评价医院感染各种控制措施，从而建立有效的医院感染管理制度。

（3）充分利用医院感染监测资料来指导对全院抗生素等药物 4 个环节的监督管理，掌握医院感染的暴发流行的趋势并积极组织预防。

（4）使用感染资料教育全体医护人员，因为医院感染管理工作水平是医疗水平最客观的衡量标准之一。

参 考 文 献

[1] 万霞.现代专科护理及护理实践[M].开封:河南大学出版社,2020.

[2] 单既利,王广军,肖芳,等.实用儿科诊疗护理[M].青岛:中国海洋大学出版社,2019.

[3] 任潇勤.临床实用护理技术与常见病护理[M].昆明:云南科学技术出版社,2020.

[4] 王姗姗.实用内科疾病诊治与护理[M].青岛:中国海洋大学出版社,2019.

[5] 白志芳.实用临床护理技术与操作规范[M].长沙:湖南科学技术出版社,2019.

[6] 吴欣娟.临床护理常规[M].北京:中国医药科技出版社,2020.

[7] 黄俊蕾,赵娜,李丽沙.新编实用临床与护理[M].青岛:中国海洋大学出版社,2019.

[8] 王伟,梁津喜,杨明福.骨科临床诊断与护理[M].长春:吉林科学技术出版社,2020.

[9] 李秋华.实用专科护理常规[M].哈尔滨:黑龙江科学技术出版社,2020.

[10] 张文燕,冯英,柳国芳,等.护理临床实践[M].青岛:中国海洋大学出版社,2019.

[11] 王婷,王美灵,董红岩,等.实用临床护理技术与护理管理[M].北京:科学技术文献出版社,2020.

[12] 王林霞.临床常见病的防治与护理[M].北京:中国纺织出版社,2020.

[13] 吴小玲.临床护理基础及专科护理[M].长春:吉林科学技术出版社,2019.

[14] 蔡华娟,马小琴.护理基本技能[M].杭州:浙江大学出版社,2020.

[15] 程娟.临床专科护理理论与实践[M].开封:河南大学出版社,2020.

[16] 王绍利.临床护理新进展[M].长春:吉林科学技术出版社,2019.

［17］周忠蜀.新生儿与婴儿护理指南［M］.北京：中国轻工业出版社，2020.

［18］张蕾.实用护理技术与专科护理常规［M］.北京：科学技术文献出版社，2019.

［19］陈荣珠，朱荣荣.妇产科手术护理常规［M］.合肥：中国科学技术大学出版社，2020.

［20］周秉霞.实用护理技术规范［M］.长春：吉林科学技术出版社，2019.

［21］潘洪燕，龚姝，刘清林，等.实用专科护理技能与应用［M］.北京：科学技术文献出版社，2020.

［22］王艳.常见病护理实践与操作常规［M］.长春：吉林科学技术出版社，2020.

［23］张纯英.临床护理及护理管理［M］.长春：吉林科学技术出版社，2019.

［24］尹玉梅.现代实用临床常见疾病护理常规［M］.青岛：中国海洋大学出版社，2020.

［25］魏晓莉.医学护理技术与护理常规［M］.长春：吉林科学技术出版社，2019.

［26］关晋英，王云琼.综合医院临床心理护理指导［M］.成都：西南交通大学出版社，2020.

［27］宋春丽.小儿临床护理学与标准化护理管理［M］.西安：陕西科学技术出版社，2020.

［28］姜永杰.常见疾病临床护理［M］.长春：吉林科学技术出版社，2019.

［29］吴卓洁，冷静.儿科护理［M］.北京：人民卫生出版社，2020.

［30］李勇，郑思琳.外科护理［M］.北京：人民卫生出版社，2019.

［31］袁迅玲，孙禄，邢丽，等.儿童多动症临床表现以及护理对策分析［J］.世界最新医学信息文摘，2019，19（32）：267-267.

［32］李进，姜艳，马娜.严重创伤性休克患者的急诊综合护理效果分析［J］.中国中西医结合急救杂志，2020，27（6）：713-716.

［33］吴莉.无缝隙护理管理在妇产科护理中的应用及对院内感染发生的影响［J］.中国医学创新，2019，16（33）：95-98.

［34］宋全娜，宋全玲.优质护理在妇产科护理中的应用［J］.中外医疗，2020，39（16）：127-129.

［35］吕扬.临床护理路径在小儿肺炎护理中的应用效果及对肺功能的影响［J］.中国医药指南，2020，18（23）：152-154.